感染性疾病的诊断与综合治疗

主编 刁勤峰 等

河南大学出版社
HENAN UNIVERSITY PRESS
·郑州·

图书在版编目（CIP）数据

感染性疾病的诊断与综合治疗 / 刁勤峰等主编 . -- 郑州：河南大学出版社，2020.8
ISBN 978-7-5649-4437-7

Ⅰ . ①感… Ⅱ . ①刁… Ⅲ . ①感染 – 疾病 – 诊疗 Ⅳ . ① R4

中国版本图书馆 CIP 数据核字（2020）第 159082 号

责任编辑：孙增科
责任校对：聂会佳
封面设计：卓弘文化

| 出版发行：河南大学出版社 |
| 地　　址：郑州市郑东新区商务外环中华大厦 2401 号 |
| 邮　　编：450046 |
| 电　　话：0371-86059750（高等教育与职业教育出版分社） |
| 　　　　　0371-86059701（营销部） |
| 网　　址：hupress.henu.edu.cn |

| 印　　刷：广东虎彩云印刷有限公司 |
| 版　　次：2020 年 8 月第 1 版 |
| 印　　次：2020 年 8 月第 1 次印刷 |
| 开　　本：880 mm × 1230 mm　1/16 |
| 印　　张：13 |
| 字　　数：421 千字 |
| 定　　价：78.00 元 |

（本书如有质量问题，请与河南大学出版社营销部联系调换）

编 委 会

主　编　刁勤峰　黄　斌　曹廷智　韩志毅　甄月映
　　　　　依巴古力·艾拜都拉　陆蒂青　陈勇军

副主编　蒋桂华　何柏林　杨秀梅　李　晔
　　　　　李　东　张　玲　邓名贵　田仕进

编　委　（按姓氏笔画排序）

　　　　　刁勤峰　河源市人民医院
　　　　　邓名贵　华中科技大学协和深圳医院
　　　　　田仕进　公安县人民医院
　　　　　李　东　中国人民解放军联勤保障部队第九八〇医院
　　　　　李　晔　扬州大学附属医院
　　　　　杨秀梅　长治医学院附属和平医院
　　　　　何柏林　佛山市第二人民医院
　　　　　张　玲　哈尔滨市疾病预防控制中心
　　　　　陆蒂青　南阳市中心医院
　　　　　陈勇军　湛江中心人民医院
　　　　　依巴古力·艾拜都拉　新疆医科大学第一附属医院
　　　　　黄　斌　河源市人民医院
　　　　　曹廷智　深圳市第三人民医院
　　　　　蒋桂华　深圳市龙华区人民医院
　　　　　韩志毅　深圳市中医院
　　　　　甄月映　江门市中心医院

前 言

感染病学是一门研究感染病在人体内发生、发展与转归的原因、规律及诊断和防治措施，达到控制传染病的发生、发展和流行的科学。随着人们生活条件的变化，各种病原微生物导致的感染性疾病严重危害着人民的身体健康和生命安全。因此，及时发现并有效地控制各种感染对广大医务工作者来说，任重而道远。为了更好地预防和治疗感染性疾病，提高医疗质量，保证医疗安全，我们参阅了大量的国内外最新、最权威的文献资料，并结合自身多年的临床工作经验，编写了此书。

本书首先简要地介绍了感染性疾病的常见症状及检查、感染病的诊断和治疗、常见抗感染药物，然后主要介绍了呼吸道感染性疾病、胃肠道感染性疾病、肝感染性疾病、尿路感染性疾病、外科感染性疾病、血管内及播散性感染、骨与关节感染性疾病、皮肤感染性疾病、其他感染性疾病、感染性急危重症，最后介绍了常见感染性疾病的临床护理和感染的预防与控制。本书内容论述详尽，突出科学性、实用性，希望能成为临床医生的有益工具书。

在编写过程中，由于编者较多，写作文笔不尽一致，加上感染性疾病领域新技术的不断更新，书中难免存在错误和遗漏之处，希望广大读者予以批评和指正，以便再版时修订。

编 者
2020 年 8 月

目　录

第一章　感染性疾病的常见症状及检查 1
　　第一节　发热 1
　　第二节　黄疸 8
　　第三节　腹泻 10

第二章　感染病的诊断和治疗 15
　　第一节　感染病的诊断原则 15
　　第二节　感染病的治疗原则 16
　　第三节　感染病的治疗目标 17

第三章　呼吸道感染性疾病 19
　　第一节　普通感冒 19
　　第二节　流行性感冒 23
　　第三节　流行性腮腺炎 28
　　第四节　病毒性肺炎 30
　　第五节　支原体肺炎 33
　　第六节　衣原体肺炎 34

第四章　胃肠道感染性疾病 40
　　第一节　病毒性胃肠炎 40
　　第二节　细菌性胃肠炎 44
　　第三节　消化性溃疡 51
　　第四节　小肠吸收不良综合征 64

第五章　肝感染性疾病 69
　　第一节　细菌性肝脓肿 69
　　第二节　阿米巴肝脓肿 70
　　第三节　肝结核 71
　　第四节　肝肉芽肿病 74
　　第五节　自身免疫性肝炎 77

第六章　尿路感染性疾病 81
　　第一节　下尿路感染 81
　　第二节　急性肾盂肾炎 86
　　第三节　慢性肾盂肾炎 89

第七章 外科感染性疾病 93
第一节 外科感染 93
第二节 毛囊炎 98
第三节 疖、痈 98
第四节 丹毒 101
第五节 急性蜂窝织炎 102

第八章 血管内及播散性感染 105
第一节 败血症 105
第二节 布氏杆菌病 113
第三节 流行性出血热 116
第四节 登革热及登革出血热 122

第九章 骨与关节感染性疾病 127
第一节 化脓性关节炎 127
第二节 化脓性骨髓炎 130
第三节 外伤性骨关节感染 136
第四节 痛风性关节炎 137

第十章 皮肤感染性疾病 141
第一节 麻疹 141
第二节 水痘 145
第三节 带状疱疹 148
第四节 传染性软疣 150

第十一章 其他感染性疾病 152
第一节 钩端螺旋体病 152
第二节 回归热 157
第三节 莱姆病 160

第十二章 感染性急危重症 166
第一节 脏器功能障碍综合征 166
第二节 气性坏疽 171
第三节 风疹 173
第四节 血流感染 178

第十三章 感染的预防与控制 183
第一节 院内感染 183
第二节 清洁、消毒、灭菌 185
第三节 无菌技术 193
第四节 隔离技术 198

参考文献 203

第一章 感染性疾病的常见症状及检查

第一节 发热

一、急性发热

（一）感染性发热

1. 呼吸道病毒性感染

本组疾病占急性呼吸道疾病的 70%～80%。由鼻病毒、呼吸道病毒流感病毒后流感病毒腺病毒、呼吸道合胞病毒。ECHO 病毒柯萨奇病毒等引起，其临床特点为多种表现。上呼吸道感染症状大多较轻而细支气管炎和肺炎的症状较重。诊断主要依据临床表现、白细胞计数和 X 线检查及对抗生素的治疗反应等近年由于诊断技术的进展，可用免疫荧光法和酶联免疫吸附试验（FLISA）快速诊断方法可确定病原。常见有流行性感冒；普通感冒；腺咽结膜热；疱疹性咽峡炎；细支气管炎；肺炎等。须与呼吸道细菌性感染鉴别。

2. 严重急性呼吸综合征（severe acute respiratory syhdrome，SARS）

该病于 2002 年 11 月首发在中国广东省，是一种由冠状病毒引起的以发热呼吸道症状为主要表现的具有明显传染性的肺炎，重症患者易迅速进展为急性呼吸窘迫综合征（ARDS）而死亡。对于有 SARS 流行病学依据有发热、呼吸道症状和肺部体征，并有肺部 X 线 CT 等异常影像改变，能排除其他疾病诊断者，可以做出 SARS 临床诊断在临床诊断的基础上，若分泌物 SARS 冠状病毒 RNA（SARS COV RNA）检测阳性，或血清 SARS COV 抗体阳转或抗体滴度 4 倍及以上增高，则可确定诊断。SARS COV 分离是确立病原学诊断的"金标准"但其分离只允许在防护严密的 p3 实验室进行，且体外细胞培养分离方法复杂且烦琐，不适合临床实验室作为诊断的手段具备以下三项中的任何一项，均可诊断为重症 SARS：①呼吸困难，成人休息状态下呼吸频率 ≥ 30 次 /min 且伴有下列情况之一：胸片显示多叶病变或病灶总面积在正位胸片上占双肺总面积的 1/3 以上；48 h 内病灶面积增大 > 50% 且在正位胸片上占双肺总面积的 1/4 以上。②出现明显的低氧血症，氧合指数 < 40 kPa（300 mmHg）。③出现休克或多器官功能障碍综合征（MODS）。

3. 肾综合征出血热（HFRS）主要依据

①流行病学资料除新疆、西藏、青海、中国台湾地区，其他省、直辖市、自治区均有报告。高度散发有明显季节性。多数地区（野鼠型）在 10～12 月为大流行高峰，部分地区在 5～7 月小流行褐家鼠型发病 ≥ 45 高峰在 3～5 月。有直接或间接与鼠类及其排泄物接触史。②临床特点，具有发热出血、肾损害三大主症及五期经过（发热期、低血压休克期少尿期、多尿期，恢复期）。③白细胞计数增高可有类白血病反应，病后 1～2 d 出现异形淋巴细胞（≥ 7%），血小板减少，蛋白尿短期急剧增加，若有膜状物可明确诊断。④HFRS 抗体 IgM1 ∶ 20 阳性，用于早期诊断病后 1～2 d 出现，4～5 d 阳性率达 89%～98%。双份血清 HFRS 抗体 IgG 恢复期比早期有 4 倍以上增长也可确诊。

4. 传染性单核细胞增多症

由 EB 病毒引起，全年均可散发，见于青少年特点是发热、咽峡炎、颈后淋巴结肿大肝脾肿大。白细胞计数正常或稍低，单核细胞增高并伴有异形淋巴细胞（>10%）嗜异性凝集试验 1∶64 阳性，抗 EBV IgM 阳性，可明确诊断。

5. 流行性乙型脑炎

有严格季节性，绝大多数病例集中在 7、8、9 月。以 10 岁以下儿童为主，近年成人和老年人发病率较前增高可能与儿童普遍接受预防接种有关。特点为起病急、高热意识障碍、惊厥、脑膜刺激征脑脊液异常等。结合流行季节，一般诊断较易不典型者依靠脑脊液检查、流行性乙型脑炎特异性抗体办、流行性乙型脑炎病毒抗原检测进行诊断。

6. 急性病毒性肝炎甲型、戊型肝炎

在黄疸前期，可出现畏寒发热，伴有上呼吸道感染症状，类似流行性感冒易于误诊。但特点是具有明显消化道症状和乏力，如食欲缺乏、恶心、呕吐、厌油腹胀。肝区痛、尿黄肝功能明显异常，以助鉴别。

7. 斑疹伤寒

轻型流行性斑疹伤寒与地方性斑疹伤寒须与其他发热疾病鉴别。主要表现是起病急、稽留型高热剧烈头痛，病后 3～5 d 出现皮疹等。

8. 急性局灶性细菌性感染

此类疾病共同特点是高热、畏寒或寒战，伴有定位性症状。急性肾盂肾炎：常见于生育期女性患者，有腰痛、尿频及尿痛如尿检查有脓尿，可以成立诊断，病原学诊断有待细菌培养证实症状严重者，应注意与肾周周蜂窝组织炎、肾周围十相鉴别及时进行 B 型超声或 CT 检查。必要时肾区诊断性穿刺可明确诊断。急性胆道感染伴有胆绞痛：若不明显者而体检胆囊区有明显压痛有助诊断。脚下脓肿：通常并发于腹腔手术后或有腹腔化脓性感染、急性阑尾炎、十二指肠溃疡穿孔胆囊或脾切除术后。当出现寒战、高热白细胞增高，又未找到其他感染灶时，应想到此病以右侧多见，患侧上腹部有显著的搏动性疼痛，在深呼吸或转位时加重下胸部有压痛、击痛与局部皮肤水肿。听诊呼吸音减弱或消失。线检查发现患侧膈肌上升且活动受限，反应性胸膜炎等及时进行 B 超、CT 或核磁共振（MRA）等检查可早期明确诊断。腹腔内脓肿可位于膈下结肠旁、阑尾周围、腹膜后等部位形成包裹性脓肿。

9. 败血症

在患有原发性感染灶，出现全身性脓毒血症症状，并有多发性迁徙性脓肿时有助于诊断应警惕的是原发感染灶可很轻微或已愈合。故当遇到原因不明的急性高热，伴有恶寒或寒战出汗，全身中毒症状重，白细胞增高与核左移血中无寄生虫发现，无特殊症状体征，应考虑到本病及时做血培养，找感染灶与迁徙性病灶（肺、皮肤等）其致病菌以金黄色葡萄球菌为多见，次为大肠杆菌及其他肠道革兰阴性杆菌。近年真菌所致有所增加也遇到罕见的致病菌。

（1）金黄色葡萄球菌败血症：有原发皮肤感染（如挤压疮疖切开未成熟脓肿），后出现毒血症症状，皮疹迁徙性病灶，考虑本病的可能性很大。若未发现感染灶或以某一脏器受损症状为主，诊断较难。及时做血培养及骨髓培养可明确诊断既往认为以凝固酶阳性为判断葡萄球菌致病性的依据，血培养表皮葡萄球菌阳性（凝固酶阴性）多为污染。近年报告该菌可引起免疫缺陷者院内感染（如伤口感染，插管感染及败血症）。考虑本病的条件是：必须血培养 2 次以上阳性；分离的表皮葡萄球菌的生物型和抗生素型相似；临床症状在用适当抗生素治疗后病情好转

（2）大肠杆菌败血症：常见于肝胆道、泌尿生殖道、胃肠道感染肝硬化、腹部术后、尿道手术后（包括导尿）特点为双峰热、高热伴相对缓脉，早期出现休克（1/4～1/2 患者）且持续时间较长大多数白细胞增高，少数可正常或减少（但中性粒细胞高）。

（3）厌氧菌败血症：致病菌主为脆弱样杆菌，其次为厌氧链球菌产气荚膜杆菌等。厌氧菌常与需氧菌混合感染。特点是黄疸发生率较高（10%～40%）可能与其内毒素直接损害肝脏，和（或）产气荚膜杆菌毒素的溶血作用有关；局部或迁徙性病灶中有气体形成（以产气荚膜杆菌显著）；分泌物有特殊腐败臭味；引起脓毒性血栓性静脉炎而有腹腔、肺胸腔、脑、心内膜骨关节等脓肿；可有溶血性贫血及肾衰竭。

（4）真菌性败血症：常见有白色念珠菌（占大多数）曲菌、毛霉菌等。一般发生于原有严重疾病后期长期用皮质激素或广谱抗生素的过程中。床表现较细菌性败血症轻。无发热或低热常为原发病症状掩盖进展较慢。血培养可检出致病真菌，咽拭子痰、粪、尿等培养可获相同真菌生长。

（5）少见的败血症：如摩拉菌败血症常见于免疫缺陷者6岁以下儿童。诊断的关键是对摩拉菌的鉴定。不动杆菌败血症多见于老年人和婴儿特别是糖尿病、癌症者最易发生院内感染。其感染源主要是呼吸器静脉插管和医护人员的手。紫色杆菌败血症，致病菌为革兰阴性杆菌为唯一产生紫色素的杆菌。可通过皮肤破损、胃肠道呼吸道进入体内。局部可出现淋巴结炎、蜂窝组织炎迅速发展为败血症，可伴有迁徙性脓肿，主靠细菌学检查确诊。

二、长期高热

（一）感染性疾病

1. 结核病

以发热起病者有急性血行播散型肺结核、结核性脑膜炎、浸润型肺结核等原因不明的长期发热，如白细胞计数正常或轻度增高，甚至减少者应考虑到结核病。原发病变大多在肺部，及时做X线检查以助诊断。

急性血行播散型肺结核（急性粟粒型结核）多见青少年儿童，尤其未接种过卡介苗者发生机会更多。近年也见到老年患者及患过原发感染后的成人特点是起病急，高热呈稽留热或弛张热，持续数周数月伴有畏寒、盗汗、咳嗽少量痰或痰中带血、气短、呼吸困难发绀等。婴幼儿及老年人症状常不典型。患者多表现衰弱有些病例有皮疹（结核疹），胸部检查常无阳性体征，可有肝脾轻度肿大此病早期（2周内）难诊断的原因是肺部X线检查常无异常，结核菌素试验也可阴性（约50%），尤其老年及体质差者多为阴性痰结核杆菌（聚合酶链反应，PCR）及血结核抗体测定有助诊断。眼底检查可发现脉络膜上粟粒结节或结节性脉络膜炎有利于早期诊断。

2. 伤寒

以夏秋季多见，遇持续性发热1周以上者，应注意伤寒的可能近年伤寒不断发生变化，由轻症化、非典型化转变为病情重热程长、并发症多、耐氯霉素等在鉴别诊断中须注意。多次血培养或骨髓培养阳性是确诊的依据。肥达反应可供参考。

3. 细菌性心内膜炎伴败血症（尤其金黄色葡萄球菌所致）

患者在抗生素治疗过程中突然出现心脏器质性杂音或原有杂音改变，或不断出现瘀斑或栓塞现象，应考虑到本病可能大多数原有先天性心脏病（室间隔缺损、动脉导管未闭等）或风湿性心脏瓣膜病史，少数伴有拔牙扁桃体摘除、严重齿龈感染、泌尿道手术史出现持续发热1周以上，伴有皮肤及黏膜瘀点、心脏杂音改变脾肿大、贫血、显微镜血尿等血培养有致病菌生长，超声心动图可发现赘生物所在的部位。

4. 肝脓肿

（1）细菌性肝脓肿主要由胆道感染引起，多见于左右两叶，以左叶较多见感染来自门静脉系统者，右叶多见。特点是寒战高热，肝区疼痛，肝大压痛叩击痛，典型者诊断较易。遇有长期发热而局部体征不明显时诊断较难近年肝脏B超检查，诊断符合率达96%。

（2）阿米巴肝脓肿是阿米巴痢疾最常见的重要并发症。表现为间歇性或持续性发热，肝区疼痛肝大压痛、消瘦和贫血等。以单发肝右叶多见。肝穿刺抽出巧克力色脓液；脓液中找到阿米巴滋养体；免疫血清学检查阳性，抗阿米巴治疗有效可确诊。

（二）非感染性疾病

1. 原发性肝癌

国内原发性肝癌80%以上合并肝硬化。临床特点是起病隐袭，早期缺乏特异症状一旦出现典型症状则多属晚期。近年由于诊断方法的进展，可早期诊断小肝癌（>5 cm）主要表现为肝区痛、乏力、食欲缺乏、消瘦、进行性肝大（质硬表面不平）黄疸、消化道出血等。一般诊断较易当以发热为主诉者诊断较难，表现为持续性发热或弛张热，或不规则低热少数可有高热（如炎症型或弥漫性肝癌）易误为肝脏肿或感染性疾病。及时检测甲胎蛋白（AFP），其灵敏性特异性均有利于早期诊断。凡 ALT 正常，排除妊娠和生殖腺胚胎癌如 AFP 阳性持续 3 周，或 AFP > 200 ng/mL 持续 2 月即可确诊。若 AFP > 升高而 ALT 下降动态曲线分离者肝癌可能性大。此外，r-谷氨酸转肽酶（r-GT）碱性磷酸酶（AKP）增高也有辅助诊断价值 B 超、CT、放射性核素显像均有助于定位诊断选择性肝动脉造影（或数字减影肝动脉造影）可发现 1 cm 的癌灶，是目前较好的小肝癌定位的方法。

2. 恶性淋巴瘤

包括霍奇金病和非霍奇金淋巴瘤。多见于 20~40 岁，以男性多见临床无症状或有进行性淋巴结肿大、盗汗、消瘦皮疹或皮肤瘙痒等。凡遇到未明原因的淋巴结肿大按炎症或结核治疗 1 个月无效者；不明原因的发热，均应考虑本病的可能，确诊主要依靠病理。可以做淋巴结活检、骨髓穿刺肝穿、B 超、CT 等检查并与传染性单核细胞增多症、淋巴结结核、慢性淋巴结炎转移癌、风湿病及结缔组织病等鉴别。

3. 恶性组织细胞病

本病临床表现复杂，发热是常见的症状。有的病例似败血症、伤寒、结核病、胆道感染等但经过临床系统检查治疗均无效，至晚期才确诊。与其他急性感染性疾病鉴别要点是：①临床似感染性疾病但找不到感染灶，病原学与血清学检查均为阴性。②进行性贫血、全血细胞减少显著。③肝脾肿大与淋巴结肿大的程度显著。④随病程进展进行性恶病质。⑤抗生素治疗无效。对有长期发热原因不明，伴有肝脾肿大淋巴结肿大，而流行病学资料、症状体征不支持急性感染且有造血功能障碍者，须想到本病的可能。如骨髓涂片或其他组织活检材料中找到典型的恶性组织细胞和大量血细胞被吞噬现象并排除其他疾病，则诊断基本可以成上。因此骨髓涂片检查是诊断本病的重要依据由于骨髓损害可能为非弥漫性，或因取材较少，故阴性时不能除外必要时多次多部位检查。浅表淋巴结因病变不明显，故阴性也不能除外。

本病须与反应性组织细胞增多症鉴别如伤寒、粟粒型结核、病毒性肝炎风湿病、SLE。传染性单核细胞增多症等其骨髓中可出现较多组织细胞，甚至血细胞被吞噬现象。应注意：①有原发病。②所见组织细胞形态较正常无多核巨型组织细胞。③随原发病治愈，组织细胞反应也随之消失。

4. 急性白血病

可有发热，经血涂片、骨髓检查可以确诊不典型白血病仅表现为原因不明的贫血与白细胞减少，易误为急性再生障碍性贫血，骨髓涂片有异常改变可以诊断。故临床遇有发热、贫血乏力、齿龈肿痛、出血粒细胞减少者，及时进行骨髓涂片检查。

5. 血管-结缔组织病

（1）SLE：长期发热伴有两个以上器官损害血象白细胞减少者应考虑到本病。多见于青年女性。临床特点是首先以不规则发热伴关节痛，多形性皮疹（典型者为对称性面颊鼻梁部蝶形红斑，60%~80%）多见伴日光过敏、雷诺现象、浆膜炎等血沉增快，丙种球蛋白升高，尿蛋白阳性血狼疮细胞阳性，抗核抗体（ANA）阳性，抗双链去氧核糖核酸（抗 ds-DNA）抗体阳性抗 Sm（Smith 抗原）抗体阳性。应注意 SLE 在病程中可始终无典型皮疹，仅以高热表现的特点

（2）结节性多动脉炎：表现为长期发热伴肌痛、关节痛、皮下结节（下肢多沿血管走向分布，或成条索状）、肾损害血压高，胃肠症状等。诊断主要依据皮下结节与肌肉（三角肌或腓肠肌）活检。

（3）类风湿性关节炎：典型病例较易诊断少年型类风湿性关节炎（Still 病），可有畏寒、发热、一过性皮疹关节痛不明显，淋巴结肿大，肝脾肿大虹膜睫状体炎，心肌炎，白细胞增高血沉增快但类风湿因子阴性，抗核抗体与狼疮细胞均阴性。

（4）混合性结缔组织病（MCTD）：多见于女性特点是具有红斑狼疮、硬度病、皮肌炎的临床表现肾脏受累较少，以发热症状明显。高滴度核糖核酸蛋白（RNP）抗体阳性抗核抗体阳性有助诊断。

三、长期低热

腋窝温度达 37.5~38℃持续 4 周以上为长期低热，常见病因为以下几种。

1. 结核病

为低热的常见病因，以肺结核多见，早期无症状体征及时进行胸部 X 线检查。其次为肺外结核，如肝肾、

肠、肠系膜淋巴结、盆腔、骨关节结核等除局部症状外，常发热，有结核病的中毒症状，血增快结核菌素试验强阳性，抗结核治疗有确切疗效，有助于诊断老年肺结核起病症状不明显，其肺部并发症多，结核菌素试验阴性易诊为慢性支气管炎或哮喘。故遇老年人长期持续咳嗽、咳痰易感冒，用抗炎药治疗无效，低热乏力及食欲缺乏者，应及时查痰结核菌（涂片或 TB-PCR）及胸部 X 线检查。老年肺结核易合并肺外结核如结核性脑膜炎、胸膜炎、腹膜炎骨、肾、淋巴结结核等。

2. 慢性肾盂肾炎

为女性患者常见低热原因。可无明显症状、体征甚至尿检查无异常，以低热为唯一表现。及时检测尿 Addi 细胞计数清晨第一次中段尿培养及菌落计数，如尿白细胞 > 5/HP，细菌培养阳性，菌落计数 > 10^5 可以确定诊断。

3. 慢性病灶感染

如副鼻窦炎、牙龈脓肿、前列腺炎胆道感染、慢性盆腔炎等。以不规则低热多见常伴有局部症状体征，当病灶清除后症状消失。

4. 艾滋病（AIDS）

由人免疫缺陷病毒（HIV）侵犯和破坏人体免疫系统，损害多个器官的全身性疾病。可通过血液和体液传播性传播。临床表现复杂，其基本特征是 HIV 造成人体细胞免疫受损使机体处于严重的、进行性的免疫缺陷状态，从而并发各种机会性感染和恶性肿瘤表现为长期不规则发热，慢性腹泻超过 1 个月，对一般抗生素治疗无效消瘦，原因不明全身淋巴结肿大，反复细菌真菌、原虫等感染，结合流行病学资料及时进行抗 HIVP24 抗原检测。

5. 巨细胞病毒感染

可持续低热，类似传染性单核细胞增多症、病毒性肝炎依据抗 CMV IgM 检测诊断。

6. 甲状腺功能亢进

表现为早期低热伴心悸、脉搏快、多汗食欲亢进、消瘦、手颤甲状腺肿大，局部杂音等。检测 T_3、T_4、rT_3 等。对无突眼的甲状腺功能亢进需进行 ^{131}I 摄取试验以除外甲状腺炎时激素外溢引起血中 T_3、T_4 水平升高。

7. 恶性肿瘤

中年以上者有不明原因低热，血沉增快，应注意肿瘤检查如原发性肝癌。肺癌、肾癌及结肠癌等。

8. 神经功能性低热

多见于青年女性，夏季明显。一天间体温相差 < 0.5℃清晨上午体温升高，下午低，常伴有神经官能症症状一般情况良好，体重无变化，虽经各种药物治疗无效可自愈。其诊断主要依据动态观察，排除各种器质性疾病。

9. 感染后低热

急性细菌性或病毒性感染控制后，仍有低热、乏力食欲缺乏等，与患者自主神经功能紊乱有关。

四、反复发热

1. 布氏杆菌病

流行病学资料是诊断的重要依据，如发病地区、职业与病畜（羊、牛、猪）接触史饮用未消毒牛、羊奶，进食未煮熟的畜肉史临床表现为反复发作的发热，伴有多汗，游走性关节痛神经痛、睾丸炎、肝脾及淋巴结肿大等血、骨髓培养阳性，血清凝集试验 1：100 以上免疫吸附试验 1：320 以上，可助诊断。

2. 疟疾

以间日疟、三日疟较常见。遇阵-发性寒战高热、大汗，间日或间 2 d 周期发作者及时查向、涂片找疟原虫，可确诊。

3. 淋巴瘤

病变在内脏者，常表现为周期性发热（PeI-Ebstein 热型）见于霍奇金病。有的浅表淋巴结肿大不显著而以深部淋巴结肿大压迫邻近器官出现的症状，如纵隔淋巴结肿大引起肺不张及上腔静脉综合征等。

及时进行骨髓涂片检查找到 Reed-Sternberg 细胞或骨髓活检均有助诊断。

4. 回归热

临床表现为周期性发热、起病急、寒战高热持续 2～9 d 后体温骤降，大汗，无热期持续 7～9 d 又突然高热，症状再出现，反复 2～3 次全身酸痛、肝脾肿大，重者有出血倾向黄疸，结合发病季节，有体虱存在或有野外生活蜱虫叮咬史须考虑到本病。根据血、骨髓涂片找到回归热螺旋体即可确诊。

五、超高热

当体温调节中枢功能衰竭时可发生超高热对人体各组织器官，尤其脑组织损伤严重，引起脑细胞变性广泛出血深度昏迷，于数小时内死亡，需要积极抢救。

1. 中暑

或热射病。

2. 中枢神经系统疾病

如病毒性脑炎、脑出血及下丘脑前部严重脑外伤等。

3. 细菌污染

血的输血反应。

4. 发烧对人体的一些益处

①它把体温升至高于很多病原体生长的最适温度，降低其生长速度，从而减少机体面对的病原体数量。②发烧引起的高温会使病毒的酶或毒素失活。③发烧加快体内化学反应速度，提高免疫反应水平，免疫系统加快攻击病原体，缩短感染的过程。④发烧会使病人感觉生病了，在这种情况下，病人很可能会去休息，防止机体被进一步破坏，同时有更多的体能来对付感染。

5. 诊断发热标准

以口腔温度为例，发热程度可划分为：

低热：37.3～38℃（99.1～100.4 F）。

中等热：38.1～39℃（100.6～102.2 F）。

高热：39.1～41℃（102.4～105.8 F）。

超高热：41℃（105.8 F）及以上。

（1）腋窝温度：分为低热型（37.5～38℃）、中热型（38.1℃～39℃）、高热型（39.1～40℃）、超高热型（>41℃）。

人体最高的耐受温度为 40.6～41.4℃（100.4～102.0 F），直肠温度持续升高超过 41℃，可引起永久性的脑损伤；高热持续在 42℃以上 2～4 h 常导致休克以严重并发症。体温高达 43℃则很少存活。

（2）病情诊断：发热很少是单一病理过程肿瘤与结缔组织病在发热过程中可夹杂感染因素，致使临床表现复杂，但绝大多数根据临床特点与，全面检查后仍可明确诊断了解原因不明发热病因分布的频率，有助于提供临床诊断的逻辑思维。根据热程热型与临床特点，可分为急性发热（热程小于 2 周）、长期发热（热程越过 2 周且多次体温在 38℃以上）和反复发热（周期热）。一般认为急性发热病因中感染占首位其次为肿瘤、血管-结缔组织病。这三类病因概括了 90% 原因不明发热的病因诊断感染性疾病在原因不明发热中占多数，以细菌引起的全身性感染、局限性脓肿泌尿系感染、胆道感染为多见，结核病居第二位其中肺外结核远多于肺结核。恶性肿瘤以发热为主要表现者，依次为淋巴瘤恶性组织细胞瘤和各种实质性肿瘤，在原因不明发热中所占比例较既往增高。

原因不明发热的诊断原则是对临床资料要综合分析判断热程长短对诊断具有较大的参考价值。感染性疾病热程相对为最短。如热程短呈渐进性消耗衰竭者，则以肿瘤为多见。热程长无中毒症状，发作与缓解交替出现者，则有利于血管-结缔组织病的诊断在原因不明发热诊治过程中，要密切观察病情，重视新出现的症状和体征并据此做进一步检查，对明确诊断很有意义。

（3）病史与体格检查：详细询问病史（包括流行病学资料）认真系统地体格检查非常重要。如起病缓急，发热期限与体温的高度和变化有认为畏寒多数提示感染，然而淋巴瘤、恶性组织细胞瘤等约 2/3

也有畏寒说明畏寒并非感染性疾病所特有。但有明显寒战则常见于严重的细菌感染（肺炎双球菌性肺炎、败血症急性肾盂肾炎、急性胆囊炎等）、疟疾输血或输液反应等。在结核病、伤寒立克次体病与病毒感染则少见。一般不见于风湿热。发热同时常伴有头昏头晕、头痛、乏力食欲减退等非特异症状，无鉴别诊断意义。但是定位的局部症状有重要参考价值。如发热伴有神经系统症状，如剧烈头痛呕吐。意识障碍及惊厥、脑膜刺激征等则提示病变在中枢神经系统，应考虑脑炎、脑膜炎老年患者有严重感染时，常有神志变化，而体温不一定很高值得注意。

询问流行病学史如发病地区、季节、年龄职业、生活习惯、旅游史与同样病者密切接触史、手术史、输血及血制品史外伤史、牛羊接触史等；在诊断上，均有重要意义有时一点的发现即可提供重要的诊断线索。

六、分析热型

临床上各种感染性疾病具有不同的热型在病程进展过程中，热型也会发生变化。因此了解热型对于诊断、判断病情、评价疗效和预后均有一定的参考意义。

（一）按温度高低（腋窝温度）

分为低热型（＜38℃）中热型（38～39℃）高热型（39～40℃）、超高热型（＞40℃）。

（二）按体温曲线形态分型

如稽留热弛张热、间歇热、双峰热消耗热、波状热、不规则热等热型的形成机理尚未完全阐明。大多认为热型与病变性质有关。决定病变性质的因素为内生致热原产生的速度量和释放入血的速度，这些均影响体温调定点上移的高度和速度。

1. 体温上升期

体温上升期常有疲乏无力、肌肉酸痛、皮肤苍白、畏寒或寒战等现象。皮肤苍白是因体温调节中枢发出的冲动经交感神经而引起皮肤血管收缩，浅层血流减少所致，甚至伴有皮肤温度下降。由于皮肤散热减少刺激皮肤的冷觉感受器并传至中枢引起畏寒。中枢发出的冲动再经运动神经传至运动终板，引起骨骼肌不随意的周期性收缩，发生寒战及竖毛肌收缩，使产热增加。该期产热大于散热使体温上升。

体温上升有两种方式：

（1）骤升型：体温在几小时内达39～40℃或以上，常伴有寒战。小儿易发生惊厥。见于疟疾、大叶性肺炎、败血症、流行性感冒、急性肾盂肾炎、输浓或某些药物反应等。

（2）缓升型：体温逐渐上升在数日内达高峰，多不伴寒战。如伤寒、结核病、布氏杆菌病等所致的发热。

2. 高热期

高热期是指体温上升达高峰之后保持一定时间，持续时间的长短可因病因不同而有差异。如疟疾可持续数小时，大叶性肺炎、流行性感冒可持续数天，伤寒则可为数周。在此期中体温已达到或略高于上移的体温调定点水平，体温调节中枢不再发出寒战冲动，故寒战消失；皮肤血管由收缩转为舒张，使皮肤发红并有灼热感；呼吸加快变深；开始出汗并逐渐增多。使产热与散热过程在较高水平保持相对平衡。

3. 体温下降期

由于病因的消除，致热源的作用逐渐减弱或消失，体温中枢的体温调定点逐渐降至正常水平，产热相对减少，散热大于产热，使体温降至正常水平。此期表现为出汗多，皮肤潮湿。

体温下降有两种方式：

（1）骤降（crisis）：指体温于数小时内迅速下降至正常，有时可略低于正常，常伴有大汗淋漓。常见于疟疾、急性肾盂肾炎、大叶性肺炎及输液反应等。

（2）渐降（lysis）：指体温在数天内逐渐降至正常，如伤寒、风湿热等。

感染性发热多具有以下特点：

（1）起病急伴有或无寒战的发热。

（2）全身及定位症状和体征。

（3）血象：白细胞计数高于$1.2×10^9/L$，或低于$0.5×10^9/L$。

（4）四唑氮蓝试验（NBT）：如中性粒细胞还原NBT超过20%，提示有细菌性感染，有助于与病毒感染及非感染性发热的鉴别（正常值＜10%）应用激素后可呈假阴性。

（5）反应蛋白测定（CRP）：阳性提示有细菌性感染及风湿热，阴性多为病毒感染。

（6）中性粒细胞碱性磷酸酶积分增高：正常值为0~37，增高愈高愈有利于细菌性感染的诊断，当除外妊娠癌肿、恶性淋巴瘤者更有意义。应用激素后可使之升高或呈假阳性。

七、非感染性发热

非感染性发热具有下列特点：

1. 热程长超过2个月，热程越长，可能性越大。
2. 长期发热一般情况好，无明显中毒症状。
3. 贫血、无痛性多部位淋巴结肿大、肝脾肿大。

实验室和辅助检查要根据具体情况有选择地进行结合临床表现分析判断。如血常规、尿常规病原体检查（直接涂片、培养、特异性抗原抗体检测分子生物学检测等）X线、B型超声、CTMRI、ECT检查，组织活检（淋巴结肝、皮肤黏膜）、骨髓穿刺等。

对大多数发热患者诊断性治疗并无诊断价值鉴于临床上治疗问题，对长期发热原因不明者，除肿瘤外可以进行诊断性治疗。但必须持慎重态度，选择特异性强疗效确切、副作用最小的药物，如甲硝唑治疗阿米巴肝病抗疟药治疗疟疾。大多用于诊断性治疗药物有抗生素、抗原虫药抗风湿药等，这些药物均有副作用（如药热、皮疹肝功能损害、造血器官损害等），如应用不当反而延误病情。须注意此方法有它的局限性，就诊断而言特效治疗的结果，一般否定意义较确诊意义大。如疑为疟疾者正规治疗无效，认为疟疾的可能性很小。

实验室检查项目及判定体温表显示的人体温度：36~37℃正常；37~38℃发热；38~39℃高热；高于40℃可能有危险性的高热。

检验项目选择：血常规，尿常规，血沉，血钾、钠、氯化物检查，肝功能，肾功能，CO_2结合力测定，血培养及药物敏感试验，血肥达反应，外斐反应，血涂片找疟原虫，脑脊液常规、生化及培养。

（检验结果判定）

（1）白细胞（WBC）总数及中性粒细胞百分比明显增高，提示各种原因引起的化脓性感染。

（2）白细胞总数增高或偏低，提示为某些病毒感染或伤寒病。

（3）白细胞分类（DC）检查中发现幼稚细胞，提示可能为白血病。

（4）红细胞（RBC）、血红蛋白（Hb）、血小板（PT）均降低，提示可能为某些严重感染或恶性肿瘤。

（5）尿常规镜检红细胞（RBC）、白细胞（WBC）较多，尿蛋白增加，提示为泌尿系感染或肾炎、肾结核及肿瘤。

（6）血沉增快，提示为急性感染、结核病、肿瘤或结缔组织病。

（7）肝功检查丙氨酸氨基转移酶（ALT）、麝香草酚浊度试验值增高，提示为有肝脏损害，胆红素值升高，提示为有胆道感染。

（8）血肥达反应阳性，提示可能为伤寒病。

（9）外斐反应阳性，提示可能为斑疹伤寒。

（10）血培养及脑脊液培养如培养出致病菌，将有非常重要的临床意义。

第二节 黄疸

黄疸又称黄胆，俗称黄病，是一种由于血清中胆红素升高致使皮肤、黏膜和巩膜发黄的症状和体征。某些肝脏病、胆囊病和血液病经常会引发黄疸的症状。通常，血液的胆红素浓度高于2~3 mg/dL(34~51)时，这些部分便会出现肉眼可辨别的颜色。

第一章 感染性疾病的常见症状及检查

一、基本症状

1. 皮肤、巩膜等组织的黄染，黄疸加深时，尿、痰、泪液及汗液也被黄染，唾液一般不变色。
2. 尿和粪的色泽改变。
3. 消化道症状，常有腹胀、腹痛、食欲不振、恶心、呕吐、腹泻或便秘等症状。
4. 胆囊血症的表现，主要症状有：皮肤瘙痒、心动过缓、腹胀、脂肪泄、夜盲症、乏力、精神萎靡和头痛等。

患者可以表现出食欲减退、恶心、厌油腻、疲乏无力、尿黄如茶、肝区疼痛、发热、少数重型肝炎病例可见腹胀、少尿、出血倾向等症状

二、伴随症状

1. 黄疸伴发热见于急性胆管炎、肝脓肿、钩端螺旋体病、败血症、大叶性肺炎。病毒性肝炎或急性溶血可先有发热而后出现黄疸。
2. 黄疸伴上腹剧烈疼痛可见于胆道结石、肝脓肿或胆道蛔虫病；右上腹剧烈疼痛、寒战高热和黄疸为 charcot 三联症，提示急性化脓性胆管炎。持续性右上腹钝痛或胀痛可见于慢性胆囊炎、病毒性肝炎、肝脓肿或原发性肝癌等。
3. 黄疸伴肝大，若轻度至中度肿大，质地软或中等硬度且表面光滑，见于病毒性肝炎急性胆道感染或胆道阻塞。明显肿大质地坚硬表面凸凹不平有结节见于原发性或继发性肝癌。肝大不明显而质地较硬边缘不整表面有小结节者见于肝硬化。
4. 腹部体征：
（1）腹部外形：肝占位性病变、巨脾、腹膜后肿瘤和盆腔内肿瘤均有相应部位的局部膨胀，大量腹腔积液时呈蛙腹状，脐部突出，也可发生腹壁疝和脐疝。腹壁静脉曲张见于门静脉高压、门静脉或下腔静脉阻塞。腹部手术疤痕有时也有助于黄疸的病因分析，如胆石症和胆囊炎。
（2）肝脏情况：急性病毒性肝炎或中毒性肝炎时，黄疸和肝大并存，肝脏质软，压痛和叩击痛较明显。急性和亚急性重型肝炎时，黄疸迅速加深，而肝大不著或反而缩小，慢性肝炎利肝硬化时，肝大不如急性肝炎明显，且质地增加，也可无压痛；肝硬化时也可扪及边缘不齐和大小结节。肝癌时肝大较著，可失去正常形态，质坚，可扪及巨大肿块或较小结节，压痛可不显著，但肝表面光滑的不能排除深部癌肿或亚临床型"小肝癌"。肝脓肿接近肝表面时，局部皮肤可有红肿、压痛等炎症征象，巨大肝脓肿、肝包虫病、多囊肝和肝海绵状血管瘤等情况时，肝区或有囊样或波动感。
（3）脾肿大：黄疸而伴脾肿大者，多见于各型肝硬化的失代偿期、慢性活动性肝炎、急性肝炎、溶血性黄疸，全身感染性疾病和浸润性疾病，癌肿侵及门脉和脾静脉时，可引起脾肿大，少见的脾梗死和脾脓肿等亦有类似脾肿大，且有压痛等体征。
（4）胆囊肿大：黄疸而伴胆囊肿大者均属肝外梗阻，应考虑：①癌性黄疸，见于胆总管癌、胰头癌、胰腺壶腹癌和罕见的原发性十二指肠癌。胆囊光滑、无压痛，可移动，即所谓 Cour-voisier 胆囊。胆囊癌时质坚，常有压痛。②原发性胆总管结石一旦出现梗阻，胆囊可肿大，多无压痛。胆囊结石和慢性胆囊炎时，胆囊萎缩而不能扪到。③慢性梗阻性胆囊炎，因胆囊管存在结石，胆囊肿大的机会较急性胆囊炎为大，压痛不明显。④慢性胰腺炎时，炎症纤维组织增生可压迫胆总管而使胆囊肿大，压痛也不显著。⑤胆囊底部巨大结石、先天性胆管扩张或胆道蛔虫症，也可引起胆囊肿大、压痛多不明显。肝内胆淤时胆囊多萎缩，胆囊是否肿大有助于黄疸的鉴别诊断。
（5）其他情况有肝炎、扑翼震颤、肝性脑病和其他神经精神异常、腋毛稀少、睾丸萎缩、忤状指、皮肤角化过度、匙状指甲、多发性静脉栓塞和心动过缓等。晚期癌性黄疸病人尚可表现癌肿转移的有关征象。肝功能衰竭可表现脑病和颅内出血情况。血腹、胆汁性腹膜炎，胆汁性肾病和休克等也可见于癌性黄疸病人。
5. 引起黄疸的其他因素
（1）生理缺陷：（先天性代谢酶和红细胞遗传性缺陷）以及理化、生物及免疫因素导致的体内红细

胞破坏过多，发生贫血、溶血，使血内胆红素原料过剩，均可造成肝前性黄疸。如自身免疫性溶血性贫血、遗传性球形红细胞增多症、不稳定血红蛋白病等等。

（2）由于结石和肝、胆、胰肿瘤以及其他炎症，致使胆道梗阻，胆汁不能排入小肠，就可造成肝后性黄疸。常见疾病包括：化脓性胆管炎、胆总管结石、胰头癌、胰腺炎、胆管或胆囊癌。胆管结石：较多见于中年妇女，常有反复发作急性腹绞痛史，并放散至肩背部，黄疸与腹痛发作有关，呈间歇性。碱性磷酸酶、胆固醇、γ-谷氨酰转肽酶等增高，胆道造影可有结石显影。胰、胆肿瘤：老年人多见。胰头癌起病缓慢，胆总管癌隐匿发病，患者消瘦明显，上、中腹区痛持续加重，黄疸呈进行性加深。碱性磷酸酶、胆固醇及 γ-谷氨酰转肽酶增高。B超、CT及磁共振检查可探及肿物、胆囊肿大或胆管扩大等可明确诊断。

（3）新生儿降生不久可因红细胞大量破坏，肝细胞对胆红素摄取障碍而出现生理性黄疸。还有先天性非溶血性黄疸吉尔伯特病及二氏综合征引起的黄疸和新生霉素引起的黄疸，都是肝细胞内胆红素结合障碍、胆红素代谢功能缺陷所造成。

（4）心脏疾病：严重心脏病患者心力衰竭时，肝脏长期瘀血肿大，可以发生黄疸。

（5）药物类损害：有服药史，服用氯丙嗪、吲哚美辛、苯巴比妥类、磺胺类、对氨水杨酸、卡巴肿等，可致中毒性肝炎。此时胃肠道症状不明显，黄疸出现之前无发热，血清转氨酶升高很明显，但混浊反应正常等可资鉴别。

鉴别诊断黄疸的识别要在充分的自然光线下进行，首先应和假性黄疸鉴别。

假性黄疸见于过量进食含有胡萝卜素的胡萝卜、南瓜、西红柿、柑橘等食物。胡萝卜素只引起皮肤黄染，巩膜正常；老年人球结膜有微黄色脂肪堆积，巩膜黄染不均匀，以内比较明显，皮肤无黄染。假性黄疸时血胆红素浓度正常。

三、临床检查

出现黄疸时，应检查血清总胆红素和直接胆红素，以区别胆红素升高的类型，另外检查尿胆红素、尿胆原以及肝功能也是必不可少的。

1. 间接胆红素升高为主的黄疸

间接胆红素升高为主的黄疸主要见于各类溶血性疾病、新生儿黄疸等疾病。直接胆红素与总胆红素比值小于35%。

除上述检查外，还应进行一些有关溶血性疾病的辅助检查，如红细胞脆性试验、酸溶血试验、自身溶血试验、抗人球蛋白试验、血常规、尿隐血、血清游离血红蛋白、尿含铁血黄素、血清乳酸脱氢酶、葡萄糖-6-磷酸脱氢酶等。

2. 直接胆红素升高为主的黄疸

直接胆红素升高为主的黄疸见于各类肝内、肝外阻塞使胆汁排泄不畅，直接胆红素与总比值大于55%者。

除进行一些常规检查外，还需进一步检查碱性磷酸酶、γ-谷氨酰转肽酶、亮氨酸氨基肽酶、5-核苷酸酶、总胆固醇、脂蛋白-X等。

3. 肝细胞损伤混合性黄疸

肝细胞损伤混合性黄疸见于各类肝病，表现为直接胆红素、间接胆红素均升高，直接胆红素与总胆红素比值为35%~55%，检查肝功能可获得异常结果。

第三节 腹泻

腹泻（diarrhea）是一种常见症状，是指排便次数明显超过平日习惯的频率，粪质稀薄，水分增加，每天排便量超过200g，或含未消化食物或脓血、黏液。腹泻常伴有排便急迫感、肛门不适、欠禁等症状。腹泻分急性和慢性两类。急性腹泻发病急剧，病程在2~3周之内。慢性腹泻指病程在两个月以上或间歇期在 2～4 周内的复发性腹泻。

一、概述

腹泻是大肠疾病最常见的症状。正常成年人每天排便 1 次，成形、色呈褐黄色、外附少量黏液。也有些正常人每天排成形便两次，只要无脓血，仍属正常生理范围。腹泻主要分为急性腹泻和慢性腹泻，急性腹泻病发时期为 1～2 个星期，而慢性腹泻则在 2 个月以上，多是由于肛肠疾病所致。

腹泻是指原来的排便习惯发生了改变，具有以下 3 个条件时才可称腹泻：

（1）大便次数明显增多。

（2）粪便变稀，形态、颜色、气味改变，含有脓血、黏液、不消化食物、脂肪，或变为黄色稀水，绿色稀糊，气味酸臭。

（3）大便时有腹痛、下坠、里急后重、肛门灼痛等症状。

若诊断仍不清楚，可进一步作 X 线钡灌肠和钡餐检查，和（或）直、结肠镜检查。如仍无明确结论，则须根据不同情况选用超声、CT、内镜逆行胆胰管造影（ERCP）等影像诊断方法以检查胆、胰疾病，或进行小肠吸收功能试验、呼气试验、小肠黏膜活检以检查小肠吸收不良。

二、怎么通过粪便形状来诊断腹泻原因

（1）若粪便为灰白色，可能是结石、肿瘤、蛔虫等引起胆道梗阻，导致胆黄素无法随大便排出；

（2）若为黑色，在没有进食动物血制品和黑色的食物、药物的前提下，则可能是上消化道出血。

（3）粪便为红色则常提示下消化道出血。

（4）有柏油样腥臭味的粪便常提示痢疾。

（5）淡黄色则提示脂肪消化不良。

（6）多泡沫、酸臭味一般多为糖消化不良。

（7）恶臭则为蛋白质消化不良以及肠道有害菌多。

（8）大便中还能直接看到寄生虫或者虫多为寄生虫导致。

三、伴随症状

腹泻不是一种独立的疾病，而是很多疾病的一个共同表现，它同时可伴有呕吐、发热、腹痛、腹胀、黏液便、血便等症状。伴有发热、腹痛、呕吐等常提示急性感染；伴大便带血、贫血、消瘦等需警惕肠癌；伴腹胀、食欲差等需警惕肝癌；伴水样便则需警惕霍乱弧菌感染。

长期慢性腹痛腹泻常见于：

慢性非特异性溃疡性大肠炎：腹泻每天数次至 10 次以上，可为脓血便、黏液血便或血便。腹痛轻者为隐痛，典型者为绞痛，有腹痛——便意——缓解的特点。全身表现为发热、乏力、消瘦，常伴有皮肤、黏膜、关节、肝、肾、眼、口腔等系统的表现。并发症有：中毒性结肠扩张、肠穿孔、大出血、癌变等等。

克罗恩病：名称较多，如末端回肠炎、局限性肠炎、肉芽肿性肠炎、节段性肠炎等。发病多在中青年，男稍多于女。主要表现为腹痛、腹泻、发热、营养障碍、不全性肠梗阻、腹部内瘘或外瘘等。重症患者迁延不愈，预后不良。治疗：本病尚无特效疗法。应以全身治疗为基础，辅以手术治疗，并防止复发。

四、常见病因

1. 细菌感染

人们在食用了被大肠杆菌、沙门菌、志贺氏菌等细菌污染的食品，或饮用了被细菌污染的饮料后就可能发生肠炎或菌痢，会出现不同程度的腹痛、腹泻、呕吐、里急后重、发热等症状。

2. 病毒感染

人体通过食物或其他途径感染多种病毒后易引起病毒性腹泻，如：感染轮状病毒、诺瓦克病毒、柯萨奇病毒、埃可等病毒后，出现腹痛、腹泻、恶心、呕吐、发热及全身不适等症状。

3. 食物中毒

食物中毒是由于进食被细菌及其毒素污染的食物，或摄食未煮熟的扁豆等引起的急性中毒性疾病。变质食品、污染水源是主要传染源，不洁手、餐具和带菌苍蝇是主要传播途径。其特点是：患者出现呕吐、腹泻、腹痛、发热等急性胃肠道症状。

4. 饮食贪凉

夏天，很多人喜欢吃冷食、喝凉啤酒，结果可导致胃肠功能紊乱，肠蠕动加快，引起腹泻。

5. 消化不良

夏天饮食无规律、进食过多、进食不易消化的食物，或者由于胃动力不足导致食物在胃内滞留，引起腹胀、腹泻、恶心、呕吐、返酸、胃灼热、嗳气（打嗝）等症状。

6. 着凉

腹泻夏季炎热，人们喜欢待在空调房内或开着空调睡觉，腹部很容易受凉，致使肠蠕动增加而导致腹泻。

7. 旅游者腹泻

因为出行者离开了自己熟悉的生活环境而去到完全陌生的地方，全身及敏感的消化系统都会发生相应的反应和变化。

五、肠易激综合征

肠易激综合征（lrritable bowel syndrome，IBS）是临床常见的胃肠功能性疾病，是一组包括腹痛、腹胀伴排便习惯改变（腹泻/便秘），粪便性状异常（稀便、黏液便/便秘）等临床表现，持续存在或间歇发作，但无器质性疾病的证据。

六、急性腹泻

1. 食物中毒。
2. 肠道寄生虫感染。
3. 急性肠道传染病。
4. 饮食不当。
5. 化学药物。

七、长期腹泻的原因

1. 非感染性因素

（1）饮食不当：如吃得太多、太油、太冷，频繁地调换新食品，或吃了腐败变质有细菌、毒素污染的食物等，都容易引起小儿腹泻。

（2）不良刺激：受凉、过热、精神情绪不佳，或过分紧张或受惊吓，也会引起腹泻。

（3）过敏性腹泻：因吃了容易引起过敏的食物而致腹泻。

（4）其他：如非特异性溃疡性结肠炎、糖原性腹泻病等。

2. 感染性因素

（1）细菌感染：主要是大肠杆菌和痢疾杆菌。常因牛奶污染、牛奶未经煮沸、奶具未能每次清洗煮沸等。

（2）病毒感染：常见轮状病毒、呼吸道肠道病毒感染等等。而肠道外感染，如上呼吸道感染、中耳炎、肺炎等。常有明确的原发灶。

八、夏季腹泻的常见病因

1. 肠炎

腹泻为肠炎最主要的症状，也是常见的症状，常常反复发作或持续不愈，轻者每天2～5次，重者

20～30次，粪便性质个体差异极大，软便，稀糊状、水样、黏液便不一，但大便以黏液脓血便多见，有的表现为痢疾样脓血便。早上起床后腹泻及餐后腹泻最常见。个别病人还会出现便秘、腹泻交替进行的现象。

2. 肠息肉

肠息肉会导致大便习惯改变，包括大便开时间、次数的改变，以及便秘或不明原因的腹泻。特别是便秘与腹泻反复交替出现，更要引起警惕。

3. 直肠癌

直肠癌作为一种危害严重的肠道恶变，会出现不明原因大便习惯改变或粪便异常。

大便习惯改变：如大便次数增多，便秘腹泻交替、排便后仍有便意，里急后重等。粪便异常：如血便、黏液便（大便带鼻涕状物）、脓血便等。

九、实验室检查

1. 粪便检查

粪便性状呈糊状，稀便或水样，量多或具恶臭，粪便中不含黏液，脓血或仅含脂肪时，常提示为小肠性腹泻或肝，胆，胰腺功能低下性腹泻；如粪便量少，含黏液，脓血时则多提示为结肠性腹泻；粪便中发现原虫，寄生虫或虫卵，又能排除其他原因时，可提示为原虫，寄生虫性腹泻；粪便培养可分离出多种致病菌，对诊断有重要价值，但应强调粪便取材要新鲜，送检应及时，否则会影响诊断，此外，如一次培养阴性时，不能轻易否定感染性腹泻，还应多次送粪便培养，有时会获得阳性结果。

2. 胰腺外分泌功能试验

如怀疑腹泻是胰腺疾病所致时，应进行胰腺外分泌功能试验，如试餐试验（Lundh试验），苯甲酰-酪氨酸-对氨基苯甲酸试验（PABA试验）及促胰泌素试验等。

3. 小肠吸收功能试验

（1）粪便中脂肪球，氮含量，肌纤维利糜蛋白酶含量测定：显微镜高倍视野下，脂肪球高达100个以上时（苏丹Ⅲ染色法），可考虑脂肪吸收不良；粪便中含氮量增加时，考虑系糖类吸收不良；粪便中肌纤维增多，糜蛋白酶含量降低时，部提示小肠吸收不良。

（2）右旋小糖试验：小肠吸收功能不良者，尿中D-木糖排出量常减少。

（3）放射性核素标记维生素 B_{12} 吸收试验（Schilling试验）：小肠吸收功能障碍者，尿内放射性核素含量显著低于正常。

4. 呼气试验

多为 ^{14}C-三酰甘油呼气试验，脂肪吸收不良者口服 ^{14}C 标记的三酰甘油后，由肺内呼出的 ^{14}C 标记的 CO_2 减少，而粪中 ^{14}C 标记的 CO_2 排出量增多，近年来开展较多的 ^{13}C 呼气试验可观察糖类的吸收情况，对乳糖吸收不良亦有重要的诊断价值，此外还有 ^{14}C 甘氨酸呼气试验等方法。

十、影像学检查

1. X线检查

钡餐或钡剂灌肠检查可了解胃肠道的功能状态，蠕动情况等，对小肠吸收不良，肠结核，克罗恩病，溃疡性结肠炎，淋巴瘤，结肠癌等有重要诊断价值。

2. B超、CT或MRI检查

可观察肝脏，胆道及胰腺等脏器有无与腹泻有关的病变，对肠道肿瘤性病变也可提供依据，因此，B超，CT及MRI检查对消化吸收不良性腹泻及肿瘤性腹泻等均有辅助诊断价值。

3. 结肠镜检查

结肠镜检查对回肠末端病变，如肠结核，克罗恩病，其他溃疡性病变以及大肠病变，如溃疡性结肠炎，结肠，直肠息肉及癌肿，慢性血吸虫肠病等均有重要诊断价值。

4. 逆行胰胆管造影检查

对胆道及胰腺的病变有重要诊断价值。

5. 小肠镜检查

虽然小肠镜检查未能普遍开展（新型小肠镜即将问世），但其对小肠吸收不良及 Whipple 病等有较重要诊断意义，小肠镜直视下可观察小肠黏膜的情况，活组织病理检查可判断微绒毛及腺体的变化等。

十一、治疗措施

病因治疗，肠道感染引起的腹泻必需抗感染治疗，以针对病原体的抗菌治疗最为理想。复方新诺明、氟哌酸（诺氟沙星）、环丙氟哌酸（环丙沙星）、氟嗪酸（氧氟沙星）对菌痢，沙门菌或产毒性大肠杆菌，螺杆菌感染有效，甲硝唑对溶组织阿米巴、梨形鞭毛虫感染有效，因此，这数种药物常用于急性感染性腹泻，包括预防和治疗所谓旅行者腹泻。治疗乳糖不耐受症和麦胶性乳糜泻所致的腹泻在饮食中分别剔除乳糖或麦胶类成分。高渗性腹泻的治疗原则是停食或停用造成高渗的食物或药物。分泌性腹泻易致严重脱水和电解质丢失，除消除病因，还应积极由口服和静脉补充盐类和葡萄糖溶液，纠正脱水。胆盐重吸收障碍引起的结肠腹泻可用考来烯胺吸附胆汁酸而止泻。治疗胆汁酸缺乏所致的脂肪泻，可用中链脂肪代替日常食用的长链脂肪，因前者不需经结合胆盐水解和微胶粒形成等过程而直接经门静脉系统吸收。

十二、黄连素治疗腹泻药慎用

黄连素的通用名叫盐酸小檗碱，是从黄连、黄柏等小檗科植物中提炼出来的一种抗菌性生物碱，黄连素能对抗病原微生物。

黄连素是化学合成药物，不是中成药，对于中医辨证为脾胃虚寒型的腹泻，黄连苦寒，反而易伤脾胃，损害胃肠功能，更易出现胃痛、恶心等消化系统症状，加重病情。

因此，对于不明原因的腹泻不能随意服用黄连素，最好能根据医院粪便、血液检查情况选用，一般性腹泻 1~2 次无其他伴随症状，由饮食不节、水土不服等因素引起，保持清淡饮食，人体即可自行恢复，但反复发作就要查明原因了。

十三、腹泻的饮食

成人轻度腹泻，可控制饮食，禁食牛奶、肥腻或渣多的食物，给予清淡、易消化的半流质食物。而小儿轻度腹泻，婴儿可继续母乳喂养。若为人工喂养，年龄在 6 个月以内的，用等量的米汤或水稀释牛奶或其他代乳品喂养 2 d，以后恢复正常饮食。患儿年龄在 6 个月以上，给已经习惯的平常饮食，选用粥、面条或烂饭，加些蔬菜、鱼或肉末等。

此外，对肠易激综合征过去也叫过敏性结肠炎引起的腹泻，饮食上应注意避免敏感食物如对某一特定食物不能耐受、一吃鱼或水果就腹泻及产气食品，如奶制品、卷心菜、豆类、含气饮料及面制品、洋葱、葡萄干等。

慢性胰腺炎、胰腺癌、糖尿病、胃大切术后、乳糖酶缺乏症等引起的吸收不良综合征，患者常出现慢性稀水样便或糊状便，常飘浮油脂层或油花也叫脂肪泻，伴有消瘦、乏力、贫血、水肿等，对此类患者给予低脂、高蛋白质饮食，脂肪量控制在正常的一半或更低水平。饮食要富含维生素、矿物质及微量元素。腹胀肠鸣者应少食糖类食品，不能耐受牛乳的乳糖酶缺乏症者改食酸奶即可纠正腹泻症状。

第二章 感染病的诊断和治疗

第一节 感染病的诊断原则

感染病有内源性和外源性、非传染性和传染性感染病之分，感染病涵盖传染病。换言之，感染病的基本特征、临床特征和流行特征寓于传染病之中。因此，感染病的诊断思路和方法相对简单，而传染病的诊断思路和方法则相对复杂。因此，熟悉传染病的诊断思路和方法更加重要。

传染病的诊断思路和方法中，流行病学资料和病原体特异性实验室检查特别重要；就诊断标准而言，每个传染病都有临床诊断、疑似诊断和确定诊断3个层别；就疾病类型而言，不仅要考虑到疾病走势，还要顾及流行趋势。

一、诊断方法

确定某传染病的依据包括临床资料、流行病学资料和实验室资料。因此，需要掌握该传染病的临床特点、流行特征和实验室检查的特点。

1. 提取临床特点

提取某传染病临床特点的资料主要来自详细的现病史询问和系统的体格检查。现病史询问应特别注意起病特点；主要症状的特点、演变及持续时间，伴随症状的程度及持续时间，体格检查应注意有传染病诊断意义的体征如皮疹、皮肤出血点、皮肤焦痂、黄疸、肌肉压痛和脑膜刺激等。

2. 提取流行特征

提取某传染病流行特征的资料主要来自准确的一般资料纪录以及详细的过去史、个人史、婚育史、家族史询问。例如，性别、年龄、职业、嗜好、生活习惯、居住地点、旅行地点，发病时间、发病地点，外伤史、预防接种史、献血输血史和密切接触史等。

3. 获取实验室证据

实验室检查包括一般实验室检查和病原体特异性检查。一般实验室检查包括常规检查（血常规、粪常规、尿常规、胸部X线等）、生化检查、内镜检查和影像检查等，为诊断某传染病临床资料的重要补充依据。病原体特异性检查的直接手段包括疑似某传染病的病原基因、病原抗原和病原分离检测；间接手段包括疑似某传染病的IgM抗体和IgG抗体等。

二、诊断思路

经过详细的病史询问和系统的体格检查，如果没有提取到符合传染病临床特点、流行特征的依据，一般实验室检查也没有发现符合传染病的依据，一般可做出否定传染病的诊断。否定传染病的方法有三：基于临床特点的鉴别诊断、基于流行特征的鉴别诊断和基于实验室检查特点的鉴别诊断。

（1）与传染病相关的主要临床症状包括发热、皮疹和毒血症状等，主要综合征包括黄疸综合征、胃肠道感染综合征、呼吸道感染综合征和中枢神经系统感染综合征等。

（2）与传染病相关的主要流行模式包括相互关联的群体发病以及气候或环境、季节或年度、性别或年龄相关的群体发病等。

（3）与传染病相关的主要实验室检查包括外周血白细胞各系列比例的改变、大便性状和成分的改变、小便性状和成分的改变、胸部 X 线异常等。

三、诊断标准

根据诊断依据是否充分，传染病的诊断可分为临床诊断、疑似诊断和确定诊断 3 类。将传染病的分类别诊断具有重要的临床和流行病学意义。

1. 临床诊断

临床病例（suspect case）是指具备某传染病的全部或部分临床特点和一般实验室依据者。对患者做出某传染病的临床诊断是开展流行病学调查的前提。

2. 疑似诊断

疑似病例（probable case）是指具备某传染病的临床特点、流行特征和一般实验室依据者。对患者作出某传染病的疑似诊断是提出进一步进行针对该传染病的特异性实验室检查的预想，也是提出需要按照传染病要求进行隔离和观察的依据。

3. 确定诊断

确诊病例（confirmed case）是指具备某传染病的全部或部分临床特点、流行特征和一般实验室依据，同时病原体或/和特异性抗体阳性者。

四、疾病类型

在对患者做出某传染病的临床诊断、疑似诊断和确定诊断后，需要进一步做出临床类型和流行类型的判别。

临床类型的判别的本质是疾病的个体化诊断，有助于疾病走势预测和预后分析，是实施个体化治疗的前提。例如，肾综合征出血热的临床类型有轻型、中型、重型和危型等。

流行类型的判别的本质是流行的个别化判断，有助于流行趋势预测，是实施个别化预防的关键。例如，日本血吸虫病流行类型有湖沼型、水网型和山丘型等

第二节 感染病的治疗原则

一、感染病一般治疗原则

感染性的治疗原则与非感染病治疗不同，感染病强调病因治疗；与非传染性感染病的治疗不同，传染病强调隔离。感染病强调早期治疗，疑似病例的治疗原则和方案与确诊病例相同。

感染病的治疗应当遵循三个原则：治疗与预防相结合，病原治疗与支持治疗相结合，西医治疗与中医治疗相结合。

感染病一经诊断，无论是疑似病例或确诊病例，均应及时而彻底治疗，不仅有利于防止感染病的持续化，而且有助于控制传染病的流行。在治疗患者的同时，应做好隔离、消毒、疫情报告、接触者的检疫与流行病学调查。

杀灭病原体、中和毒素是感染病治疗最根本的措施。支持治疗有助于增强患者抵抗力，是实施病原治疗的基础。

祖国传统医学在治疗传染病的几千年的实践中积累了丰富的经验。现代医学结合祖国传统医学能起到优势互补、提高疗效的作用。

二、急性感染病的治疗原则

不同病因的急性感染病，其治疗策略和方法有所不同。对大多数急性病毒性疾病来说，现有的病因治疗的实际疗效有限，支持、对症和免疫调节治疗则是主要的治疗手段，能减轻病情和缩短病程；就大

多数支原体、衣原体、立克次体、细菌和螺旋体性疾病而言，已经证实抗感染化疗能显著缩短病程，应作为基本治疗方法，辅以支持和对症治疗可以减轻病情；对真菌、原虫和蠕虫性疾病来讲，抗感染化疗应列为根本治疗治疗手段，支持、对症和免疫调节治疗居于次要地位。

急性感染病的治疗应注意防止疾病演变的两种不良倾向：持续化和重型化。不论何种病因的急性感染病，糖皮质激素虽然对缓解病情和减少死亡有至关重要的作用，但不恰当的糖皮质激素治疗会诱导机体对病原体的免疫应答功能低下，不仅可能造成疾病向持续化方向发展，而且可能导致继发其他病原体如真菌的继发感染。一些革兰阴性细菌和螺旋体在抗感染化疗的过程中，因为细菌大量死亡而释放内毒素或类内毒素可能导致疾病加重，应引起注意。

三、慢性感染病的治疗原则

慢性感染病即持续化的传染病，其主要原因是机体清除病原体的固有或适应性免疫应答低下所致。虽然造成机免疫应答低下的原因非常复杂，包括社会因素、自然因素、遗传因素、性别因素、年龄因素和病原因素等，但病原体在体内持续存在是疾病持续存在和反复发作是肯定的事实。因此，慢性感染病最主要的治疗应当是针对病原体的治疗。例如，慢性病毒性肝炎、艾滋病、肠阿米巴病和蠕虫病的治疗等。免疫调节和疫苗治疗也有一定作用。例如，慢性病毒性肝炎使用胸腺素和干扰素－α以及治疗性乙型肝炎疫苗的治疗等。需要指出的是，在没有可供使用的抗感染化疗药物使用的情况下，对症治疗也具有延缓疾病进展和缓解病情的作用。例如，目前还有对已经开发的抗病毒药物或免疫调节和疫苗治疗均不能奏效的慢性病毒性肝炎，抗炎或护肝治疗非常必要。

第三节 感染病的治疗目标

一、感染病的总体治疗目标

急性或慢性感染病，最根本的治疗目标是，在稳定患者病情的前提下，最大限度地促进患者康复和尽可能彻底地清除病原体。

自限性感染病如流行性乙型脑炎、大肠埃希菌O157：H7出血性肠炎和霍乱等，应以缓解病情和保证患者生命安全为主要治疗目标；一些有持续化倾向的感染病如艾滋病、肠阿米巴病和日本血吸虫病等，应以彻底清除病原体为主要治疗目标。

二、急性感染病的治疗目标

急性感染病有三个治疗目标：阻止重型化、防止持续化和清除病原体。

阻止重型化是一些急性感染病的主要治疗目标。一些急性感染病如流行性乙型脑炎、传染性非典型肺炎和霍乱等，由于疾病进展迅速，应当以阻止病情进展、保护生命攸关器官和防止并发症为主要治疗策略，最大限度地保证患者生命安全。

防止持续化是一些感染病的主要治疗目标。一些急性感染病如大多数急性丙型肝炎、少数急性乙型肝炎和少数细菌性痢疾等，可能会出现持续化，应当以抗感染化疗、免疫调节为主要治疗措施，最大限度地减少持续性疾病发生。

清除病原体是所有急性感染病的共同治疗目标。一些急性感染病如大肠埃希菌O157：H7出血性肠炎、钩端螺旋体病等，抗感染化疗可能导致病情加重；另一些感染病如急性乙型肝炎、急性丙型肝炎等，糖皮质激素治疗可能导致病程迁延。因此，在实现清除病原体目标的同时，应当兼顾疾病的发展方向和演变趋势。

三、慢性感染病的治疗目标

与急性感染病不同，慢性感染病以病原体持续存在和疾病反复发作或进行性加重为特征，疾病反复发作或进行性加重的结局是导致不可或难以逆转的组织、器官和系统功能障碍，最终以组织、器官和系统功能失代偿而死亡。因此，慢性感染病的主要目标应当是彻底清除病原体，或最大限度地抑制病原体繁殖，终止疾病进展。

对于目前尚无特效抗感染化疗药物或抗感染化疗效果不佳的慢性感染病，应以延缓疾病进展的对症治疗为主，目的是尽可能减少组织、器官和系统功能失代偿的发生。

已经发生组织、器官和系统功能障碍或失代偿的患者，应在实施抑制病原体繁殖或清除病原体治疗的前提下，采取相应的对症治疗，尽可能地延长患者生命或改善患者生活质量。

第三章 呼吸道感染性疾病

第一节 普通感冒

普通感冒（common cold）是最常见的上呼吸道病毒感染，主要病原体是病毒，临床表现为急性鼻炎和上呼吸道卡他。

一、病因

根据抗原分型感冒病毒有上百种，主要病原体为鼻病毒，其他为流感病毒、副流感病毒（1，3型）、呼吸道合胞病毒、腺病毒、冠状病毒和肠道病毒中的柯萨奇病毒A_7和A_{21}型、埃可病毒（V型），此外，尚有5～10种是由肺炎霉浆菌引起。

二、流行病学

普通感冒主要是通过飞沫传播，也可由手接触病毒而传染。1/3的鼻病毒和2/3的冠状病毒的感染者无临床症状。鼻病毒感染后病毒复制48 h达到高峰浓度，传播期则持续3周。个体易感性与营养健康状况和上呼吸道异常（如扁桃体肿大）及吸烟等因素有关，发病以冬季多见，与气候变化、空气湿度和污染及年龄、环境有关。但寒冷本身并不会引起感冒，而寒冷季节多见的部分原因与病毒类型有关，也可能因寒冷导致室内家庭成员或人群聚集增加及拥挤有关。感染症状受宿主生理状况影响，过劳、抑郁、鼻咽过敏性疾病、月经期等均可加重症状。

三、发病机制

（一）基本发病机制

普通感冒的病原体主要是鼻病毒，以鼻病毒为例，鼻腔或眼部是其进入机体的门户，鼻咽部是最先感染的部位。腺体淋巴上皮区域的M细胞含有鼻病毒细胞间黏附分子–1（ICAM-1）受体，病毒首先在此黏附，并借鼻腔的黏液纤毛活动到达后鼻咽部。此时病毒迅速复制，并向前扩散到鼻道。鼻腔上皮细胞活检及鼻腔分泌物的研究表明炎症介质（缓激肽、前列腺素）、白介素–1和白介素–8等分泌增加，可能与感冒的部分临床症状有关。组胺的作用尚不清楚，尽管组胺鼻内滴入可引起感冒症状，但抗组胺药治疗感冒的效果并不肯定。副交感神经阻滞药对解除感冒症状有效，表明神经反射机制在感冒发病机制中可能也存在着一定的作用。免疫反应（IgA、干扰素产生）通常是短暂的，加上病毒抗原的多样性及漂移，所以一生中可反复多次感冒。

（二）非典型发病机制

感冒病毒侵入鼻旁窦、中耳、支气管、消化道可引起相应部位的炎症反应，而出现非典型的感冒症状。

四、病理和病理生理

细胞的病理变化与病毒的毒力及鼻腔的感染范围有关。呼吸道黏膜水肿、充血，出现大量的漏出液和渗出液，但细胞群并未发生任何重要变化，修复较为迅速，并不造成组织损伤。不同病毒可引起不同程度的细胞增殖及变性，鼻病毒及肠道病毒较黏液性病毒更为严重。当感染严重时，连接呼吸道的鼻旁窦、中耳管道可能被阻塞，发生继发感染。

机体的抵抗力，生理状态如疲乏，全身状况，血管舒张神经的反应性，有否鼻炎等都影响机体的免疫力。鼻分泌液是第一道保护屏障，黏液的流动对呼吸道上皮有一定的保护作用，同时鼻分泌液含有IgG、IgA，IgA是主要的局部免疫球蛋白。受呼吸道病毒感染后，细胞能产生干扰素，从而抑制病毒的繁殖。

五、临床表现

（一）症状

1. 常见症状

起病急骤，潜伏期短，临床表现个体差异很大。早期有咽部干燥、喷嚏，继以畏寒、流涕、鼻塞、低热。咳嗽、鼻分泌是普通感冒的一特征性症状，开始为清水样，以后变厚，黄脓样，黏稠。鼻塞约 4～5 d。如病变向下发展，侵入喉部、气管、支气管，则可出现声音嘶哑，咳嗽加剧或有小量黏液痰，1～2 周消失。全身症状短暂，可出现全身酸痛、头痛、乏力、食欲缺乏、腹胀、便秘或腹泻等，部分患者可伴发单纯性疱疹。

2. 非典型症状

从病原分型发现感冒病毒有上百种，不同病毒感染，必然引起不同的临床表现，包括病程长短及程度轻重，但从临床上很难区分，加之个体的易感性不同，使得这些不同的微生物不可能引起固有的或特异的临床表现。因此在诊断方面应对非典型的临床表现加以重视，以防漏诊或误诊。以下列举几种类型的不典型表现。

（1）流行性胸痛：潜伏期为 2～5 d，主要表现为发热和阵发性胸痛，本病有自限性。

（2）急性阻塞性喉－气管－支气管炎（哮吼）：儿童多见，可出现痉挛性咳嗽，有大量分泌物，以致造成不同程度的呼吸道阻塞、哮喘和呼吸困难。呼吸道合胞病毒感染在幼儿中常表现为发热、咳嗽、气促、发绀和呼吸困难，需及时进行抢救，病死率为 1%～5%。

（二）常见体征

体检鼻和咽部的黏膜充血水肿。

（三）并发症

1. 鼻窦炎及中耳炎

在鼻旁窦及中耳液中可发现鼻病毒。但在治疗中应注意合并细菌感染所起的作用。

2. 急性心肌炎

流感病毒、柯萨奇病毒和埃可病毒的感染可损伤心肌，或进入人体繁殖而间接作用于心肌，引起心肌局限性或弥漫性炎症。一般在感冒 1～4 周内出现心悸、气急、呼吸困难、心前区闷痛、心律失常，于活动时加剧。

六、实验室检查

白细胞计数正常或稍增，淋巴细胞稍升高。必要时进行病毒分离。

七、器械检查

鼻旁窦及中耳、胸部 X 线摄片可协助诊断。心电图检查可出现心动过速、期前收缩、房室传导阻滞等。

八、诊断

根据病史及临床症状，并排除其他疾病如过敏性鼻炎、癌性感染、急性传染病前驱期的上呼吸道炎症症状，如脑炎、流行性脑膜炎、伤寒、斑疹伤寒等，进行密切观察辅以必要的化验，诊断并不困难。病原的确定需进行病毒分离，由于病毒培养和免疫血清学诊断需要一定的设备，费时耗材，因此在临床工作当中，分离出特异性病毒并不实际，只有在确定流行病因和鉴别继发性细菌感染和真菌感染，才做病毒分离。

九、鉴别诊断

（一）常见表现鉴别诊断

1. 流行性感冒
2. 鼻炎

（1）过敏性鼻炎：临床上很像伤风，所不同的是起病急骤，持续时间短，常突然痊愈。主要表现为喷嚏频作，鼻涕多，呈清水样，鼻腔水肿，苍白，分泌物中有较多嗜酸粒细胞，经常发作，常伴有其他过敏性疾病如荨麻疹等。

（2）血管舒缩性鼻炎：无过敏史，以鼻黏膜间歇性血管充盈、打喷嚏和流清涕为特点，干燥空气能使症状加重。根据病史以及无脓涕和痂皮等可与病毒性或细菌性相鉴别。

（3）萎缩性鼻炎：鼻腔异常通畅，黏膜固有层变薄且血管减少，嗅觉减退并有痂皮形成及臭味，容易鉴别。

（4）鼻中隔偏曲、鼻息肉：鼻镜检查可明确诊断。

3. 急性传染病前驱期

麻疹、脊髓灰质炎、流行性脑膜炎、伤寒、斑疹伤寒、人类免疫缺陷病毒（HIV）等在患病初期常有上呼吸道炎症症状。在这些病的流行区及流行季节应密切观察，并进行必要的化验检查以资鉴别。

（二）非典型表现的鉴别诊断

1. 白喉

起病较缓，咽部有灰白色伪膜，不易拭去，剥离后易出血，但局部疼痛不剧烈。咽拭纸培养与锡克试验、亚碲酸钾快速诊断结合流行季节病学资料等可协助诊断。

2. 樊尚咽峡炎（奋森咽峡炎）

咽部有污灰色坏死组织形成的假膜，剥离后可见出血和溃疡。全身症状一般不重，可有中度发热，但局部疼痛较重。伪膜涂片检查可见梭形杆菌与樊尚螺旋体。

3. 支气管哮喘

急性喉-气管-支气管炎主要表现为吸气性呼吸困难和特征性哮吼声。而支气管哮喘患儿可有家族过敏史，主要表现为发作性呼气性呼吸困难，典型体征为呼气哮鸣音，与呼吸困难同时出现与消失。β_2-受体激动药和氨茶碱治疗后可迅速缓解，借此得以鉴别。

4. 其他

在感冒期间出现急性心肌炎并发症时，应除外甲状腺功能亢进症、二尖瓣脱垂综合征及影响心肌的其他疾病如风湿性心肌炎、中毒性心肌炎、冠心病、结缔组织病、代谢性疾病以及克山病（克山病地区）等。如有条件必须进行上述任何一项病原学检查。

十、治疗

（一）常用对症治疗药物

1. 抗感冒药

各种抗感冒药大多含有下述几种成分，但不同品种所含成分或剂量有差别，应根据临床症状特点选用相应品种。

（1）伪麻黄碱：作用于呼吸道黏膜α-肾上腺素能受体，缓解鼻黏膜充血，对心脏和其他外周血管α-受体作用甚微。可减轻鼻塞，改善睡眠。

（2）抗组胺药：第一代抗组胺药物如马来酸氯苯那敏（扑尔敏）对减少打喷嚏和鼻溢有效，非镇静作用的抗组胺药缺少抗胆碱能作用，效果不肯定。

（3）解热镇痛药：在发热和肌肉酸痛、头痛患者可选用。阿司匹林反复运用增加病毒排出量，而改善症状轻微，不予推荐。

（4）镇咳药：为保护咳嗽反射一般不主张应用，但剧咳影响休息时可酌情应用，以右美沙芬应用较多。

2. 治疗矛盾

运用感冒药对症治疗旨在控制症状，防止疾病进一步的发展。但抗感冒药中所含成分的不良反应对各种不同人群有着不同的影响，如伪麻黄碱在收缩鼻黏膜血管、减轻鼻塞的同时有可能出现较轻的兴奋、失眠、头痛。抗组胺药如氯苯那敏在减轻打喷嚏及鼻溢的同时有引起嗜睡的作用，最近研究还发现有影响血液系统的改变如血小板减少性紫癜等。解热镇痛药如对乙酰氨基酚（扑热息痛），长期使用或超量使用存在肾功能损害及慢性肾衰竭的风险。镇咳药如右美沙芬在止咳的同时也使痰不易咳出。有吸烟、支气管哮喘、慢性阻塞性肺疾病等基础疾病者往往痰多黏稠，使用含有右美沙芬成分的感冒药，有可能引起痰液阻塞。

3. 对策

选用感冒药应因人因症而异，即根据感冒的症状、抗感冒药的组成、感冒患者的年龄、生理特征、职业、并发症、基础病、伴随用药等多方面因素综合考虑。凡驾驶机动车船或其他机械操作、高空作业者在工作期间均应禁用含氯苯那敏的抗感冒药，以免引起嗜睡，头昏而肇事。小儿、老年人、有出血疾病的人，应慎用感冒通。高血压、心脏病、甲亢、青光眼、糖尿病、前列腺肥大患者，慎用含有伪麻黄碱成分的酚麻美敏（泰诺）、白加黑等感冒药。哺乳期妇女慎用速效伤风胶囊，以免引起闭乳，孕期头3个月禁用抗感冒药，全程避免使用速效伤风胶囊。有溃疡病的患者不宜选用含有阿司匹林、双氯芬酸等成分的药物，以免引起或加重溃疡出血。痰多不易咳出者可采取多饮水，使呼吸道炎性分泌物黏稠度降低，易于痰液的咳出，并注意室内温度和湿度；也可蒸汽吸入或超声雾化吸入，湿化痰液，有利于排痰；使用祛痰药，如氨溴索（沐舒坦）等稀释痰液。

（二）抗病毒药物的治疗

1. 利巴韦林（病毒唑）

其对流感和副流感病毒、呼吸道合胞病毒有一定的抑制作用，临床应用仅限于儿童下呼吸道感染呼吸道合胞病毒时。对鼻病毒和其他呼吸道病毒目前尚无有效的抗病毒药物。

2. 治疗矛盾

利巴韦林最主要的毒性是溶血性贫血，在口服治疗后最初 1～2 周内出现血红蛋白下降，其中约 10% 的患者可能伴随心肺方面不良反应。已经有报道伴随有贫血的患者服用利巴韦林可引起致命或非致命的心肌损害，并对肝、肾功能有影响，对胎儿有致畸作用。药物少量经乳汁排泄，对乳儿有潜在的危险。

3. 对策

定期进行血常规（血红蛋白水平、白细胞计数、血小板计数）、血液生化（肝功能、甲状腺雌激素）检查，尤其血红蛋白检查（包括在开始前、治疗第 2 周、第 4 周）。对可能怀孕的妇女每月进行怀孕测试。不推荐哺乳期妇女服用利巴韦林。

严重贫血患者慎用，有珠蛋白生成障碍性贫血（地中海贫血）、镰刀细胞性贫血患者不推荐使用利巴韦林。有胰腺炎症状或明确有胰腺炎患者不可使用利巴韦林。具有心脏病史或明显心脏病症状患者不可使用利巴韦林。如使用利巴韦林出现任何心脏病恶化症状，应立即停药给予相应治疗。

肝肾功能异常者慎用。肌酐清除率 < 50 mL/min 的患者，不推荐使用利巴韦林。老年人肾功能多有下降，容易导致蓄积，应慎用。

利巴韦林对诊断有一定干扰，可引起血胆红素增高（可高达 25%），大剂量可引起血红蛋白降低。

（三）抗细菌治疗

1. 抗生素的应用

一般不应该用、也不需要用抗生素，但婴幼儿患者、年老伴有慢性疾病患者或有继发细菌感染时，则可考虑选用适当的抗菌药物治疗。一项安慰剂对照的研究表明鼻喉冲洗物培养有肺炎链球菌、流感嗜血杆菌或卡他莫拉菌生长。因此在有细菌定植、呼吸道分泌物中粒细胞增加、出现鼻窦炎、中耳炎等并发症，慢性阻塞性肺病（COPD）基础疾病和病程超 1 周者可适当选用针对肺炎链球菌、流感嗜血杆菌、卡他莫拉菌的药物治疗。

2. 治疗矛盾

强调积极用药的必要性的同时带来不少不良用药甚至抗生素滥用之间的矛盾。造成抗生素滥用的原因在于对病原学的研究重视不够，盲目的经验性用药或对抗生素的应用缺乏必要的知识和训练。呼吸道吸入抗生素治疗虽可提高局部药物浓度，克服血液支气管肺屏障造成的呼吸道药物浓度不足，但局部应用易诱导耐药。

3. 对策

使用抗生素应参考流行病学和临床资料，推测可能的病原体，有针对地选择抗生素，不主张不加区别地普遍采取联合用药和无选择地应用"高级别"的抗生素。联合用药旨在通过药物的协同或相加作用，增强抗菌能力。根据药代学及药动学（PK/PD）的原理制订治疗方案。不推荐呼吸道局部吸入抗生素。

第二节 流行性感冒

一、概述

流行性感冒（influenza）简称流感，是由流感病毒引起的急性呼吸道传染病。病原体为甲、乙、丙三型流感病毒（influenza virus）。通过飞沫传播，临床上有急起高热、乏力、全身肌肉酸痛和轻度呼吸道症状，病程短，有自限性。小儿、老年人和伴有慢性呼吸道疾病或心脏病患者易并发肺炎，少数可并发心肌炎、脑炎等，有导致死亡的可能。

1. 病原体简介

流感病毒属于正黏病毒科，系 RNA 病毒，呈球形或长丝状。球形颗粒直径 80～120 nm，丝状结构长度可达 40 nm，后者主要在新分离的或传代不多的菌种中。流感病毒的结构由外至内分为 3 层。包膜是位于膜蛋白外的双层脂质，其上有放射状排列的刺状突起。一种是柱状的血凝素（hemagglutinin，HA），另一种是蕈状的神经氨酸酶（neura-minidase，NA），两者均为流感病毒基因编码的糖蛋白。血凝素是由 3 条糖蛋白肽链分子以非共价结合的三聚体，由一条重链（HA1）和一条轻链（HA2）经二硫键连接而成。只有 HA 被切割裂解为 HA1 和 HA2 后流感病毒才具有感染性。HA 能与多种动物红细胞表面的糖蛋白受体相结合而使红细胞发生凝集，与宿主细胞膜结合而使细胞受染。抗血凝素抗体有抑制病毒血凝和中和病毒的作用。神经氨酸酶是由 4 条相同的糖肽组成的四聚体。神经氨酸酶能水解宿主细胞表面糖蛋白末端的 N-乙酰神经氨酸，有利于成熟病毒从感染细胞内释放；神经氨酸酶还可以破坏细胞膜上病毒特异的受体，液化细胞表面的黏液，使病毒从细胞上解离，避免病毒聚集而易于扩散。抗神经氨酸酶抗体不能中和病毒，但有抑制病毒从细胞内释放的作用。血凝素和神经氨酸酶都是决定甲型流感病毒亚型的抗原结构。第三种整体膜蛋白称 M_2 蛋白（仅甲型流感病毒存在），零星排列于细胞包膜上。包膜内层排列整齐的一层膜样结构为 M_1 蛋白，起稳定病毒结构的作用，含量多，抗原性稳定，也具有型特异性。流感病毒的核心是由核蛋白包绕 RNA 形成双螺旋状的核糖核蛋白（ribonucleoprotein，RNP），这种核糖核蛋白是一种可溶性抗原，抗原性稳定，具有型特异性。流感病毒的 RNA 为单股负链，甲、乙型有 8 个节段，丙型有 7 个节段。每一节段分别编码病毒的结构蛋白或非结构蛋白。病毒复制时每一节段单独复制。流感病毒基因组呈节段分布的特点是基因重组频率高、病毒容易发生变异的物质基础。流感病毒核心还含有与病毒复制密切相关的多聚酶（PBIPB2PA）及功能尚不清楚的非结构蛋白（NSINS2）。

根据病毒核蛋白和膜蛋白的抗原性，将流感病毒分为甲、乙、丙 3 型。甲型又根据血凝素（H_1-H_{16}）和神经氨酸酶（N_1-N_9）抗原的不同分为若干亚型。因为 RNA 聚合酶缺乏校正功能，所以流感病毒基因突变的发生频率高。流感病毒抗原性的变异有两种形式：一种称为抗原漂移（antigendrift），是同一亚型内因编码血凝素的基因突变而产生的新毒株，甲型流感病毒经常发生抗原漂移。由于人群中很少人对新毒株有抗体，故易于在人与人间传播而造成流感的小流行。另一种称为抗原转变（antigen shift），即新毒株的血凝素和（或）神经氨酸酶[H和（或）N]与原来的流行株完全不同，是一种新亚型，而每次流感病毒新亚型出现都引起流感的大流行。

2. 流行特征

患者和隐性感染者是本病的传染源。主要是急性期患者和隐性感染者。发病1～7d内均有传染性，在潜伏期末至病初2～3d传染性最强，退热后2d传染性消失。主要通过空气和飞沫传播，亦可间接传播。病毒存在于患者的鼻涕、口涎和痰液中，随咳嗽、喷嚏排出体外，散播至空气中可保持活性30 min。易感者吸入后即可受染。人群对流感病毒普遍易感，病后可获得同型和同种免疫力。但3型流感病毒之间和甲型流感病毒的不同亚型之间无交叉免疫，同一亚型的不同毒株之间有一定的交叉免疫力。

流感发病率高，流行期短，传播也极快。流行的严重程度与人口密集和交通情况有关，可沿交通线迅速传播。流感流行多发生在冬、春季，四季均可有散发。无性别差异。一般5～20岁年龄段发病最多，但新亚型流感病毒引起的流行则无年龄差异。甲型流感除散发外可以发生爆发、流行、大流行甚至世界大流行。乙型流感一般呈散发或小流行。丙型流感仅呈散发。

在同一亚型内的各种变异株流行10～40年后，人群对该亚型内的各种变异株都具有很高的免疫力，流行规模也越来越小。一旦流感病毒发生抗原转变而出现新的亚型时，人群对新亚型普遍易感又引起新的世界大流行。流感病毒自20世纪以来已有5次世界性大流行的记载，分别发生于1900年、1918年、1957年、1968年和1977年，其中以1918年的一次流行最为严重，死亡人数达2 000万之多。目前，全球活动的流感病毒以甲型为主，且大多数是甲亚型（H_3N_2）。WHO检测结果表明：1977—1998年全世界共有49个国家出现甲型流感爆发流行；1999—2000年，欧、美、亚三洲均发生了中度以上爆发流行，均以H_3N_2型为主。我国居民已大多具备了对H_3N_2毒株的免疫力，人群的抗体阳性率达到70%～80%。1998年1月，我国北部地区出现乙型流感爆发流行，到2000年，分离到的病毒仍多数为乙型流感病毒。由于国际上几次大规模的流行都起源于东南亚地区及我国，因此无论是WHO还是欧美等国都密切关注这一地区的流感毒株变异，并依次制备相应的疫苗，以防止可能出现的流感新变异病毒在全球的大流行。

3. 临床特征 流感潜伏期1～3d，最短6h，最长4d

（1）典型流感：急起畏寒、高热，头痛、肌痛、乏力、纳差等全身中毒症状重，而呼吸道症状相对轻。体温可高达39～40℃，多在1～2d达高峰，3～4d内热退，少数患者可有鼻塞、流涕、畏光、流泪等症状。咳嗽、咽干、咽痛也较常见。查体急性病容，鼻、咽部及结膜轻度充血。肺部可有干性啰音。一般病程3～7d。退热后呼吸道症状反而加重，可持续3～4d，但乏力可持续1～2周。此型最常见。轻型患者发热不超过39℃，症状较轻，病程2～3d。

（2）流感病毒性肺炎：此型少见。主要发生于老年人、小儿、有基础病或使用免疫抑制剂的患者。发病初与典型流感相同，1～2d后症状迅速加重，高热、衰竭、烦躁、剧烈咳嗽、咯血性痰，继之出现呼吸困难、发绀。两肺满布湿性啰音，但无肺实变体征，X线胸片检查显示两肺有散在分布的絮状或结节状阴影。痰培养无致病菌生长，但容易分离出流感病毒。抗菌药物治疗无效。本型病死率高，多在发病5～10d内死于呼吸循环衰竭。

（3）少见类型：胃肠型流感以吐泻为突出表现；脑型以惊厥、意识障碍及脑膜刺激征为特征；少数病例心电图示心肌炎改变或伴有心律失常。

4. 实验室检查

（1）血常规：白细胞计数减少，淋巴细胞相对增加。合并细菌感染时白细胞计数总数和中性粒细胞可增高。

（2）流感病毒抗原检测：免疫荧光染色（FIA）和酶免疫试验（EIA）检测流感病毒抗原快速、灵敏，有助于早期诊断。以患者鼻冲洗液中黏膜上皮细胞涂片检测。用单克隆抗体还能鉴定甲、乙型流感及甲型流感的H_1、H_3及非H_1、H_3亚型。

（3）病毒分离：取咽部含漱液或咽拭子做鸡胚接种或组织细胞培养分离病毒。

（4）血清学检查：主要用于回顾性诊断和流行病学调查。血凝抑制试验或补体结合试验测定发病5 d

内和发病 2～4 周血清中抗体。恢复期抗体效价升高 4 倍以上有诊断价值。

（5）分子生物学检测：采用患者呼吸道标本抽提病毒 RNA，再进行实时荧光定量反转录酶聚合酶联反应（RT-PCR）检测流感病毒基因，有助于早期诊断及治疗评价。

5. 诊断要点

流感流行季节，有流感疫区滞留史或过境史，或有与流感确诊病例接触史，并有典型临床症状者首先考虑本病。流感流行季节，短期内一个单位或地区出现较多的呼吸道感染病例，或医院门诊、急诊上呼吸道感染患者明显增加，则应考虑流感流行的可能。根据典型临床表现，诊断一般不难。首发病例、轻型病例及非流行期的散发病例则不易诊断。应进一步作有关的实验室检查，以尽快明确诊断。

本病应注意与普通感冒、其他上呼吸道病毒感染、急性细菌性扁桃体炎、流行性脑脊髓膜炎、钩端螺旋体病、支原体肺炎等相鉴别。

二、治疗原则和目标

1. 治疗原则

隔离患者，流行期间对公共场所加强通风和空气消毒。尽早应用抗流感病毒药物（起病 1～2 d 内）治疗。加强支持治疗和预防并发症：休息，多饮水、注意营养，食易消化食物，儿童和老年人患者需密切观察，预防并发症，在明确继发细菌感染时应用抗生素。谨慎合理使用对症治疗药物：早期应用抗流感药物大多能有效改善症状，必要时可以联合应用缓解鼻黏膜充血药物、止咳祛痰药物。儿童忌用阿司匹林（或含阿司匹林成分药品）及其他水杨酸制剂。因为此类药物容易与流感的肝脏和神经系统产生并发症即雷耶综合征（Reye's syndrome）相关，偶可致死。

2. 治疗目标

典型和轻型流感一般预后良好，应该达到治愈目的，对于老年体弱，尤其伴有并发症的患者，在治疗原发病的同时应积极防治并发症，最大限度地减少病死率。

三、常规治疗方案

1. 一般治疗

早期发现、早期隔离患者是最重要的措施。呼吸道隔离 1 周至主要症状消失。宜卧床休息，多饮水，给予易消化的流质或半流质饮食，保持鼻咽和口腔卫生，补充维生素 C、维生素 B_1 等，预防并发症。

2. 对症治疗

主要用解热镇痛药及防止继发细菌感染等，但不宜使用含有阿司匹林的退热药物。尤其是年龄 < 16 岁的患者。高热、食欲不佳、呕吐者应予静脉补液。

3. 病因治疗

发病初 1～2 d 及时进行抗病毒治疗是流感病因治疗的关键措施，一旦错过有效时机，不应再使用抗病毒药物，非但无效，反而会增加病毒对药物的耐药率。目前抗病毒药物有两类，即离子通道 M_2 阻滞剂和神经氨酸酶抑制剂。前者只对甲型流感病毒有效，治疗患者中约 30% 可分离到耐药毒株；而后者对甲、乙型流感病毒均有很好作用，且耐药发生率低。

（1）离子通道 M_2 阻滞剂：甲型流感可在病程第 1～2 d 用金刚烷胺（amantadine），成人 100 mg/次，2 次/d，儿童每天 4～5 mg/kg，分 3 次口服，疗程 5～7 d。金刚烷胺可引起中枢神经系统和胃肠道不良反应。中枢神经系统不良反应有神经质、焦虑、注意力不集中和轻微头痛等，前者较后者发生率高；胃肠道反应主要表现为恶心、呕吐，一般较轻，停药后大多可迅速消失。

（2）神经氨酸酶抑制剂：目前有两个品种，即奥司他韦（oseltamivir，商品名达菲）和扎那米韦（zanamvir）。我国目前只有奥司他韦被批准临床使用。成人 75 mg/次，儿童 30～75 mg/次，2 次/d，连服 5 d，应在症状出现 2 d 内开始用药。1 岁以下儿童不推荐使用。不良反应少，一般为恶心、呕吐等消化道症状，也有腹痛、头痛、头晕、失眠、咳嗽、乏力等不良反应的报道。

4. 继发细菌感染的治疗

根据细菌培养和药敏试验结果，选择敏感的抗菌药物治疗。

5. 中医学治疗流感的方法

中医学上有句话，"正气存内，邪不可干"，认为若身体强健，便不受外邪（病毒）干扰。但这个理论不适用于流感。流感病毒感染后发病率高达95%，是一种基本无视免疫力的病毒性疾病。中医学常使用的感冒药物如板蓝根和小柴胡等，均不具备对抗病毒（而不是细菌）的功能。

四、并发症及其治疗

流感并发症多为并发细菌感染所致，主要包括细菌性咽炎、鼻窦炎、气管炎、支气管炎、肺炎等，另外，还可发生流感雷耶综合征、中毒性休克等。

1. 细菌性咽炎

以化脓性链球菌、葡萄球菌和肺炎链球菌为主。有严重的咽痛、吞咽痛和发热，也可以出现头痛、寒战和腹痛。咽黏膜呈火红色，上面有斑点。扁桃体上有灰黄色分泌物，同时可以看到咽后壁上的淋巴滤泡，常有明显的腭垂水肿。可以触到增大柔软的颈部结节及血白细胞计数增高。化脓性链球菌产生的红细胞毒素导致猩红热样红斑皮疹，随后脱皮。舌头发红（草莓舌）。近期有报道称化脓性链球菌造成的非侵袭性咽炎可能是链球菌中毒性休克综合征的原因。C族和G族链球菌感染的病例常来自于食物（牛奶、鸡蛋沙拉等）的传播。

2. 鼻窦炎

以上颌窦炎最常见，筛窦炎次之，额窦炎、蝶窦炎较少见。从临床表现上不可能将病毒性鼻窦炎（VRS）与急性社区获得性细菌性鼻窦炎（acute ACABS）分开，都有喷嚏、流涕、鼻塞、面部压迫感和头痛，嗅觉可以减退。体温可达38℃或更高。脓性或有色鼻涕一般认为是ACABS的特征。蝶窦细菌感染的患者有严重的额、颞部或后眼眶痛，或放散到枕部区域并有第Ⅲ或第Ⅴ对脑神经的上颌骨皮区感觉减退或过敏，出现昏睡，可以出现空洞瘘或皮层静脉血栓。

3. 气管炎

流感并发气管炎主要表现为：

（1）咳嗽：支气管黏膜充血、水肿或分泌物积聚于支气管腔内均可引起咳嗽。咳嗽严重程度视病情而定，一般晨间咳嗽较重，白天比较轻，晚间睡前有阵咳或排痰。

（2）咳痰：由于夜间睡眠后管腔内蓄积痰液，加以副交感神经相对兴奋，支气管分泌物增加。因此，起床后或体位变动引起刺激排痰，常以清晨排痰较多，痰液一般为白色黏液或浆液泡沫性，偶可带血，若有严重而反复咯血，提示严重的肺部疾病，如肿瘤。急性发作伴有细菌感染时，则变为黏液脓性，咳嗽和痰量亦随之增加。

（3）喘息或气急：喘息性慢支有支气管痉挛，可引起喘息，常伴有哮鸣音。早期无气急现象。反复发作数年，并发阻塞性肺气肿时，可伴有轻重程度不等的气急，先有劳动或活动后气喘，严重时动喘甚，生活难以自理。总之，咳、痰、喘为慢支的主要症状，并按其类型、病期及有无并发症，临床可有不同表现。

4. 支气管炎

流感患者出现咳嗽通常说明已患支气管炎。流感发病第3天可有70%的患者出现咳嗽。吸入冷空气、起身或躺下时，咳嗽加剧，有时终日咳嗽，如有支气管痉挛时，可出现哮鸣和气急，甚至演变为成人发作性哮喘（adult-onset asthma）。起初无痰或痰不易咳出，1~2 d之后便有少量黏痰，随后痰量逐渐增多，由黏液样转为黏液脓性，脓性痰提示已混有细菌感染。剧烈咳嗽导致胸骨后疼痛及呕吐。体检可发现干性或湿性啰音及哮鸣音。外周血白细胞计数正常，继发性细菌感染时白细胞总数和中性粒细胞比例均升高。胸部X线检查也无异常。

5. 肺炎

流感并发肺炎者，主要表现为：①呼吸系统症状：如咳嗽、咳痰、呼吸困难及胸痛等。②全身症状：如发热、疲劳、多汗、头痛、恶心及肌肉酸痛。在老年人临床表现可不典型。支原体肺炎多见于青年人，老年人患支原体肺炎病情较重，常常需要住院治疗。革兰阴性杆菌肺炎老年人多见。X线检查可见肺部炎性浸润。

6. 雷-耶综合征

雷-耶综合征为甲型和乙型流感的肝脏、中枢神经系统并发症。主要发生于2~16岁患者，成人罕见。因与流感有关，故有时可呈暴发流行。雷耶综合征的临床表现为：在流感高热消退数日后，出现恶心、呕吐，继而出现嗜睡昏迷、惊厥等神经系统症状，脑脊液压力升高，细胞数正常，脑脊液中可检出流感病毒RNA；肝脏肿大，无黄疸，肝功能轻度损害、血氨升高。病例基础为脑水肿和缺氧性神经细胞退行性病变，肝细胞脂肪变性。雷耶综合征病因不明，目前认为可能与服用阿司匹林有关。

7. 其他并发症

少数患者可能发生肌炎，儿童多见，表现为腓肠肌和比目鱼肌的疼痛和压痛，可发生下肢抽搐，严重者影响行走。乙型流感病毒较甲型更易发生这一并发症。血清肌酸激酶可短暂升高，3~4 d后可完全康复。极少数患者可出现肌红蛋白尿和肾衰竭，也有出现心肌损害者，表现为心电图异常、心律失常、心肌酶升高等，还可有心包炎。

五、预防

1. 做好疫情监测

各国国内要加强疫情观察和病毒的分离鉴定。各基层卫生单位发现门诊上呼吸道感染病人数连续上升3 d或一户发现多例患者时，应立即报告防疫站及时进行调查和病毒分离。全球流感监测的基本目的是掌握各国流感流行情况及病毒亚型的分布情况；从新暴发流行中分离病毒并提供疫苗生产。世界卫生组织总部每周公布流感的部分疫情，每年2月提出下一年度流感疫苗毒株选择的建议。

2. 隔离患者

阻断传播途径。流感患者就地隔离，及时治疗，患者用具严格消毒。公共场所应加强通风和空气消毒。必要时停止一切大型集会和文娱活动。

3. 疫苗

（1）灭活疫苗：适用于老年人，婴幼儿，孕妇，慢性心、肺疾病、免疫功能低下及长期服用水杨酸类药物者。基础免疫应接种两次，每次1 mL，儿童每次0.5 mL，于秋冬皮下注射，间隔6~8周。每年应加强免疫1次。保护率可达80%。不良反应小。

（2）减毒活疫苗：适用于健康人。青少年及医务人员、保育员、交通运输人员等易传播人群是优先接种的对象。保护率与灭活疫苗相似。鼻腔内喷雾，每侧0.25 mL，可出现轻度发热和轻度上呼吸道感染症状。

目前，各国正尝试应用基因工程技术防治流感。日本制备了与流感病毒RNA相对应的人工RNA，把它包裹在类似细胞膜的脂质膜胶囊中，注射到患者体内。脂质膜胶囊一接触到感染了流感病毒的人体细胞，就将人工RNA释放出去，并与病毒RNA结合，使它不能很快与人体细胞中的遗传物质结合，从而延缓了病毒的增殖过程。

4. 药物预防

（1）M_2受体阻滞剂：金刚烷胺和金刚乙胺可抑制流感病毒进入呼吸道上皮细胞，每天0.2 g，分2次口服，连用7~10 d可减少流感发病率。不良反应有兴奋、眩晕、共济失调、幻觉等，但发生率低，停药后消失。动脉硬化症患者、有中枢神经系统疾病者慎用。孕妇、哺乳妇女及癫痫患者禁用。流感病毒对此类药物极易产生耐药性。

（2）神经氨酸酶抑制剂：盐酸奥司他韦，75 mg，2次/d，持续服用超过6周以避过流感传播期；另外，扎那米韦在发病前鼻内给药，预防感染的有效率达82%，可在流行期间试用于健康人群。

六、预后

典型和轻型流感一般预后良好，但对于老年体弱的患者，尤其是有并发症者，仍有可能导致严重后果，应予以重视。老年人如发生肺炎型流感或继发细菌感染，容易并发呼吸衰竭和心力衰竭而死亡。中毒型流感症状严重，病死率高。罕见的暴发性出血性流感、急性肺水肿和雷耶综合征是流感死亡的主要原因。

第三节 流行性腮腺炎

一、概述

流行性腮腺炎简称流腮，是由腮腺炎病毒（MuV）引起的急性呼吸道传染病。

1. 病原体

简介MuV属于副黏液病毒科的单股RNA病毒，仅一个血清型。截至2004年，MuV已发现了12个基因型，不同的MuV基因型之间有抗原交叉性。这种抗原交叉性可保护接种疫苗后的人群免受不同基因型MuV的感染。

人是MuV的唯一宿主。该病毒对物理和化学因素敏感，对低温有相当的抵抗力。

流行病学数据表明，某些毒株和基因型或基因型内某一组病毒具有神经毒性。近年来，调查了不同MuV的神经毒性，但目前引起神经毒性的遗传学基础还不清楚。

2. 流行特征

全年均可发病，冬春季节多见。以学龄儿童多见，无免疫的成人亦可发病。感染后可获得持久的免疫力。

患者是传染源，飞沫的吸入是主要传播途径，接触患者后2—3周发病。在腮腺肿大前6 d到发病后5 d或更长的时间内排出病毒。

孕妇感染本病可通过胎盘传染胎儿，而导致流产、胎儿畸形或死亡。

3. 发病机制

MuV经呼吸道进入口腔黏膜及鼻黏膜上皮细胞中增殖，引起局部炎症和免疫反应。病毒随血流（第1次病毒血症）播散至全身各器官，首先使多种腺体（腮腺、舌下腺、颌下腺、胰腺和生殖腺等）发生炎变，也可侵犯神经系统。在这些器官中病毒再度繁殖，并再次侵入血循环（第2次病毒血症），散布至第1次未曾侵入的其他器官，引起炎症，临床呈现不同器官相继出现病变的症状。

4. 临床特征

潜伏期为14～25 d，平均18 d。

起病大多较急，患者大多无前驱期症状，而以耳下部肿大为首发病象。部分患者伴有全身不适，如厌食、恶心、呕吐、乏力、肌肉酸痛、头痛、发热等前驱症状。数小时至1～2天后腮腺肿胀，疼痛，且逐日明显，体温上升至39℃以上。一般先单侧肿胀，1～2 d（偶尔1周）后对侧亦肿胀。双侧肿胀者约占75%。

腮腺肿大的特点：以耳垂为中心，向前、向后、向下蔓延，呈梨形，边缘不清，触之有弹性，疼痛明显，进食酸性食物疼痛加剧。由于水肿使局部皮肤发亮但不红，表面发热但不化脓。腮腺肿胀于48 h（1～3 d）达高峰，持续4～5 d后渐退。病程10～14 d。病程早期可见腮腺管口红肿，压迫无脓液溢出。

颌下腺，舌下腺可同时受累而肿大，亦可单独受累而单纯表现为颌下腺、舌下腺炎。

妊娠前3月感染流行性腮腺炎，常引起胎儿死亡及流产，并可能引起先天性心内膜弹力纤维增生。

5. 并发症

（1）神经系统并发症：为儿童腮腺炎常见的并发症，多发生在肿后1周内，也可发生在腮腺肿胀前6 d或肿后2周。主要表现为脑膜炎、脑膜脑炎，预后一般良好。

（2）睾丸炎：病毒多侵犯成熟生殖腺，故发病以成人为多。发生率30%，常发生于病后6～10 d。表现为高热、睾丸肿大、疼痛，鞘膜腔内可有黄色积液，多为单侧，疼痛持续5～10 d消退。病后约1/3患者睾丸萎缩，但很少引起不育症。

（3）卵巢炎：约占成年女性患者的5%～7%，有轻微的下腹疼痛，明显者卵巢可触及并有触痛，但全身症状轻，一般不影响生育。

（4）胰腺炎：发生率在10%左右，发生于腮腺肿大后3～4 d至1周，表现为体温再度升高、恶心、呕吐、上中腹疼痛和压痛。由于单纯腮腺炎即可引起血、尿淀粉酶增高。因此需做脂肪酶检查。若升高（>1.5 U/mL）有助于胰腺炎的诊断。

（5）其他：可并发乳腺炎、心肌炎、肾炎、甲状腺炎、关节炎、前列腺炎等。

6. 实验室检查

（1）血清和尿淀粉酶测定：90%患者发病早期有血清和尿淀粉酶轻度和中度增高。淀粉酶增高程度往往与腮腺肿胀程度成正比，2周左右恢复正常。故测定淀粉酶可与其他原因的腮腺肿大或其他病毒性脑膜炎相鉴别。血脂肪酶增高，有助于胰腺炎的诊断。

（2）血清学检查：早期及恢复期双份血清测定补体结合及血凝抑制抗体，有显著增长者可确诊（效价4倍以上）。中和抗体特异性强，但不作常规应用。

（3）病毒分离：患者唾液、脑脊液、尿或血中可分离出病毒。

7. 诊断

（1）临床诊断：主要依靠流行病学史（发病前2~3周有与腮腺炎患者接触史或当地有本病流行）、腮腺和（或）邻近腺体肿大，或伴有睾丸炎、卵巢炎和脑炎等临床症状做出临床诊断，但确诊或对非典型或亚临床型感染的诊断，必须通过血清学和病原学检查。

（2）确诊：临床诊断结合：①急性期血清中特异性IgM抗体阳性（前提是1个月内未接种过腮腺炎减毒活疫苗）。②双分血清特异性IgG抗体效价有4倍或4倍以上增高。③腮腺炎病毒分离阳性。即可做出。

二、治疗原则

主要是对症处理。常采用中西医结合的方法对症处理。

三、常规治疗方案

1. 一般治疗

隔离患者至腮腺肿胀完全消退。注意口腔清洁，饮食以流质或软食为宜，避免酸性食物，保证液体摄入量。

2. 对症治疗

宜散风解表，清热解毒。必要时内服索米痛片、阿司匹林等解热镇痛药。

3. 局部治疗

腮腺局部涂敷中药，紫金锭或青黛散用醋调，一天数次；或用仙人掌、鱼腥草、水仙花根和马齿苋等捣烂外敷，可减轻局部胀痛。

4. 病因治疗

由于流腮是自限性疾病，一般不给予抗病毒治疗。对于重症患者，早期（起病4 d内）应用利巴韦林[15 mg/（kg·d）]，静滴，疗程5~7 d]，可以缩短病程。有报道试用干扰素者似有疗效。

5. 激素

肾上腺皮质激素治疗尚无肯定效果，对重症或并发脑膜脑炎、心肌炎等时可应用地塞米松，每天5~10 mg，静脉滴注，疗程5~7 d。可缓解症状，减轻或防止出现后遗症。

四、并发症的处理

（1）重症并发脑膜脑炎、严重睾丸炎、心肌炎时，可短期使用肾上腺皮质激素。如氢化可的松，成人200~300 mg/d，或泼尼松40~60 mg/d，连续3~5 d，儿童酌减。

（2）睾丸炎治疗：成人患者在本病早期应用己烯雌酚，每次1 mg，3次/d，有减轻肿痛之效。睾丸胀痛可用棉花垫和丁字带托起。

（3）脑膜脑炎治疗：可按乙型脑炎疗法处理。高热、头痛、呕吐时给予适量利尿剂脱水。

（4）胰腺炎治疗：禁饮食、输液、反复注射阿托品或山莨菪碱，早期应用皮质激素。

五、预后

本病目前虽尚无特效疗法，但通过积极的对症支持和中医中药治疗，除个别有严重并发症者外，大多预后良好。

六、预防

1. 加强防病宣传

培养学生养成良好卫生习惯，做到勤洗手，以免传染病交叉感染。冬春季节，学校的教室、宿舍要经常开窗通风，保持环境整洁、空气流通。

2. 管理传染源

早期发现患者，早期进行隔离，隔离期一般认为应从起病到腮肿完全消退为止，约3周左右。对一般接触者可不检疫，但对集体儿童、学校、部队的接触者应检疫3周。

3. 切断传播途径

由于腮腺炎病毒对外界的各种物理因素抵抗力较低，故不需终末消毒，但被患者污染的饮、食具仍需煮沸消毒。合理使用口罩，也可作为切断传染途径的有效办法。

孕妇应避免与腮腺炎患者接触，在腮腺炎流行季节应注意隔离。如孕妇在临产期或围生期患腮腺炎，婴儿应隔离，并停止哺乳。

4. 被动免疫

一般免疫球蛋白、成人血液或胎盘球蛋白均无预防本病的作用。恢复期患者的血液及免疫球蛋白或特异性高价免疫球蛋白可有一定作用，但来源困难，不易推广。

5. 自动免疫

腮腺炎减毒活疫苗免疫效果好，免疫途径有皮内注射、皮下注射，还可采用喷鼻或气雾吸入法，该疫苗不能用于孕妇、先天或获得性免疫低下者以及对鸡蛋白过敏者。近年国外报道使用腮腺炎疫苗（麻疹、腮腺炎和风疹三联疫苗）后，虽然明显降低了腮腺炎的发病率，但疫苗所致腮腺炎病毒的感染问题应引起高度重视。

6. 药物预防

采用板蓝根30 g或金银花9 g煎服，1剂/d，连续用6 d。

第四节 病毒性肺炎

一、呼吸道合胞病毒性肺炎

呼吸道合胞病毒（RSV）是婴儿下呼吸道感染的主要病原，尤其易发生于2～4月龄的小婴儿。一般以冬季多见，持续4～5个月。据浙江大学医学院附属儿童医院观察，冬春季节RSV感染占3岁以下婴幼儿肺炎的35%左右。RSV毛细支气管炎的发病机制尚不明确，但有证据表明，免疫损伤可能参与了其发病过程。

初期上呼吸道感染症状突出，如鼻塞、流涕，继而咳嗽、低热、喘鸣。随病情进展，出现呼吸困难、鼻扇、呼气延长、呼吸时呻吟和三凹征等。易并发急性心力衰竭。年龄小于2个月的患儿、低体温、高碳酸血症者易发生呼吸暂停。初期听诊呼吸音减弱、哮鸣音为主，而后可闻细湿啰音。X线检查见肺纹理增粗或点片状阴影，部分见肺不张或以肺气肿为主要表现。外周血白细胞计数和分类一般无异常。鼻咽部脱落细胞病毒免疫荧光或免疫酶检查，均可在数小时内获得结果。急性期可有RSV特异IgM升高。年龄小、喘憋出现早是本病的特点，但确诊要靠血清学和病毒学检查。

二、腺病毒肺炎

腺病毒肺炎（adenoviral pneumonia）以腺病毒3型和7型为主。多发生于6个月至2岁的婴幼儿。近年来发病率已明显降低，病情减轻。起病大多急骤，先有上呼吸道感染症状，随后出现持续高热，咳嗽出现早，呈单声咳、频咳或阵咳，继而出现呼吸困难。肺部体征出现迟，多在高热 3～4 d 后出现湿啰音。早期可出现中毒症状和多系统受累表现，如肝、脾肿大、嗜睡或烦躁不安，甚至中毒性脑病。外周血白细胞计数大多轻度减少。X 线改变以肺实变阴影及病灶融合为特点，其范围不受肺叶的限制。约 1/6 的病例可有胸膜炎。病灶吸收较慢，一般要 1 个月或更久。

根据上述临床表现，结合 X 线特点，诊断不难。根据血清学和病毒学检查结果可确诊。

三、流感病毒性肺炎

流感病毒性肺炎（influenza pneumonia）大多骤起高热，伴明显咳嗽、呼吸困难，肺部可闻细湿啰音。多数患儿有呕吐、腹泻，严重者可出现胃肠道出血、腹胀、甚至神经系统症状。X 线检查肺部可有斑片状或大片状阴影。

流行性感冒流行期间，有呼吸道症状和体征；非流行期间持续高热、抗生素治疗无效的肺炎均应考虑到本病可能。确诊有赖于血清学和病毒学检查。

四、副流感病毒性肺炎

副流感病毒肺炎（parainfluenza pneumonia）易感对象为 3 个月至 1 岁的婴儿。其发病率仅次于 RSV。多有 3～5 d 的中等程度发热或高热及呼吸困难、哮吼样咳嗽、三凹征、肺部干湿啰音等，但多数患儿表现较轻，一般无中毒症状，病程较短。X 线检查肺野可有小片状阴影。临床上无法与其他病毒性肺炎相区别，根据血清学和病毒学检查结果确定诊断。

五、巨细胞病毒性肺炎

巨细胞病毒（CMV）感染各年龄组均可发生，但巨细胞病毒性肺炎（cytomegalovirus pneumonia）以小婴儿居多。因属全身性感染，呼吸道症状常被掩盖。临床上常以呼吸、消化和神经系统症状为主。可有发热、气急、咳喘、腹泻、拒奶、烦躁等，伴肝、脾肿大，重者及新生儿患者可有黄疸、细小出血性皮疹、溶血性贫血等表现。肺部 X 线改变以间质性和小叶性病变为主。可通过测定呼吸道标本中的 CMV、血清中的 CMV 抗原或特异 IgM 确诊。

六、麻疹病毒性肺炎

在麻疹过程中多数患儿存在不同程度的肺炎改变。可由麻疹病毒本身引起，常表现为间质性肺炎。在麻疹极期病情很快加重，出现频繁咳嗽、高热、肺部细湿啰音等。在出疹及体温下降后消退。如继发细菌感染，多表现为支气管肺炎。常见致病菌为肺炎链球菌、金黄色葡萄球菌、流感嗜血杆菌等，易并发脓胸或脓气胸。

麻疹发病初期和出疹前出现的肺炎多为麻疹病毒引起，以后则多为继发感染引起的细菌性肺炎。有报道，麻疹相关肺炎中混合感染者占 53%。麻疹流行期间，麻疹易感儿具有肺炎的症状和体征，不管有无皮疹，均应考虑到本病可能。确诊有赖于病毒分离、免疫荧光或免疫酶检测、双份血清抗体测定等方法。

七、腮腺炎病毒性肺炎

腮腺炎病毒性肺炎（mumps pneumonia）常因其呼吸道症状不明显，易为腮腺肿大及其并发症所掩盖，以及极少进行 X 线肺部检查而漏诊。临床表现大多较轻，一般无呼吸困难和发绀。肺部呈局限性呼吸音粗糙，少数可闻水泡音。外周血白细胞计数多不升高。X 线表现肺野斑片状或大片状阴影，或呈毛玻璃样改变。根据典型腮腺炎表现，加上述 X 线改变，可考虑本病。

八、EB 病毒性肺炎

3～5 岁为感染高峰年龄。EB 病毒感染后可累及全身各系统。在呼吸系统可表现为反复间质性肺炎、持续性咽峡炎等。除一般肺炎的症状和体征外，可有时隐时现的咳嗽和反复发热，常伴有肝、脾和淋巴结肿大。胸部 X 线检查以间质性病变为主。急性期外周血白细胞计数常明显增高，以淋巴细胞为主，并出现异常淋巴细胞。确诊常需依赖特异性抗体测定。

九、水痘肺炎

水痘肺炎（varicella pneumonia）由水痘—带状疱疹病毒引起，为全身性疾病，可发生支气管炎和间质性肺炎。年龄越小越易发生肺炎。多在水痘发生 1 周内，表现咳嗽，肺部有湿性啰音，X 线检查呈现双肺野结节性浸润阴影。水痘患儿如出现呼吸道症状和体征，应考虑本病。部分年幼婴儿，水痘肺炎可出现在皮疹之前，极易误诊和漏诊。因而有明确水痘接触史者，如发生肺炎，亦应考虑本病，并予以隔离。

十、肠道病毒所致下呼吸道感染

主要由柯萨奇病毒 B 组和埃可病毒引起。多见于夏秋季，呼吸道症状一般较轻，但婴幼儿肠道病毒感染大多较重，年龄愈小，病情愈重。常并发其他系统的症状，如腹泻、疱疹性咽炎、皮疹等。

十一、轮状病毒性下呼吸道感染

多见于秋冬季寒冷季节。好发于婴幼儿，其呼吸道症状体征常较轻。在轮状病毒感染流行期间，如患儿具有典型秋季腹泻特点，同时有呼吸道症状和体征，应考虑到本病可能。

十二、病毒性肺炎的药物治疗

目前尚缺乏理想的抗病毒药物。对呼吸道病毒治疗功效较肯定的仅限于流感病毒神经氨酸酶抑制剂和 M_2 蛋白抑制剂（金刚烷胺、金刚乙胺）及雾化吸入利巴韦林。

1. 利巴韦林

为广谱抗病毒剂，已广泛用于各类病毒性感染。早期应用雾化吸入或静脉给药，有一定疗效，但对重症病毒性肺炎单独使用作用尚不可靠。10～15 mg/（kg·d），必要时 30～40 mg/（kg·d），分 2 次静脉滴注，也可肌内注射，或 0.1% 溶液喷雾吸入。国外主要通过雾化吸入治疗严重 RSV 感染。

2. 金刚烷胺或金刚乙胺

可用于流感病毒 A 感染的防治。后者活性比前者强，呼吸道药物浓度亦较高。但由于神经系统不良反应、对 B 型流感病毒无效及耐药株的出现，限制了其在临床的应用。

3. 神经氨酸酶抑制剂

是一类新型的抗流感病毒药物。目前已用于临床的神经氨酸酶抑制剂包括扎那米韦、奥司他韦（达菲），可选择性抑制 A 型和 B 型流感病毒的神经氨酸酶活性，从而改变病毒正常的凝集和释放功能，减轻受感染的程度，缩短病程。前者只能吸入给药，因而婴幼儿患者常无法使用。奥司他韦则口服给药，每次儿童 2 mg/kg，2 次/d。

4. 免疫球蛋白

近年来有报道 RSV 免疫球蛋白静脉使用可显著减轻病情、缩短住院时间，取得较好疗效。

5. 干扰素

可使受感染细胞转化为抗病毒状态，不断生成具有高度抗病毒活性的蛋白质，从而发挥抗病毒作用。可肌内注射、静脉注射或静脉滴注，也可滴鼻或喷雾吸入。

6. 阿昔洛韦（无环鸟苷）

主要适用于单纯疱疹病毒、水痘—带状疱疹病毒及 CMV 感染者。一般情况下每次 5 mg/kg，静脉滴注，3 次/d，疗程 7 d。

7. 更昔洛韦（丙氟鸟苷）

是抑制 CMV 作用较强的药物。诱导期 10 mg/（kg·d），2 次/d，连用 14～21 d，静脉滴注；维持量 5～7.5 mg/（kg·d），1 次/d，每周 5～7 次，静脉滴注，或每次 5～10 mg/kg，2 次/d，口服。

8. 其他

白细胞介素-2（IL-2）、胸腺素、阿糖腺苷、双嘧达莫、聚肌胞、泰瑞宁和丙基乙磺酸及中药制剂。

第五节 支原体肺炎

支原体肺炎（mycoplasmal pneumonia）由肺炎支原体（mycoplasnia pneumomae，MP）引起。多见于儿童和青少年，但近年来发现婴幼儿并非少见。全年均可发病，以秋、冬季多见。北京首都儿科研究所报道，MP肺炎占住院儿童肺炎的19.2%～21.9%。北美和欧洲的研究表明，MP占肺炎的15.0%～34.3%，并随年龄增长而增多。

一、病因

该病病原体为MP，它是介于细菌和病毒之间的一种微生物，能在细胞外独立生活，具有RNA和DNA。但没有细胞壁。

二、临床表现

潜伏期一般为2～3周。一般起病较缓慢，但亦有急性起病者。患儿常有发热、畏寒、头痛、咽痛、咳嗽、全身不适、疲乏、食欲缺乏、恶心、呕吐、腹泻等症状，但鼻部卡他症状少见。体温多数在39℃左右，热型不定。咳嗽多较严重，初为干咳，很快转为顽固性剧咳，有时表现为百日咳样咳嗽，咳少量黏痰，偶见痰中带血丝或血块。婴幼儿可表现为憋气，年长儿可感胸闷、胸痛。年长患儿肺部常无阳性体征，这是本病的特点之一。少数病例呼吸音减弱，有干、湿啰音，这些体征常在X线改变之后出现。此外，可发生肺脓肿、胸膜炎、肺不张、支气管扩张症、弥漫性间质性肺纤维化等。本病尚可并发神经系统、血液系统、心血管系统、皮肤、肌肉和关节等肺外并发症，如脑膜脑炎、神经根神经炎、心肌炎、心包炎、肾炎、血小板减少、溶血性贫血、噬血细胞综合征及皮疹，尤其是Stevens-Johnson综合征。多发生在呼吸道症状出现后10 d左右。

三、实验室检查

X线胸部摄片多表现为单侧病变，大多数侵犯下叶，以右下叶为多，常呈淡薄片状或云雾状浸润，从肺门延伸至肺野，呈支气管肺炎的改变。少数呈均匀的实变阴影，类似大叶性肺炎。有时两肺野可见弥漫性网状或结节样浸润阴影，呈间质性肺炎的改变。大部分患儿有肺门淋巴结肿大或肺门阴影增宽。有时伴胸腔积液。肺部X线变化较快也是其特点之一。

外周血白细胞计数大多正常，但也有白细胞减少或偏高者。血沉轻、中度增快。抗"O"抗体滴度正常。部分患儿血清转氨酶、乳酸脱氢酶、碱性磷酸酶增高。早期患儿可用PCR法检测患儿痰等分泌物中MP-DNA，亦可从痰、鼻分泌物、咽拭子中分离培养出MP。血清抗体可通过补体结合试验、间接血球凝集试验、酶联免疫吸附试验、间接免疫荧光试验等方法测定，或通过检测抗原得到早期诊断。冷凝集试验＞1∶32可作为临床诊断的参考。

四、诊断与鉴别诊断

根据以下临床特征可初步诊断：①多发年龄5～18岁。②咳嗽突出而持久。③肺部体征少而X线改变出现早且严重。④用青霉素无效，红霉素治疗效果好。⑤外周血白细胞计数正常或升高。⑥血清冷凝集阳性。确诊必须靠呼吸道分泌物中检出MP及特异性抗体IgM检查阳性。早期诊断法有ELISA法、单克隆抗体法检测MP抗原，特异IgM及PCR法检测DNA等。

五、治疗

首选大环内酯类抗生素如红霉素，疗程一般较长，不少于2周，停药过早易于复发。近年来研究表明新合成的大环内酯类抗生素阿奇霉素、克拉霉素等具有与红霉素同等的抗菌活性，而且耐受性较好。

对难治性患儿应关注并发症如胸腔积液、阻塞性甚至坏死性肺炎的可能，及时进行胸腔穿刺或胸腔闭锁引流，必要时进行纤维支气管镜下支气管灌洗治疗。近年来有人认为重症MP肺炎的发病可能与人体免疫反应有关，因此，对急性期病情较重者，或肺部病变迁延而出现肺不张、肺间质纤维化、支气管扩张者，或有肺外并发症者，可应用肾上腺皮质激素口服或静脉用药，一般疗程为3～5 d。

第六节　衣原体肺炎

一、概述

衣原体肺炎（chlamydia pneumonia，CP）是由肺炎衣原体（Chlamydia pneumoniae，Cpn）引起的急性肺部炎症，同时累及上下呼吸道，可引起咽炎、喉炎、扁桃体炎、鼻窦炎、支气管炎和肺炎。人群聚集处，如家庭、学校、兵营以及公共场所中易于流行，但3岁以下的儿童患病极少。肺炎衣原体病呈散发流行，临床症状轻者能自愈。主要以青少年支气管炎、肺炎、鼻窦炎为主，并能引发呼吸道以外的其他疾病，如肝炎、心内膜炎、脑膜炎、结节性红斑等，并能诱发动脉粥样硬化和冠心病，是艾滋病、白血病患者继发感染的主要原因之一。因此，越来越引起人们的重视。在我国北京、四川、湖南、广东部分地区进行的调查也发现了肺炎衣原体感染，表明肺炎衣原体感染在我国也比较普遍。

（一）病原体简介

衣原体是一类体积较小（直径0.2～1.5 μm）、介于立克次体与病毒之间的微生物，属于衣原体目、衣原体科、衣原体属，由3个种组成，即沙眼衣原体、鹦鹉支原体和肺炎衣原体。肺炎衣原体是20世纪80年代新发现的一种衣原体种，主要引起呼吸道和肺部感染。

肺炎衣原体属于衣原体科、嗜肺炎衣原体新复合群属。该属含3个生物型，即TWAR生物型（TWAR biovar）、考拉树袋熊生物型（koala biovar）和马生物型（equine biovar）。TWAR是肺炎衣原体的代表种。肺炎衣原体形态不一，原体致密呈球状，直径0.2～0.4 μm。网状体直径约0.51 μm，是衣原体的增殖型，没有感染力。

（二）流行病学

1. 传染源

传染源为患者及无症状病原携带者，而后者数量多且不易察觉，故其在本病的传播上更重要。人是肺炎衣原体唯一的宿主。

2. 传播途径

经呼吸道传播。人群密集时，肺炎衣原体可通过气溶胶传播。患者之间传播间隔期平均为30 d，在密集人群中流行可持续6个月。感染的潜伏期为几周，比其他呼吸道疾病要长。

3. 人群易感性及免疫力

人群普遍易感，隐性感染率高，儿童血清抗肺炎衣原体IgG抗体阳性率较低大约10%，10岁以后迅速上升，且持续多年，许多国家统计成人半数以上血清中可检出抗—肺炎衣原体IgG抗体，其阳性率男性高于女性，亦可有健康病原携带者。但感染后免疫力差，抗体滴度可迅速下降，以后再次感染又出现高滴度抗体，故认为本病不仅感染十分普遍，且再感染及反复发作相当常见。

4. 流行特征

本病的发生及流行，热带国家地区高于北部发达国家，有的地区5～14岁年龄组发病率高于成年人。发病可有散发和流行交替出现的周期性，散发发病3～4年后，可有2～3年的流行期，此间可发生短期暴发。本病可在家庭、学校或军队中流行，在美国、英国、芬兰、挪威、丹麦及瑞典等国家均有本病流行或暴发流行的报道。我国1963年即有此病原体感染，其感染的广泛性及致病多样性引起人们的极大关注。肺炎衣原体常在儿童和成人中产生上呼吸道和下呼吸道感染。现仅知人是该衣原体宿主，感染方式可能为人与人之间通过呼吸道分泌物传播。年龄＜3岁儿童极少受染，年龄＞8岁儿童及年老体弱、营养不良、慢性阻塞性肺病（COPD）、免疫功能低下者易被感染，尤其是，人群聚集处易于流行。经血清流行病学调查，证实成人中至少有40%已受到该衣原体感染，大部分为亚临床型。老年人可再次受到感染。

（三）临床特点

绝大多数感染肺炎衣原体的人几乎没有症状，在人群中的流行，似有每2～10年出现一次发病高峰的规律，但没有明显的季节性特征。在医院内的流行，多由环境污染造成传播，特别是在免疫受损或被抑制患者易于感染发病。肺炎衣原体病潜伏期一般为1～3周。感染以隐性感染和亚临床感染为主，但是也有相当一部分人表现出显性感染。肺炎衣原体感染的临床表现主要有以下几方面。

1. 呼吸道感染

急性呼吸系统感染是其主要表现，如咽炎、喉炎、鼻窦炎、中耳炎、支气管炎及肺炎，以肺炎最常见，占50%以上，支气管炎次之。老年人以肺炎多见，年龄＜20岁的青少年，则多为支气管炎及上呼吸道感染；常以发热、全身不适、咽痛及声音嘶哑起病，上呼吸道症状可自行消退，数日后出现咳嗽等下呼吸道感染体征，此时体温多已正常，使得本病过程显示一种双病程的表现。亦可引起支气管炎、支气管哮喘，原有支气管哮喘的患者感染肺炎衣原体后，可加重病情。还可引起咽炎、鼻窦炎及中耳炎，此多与肺炎及支气管炎同时存在。病变一般均较轻，但即使应用抗生素治疗，病情恢复较慢，咳嗽及全身不适等症状可持续数星期至数月。病情严重者可因基础疾病加重或因发生并发症如细菌感染而死亡。

2. 伤寒型

少数患者表现为高热、头痛、相对缓脉及肝脾大，易并发心肌炎、心内膜炎和脑膜炎，重症患者出现昏迷及急性肾衰竭，表现类似重型伤寒。

3. 肺炎衣原体感染与动脉硬化、冠心病及急性心肌梗死之发病的相关性

据统计50%的慢性冠心病及68%急性心肌梗死患者血清中，可检出抗肺炎衣原体抗体（IgG和IgA），对照组仅17%。用肺炎衣原体单克隆抗体免疫组化染色或用PCR法，在冠状动脉或主动脉的硬化斑中，可检出肺炎衣原体抗原或其DNA，证实在病灶内存在病原体，而在正常动脉组织中未检出。在电镜下观察亦发现在硬化的冠状动脉壁上，可见大小和形态与肺炎衣原体相似的梨状物。Gloria等报道用单克隆抗体免疫荧光法，分别在主动脉和冠状动脉硬化的标本中检出肺炎衣原体抗原，阳性率分别为13%和79%，正常主动脉为4%。故认为肺炎衣原体感染与动脉硬化的发生相关，是发生冠心病的危险因素，对冠心病患者应注意除外肺炎衣原体感染，并认为防治肺炎衣原体感染有可能减少冠心病的发生。其机制可能为衣原体脂多糖（LPS）与低密度脂蛋白结合，使脂蛋白变化而具有对血管内皮细胞的免疫原性或毒性，经修饰的脂蛋白与低密度脂蛋白结合的抗体在体外可导致泡沫细胞的形成，这恰恰是动脉粥样硬化的第一步。目前同时发现有肾衰竭的冠心病患者，其肺炎衣原体的感染率更高，且更易促进心血管病的进展。

4. 腹主动脉瘤

有吸烟史的慢性支气管炎老年人常合并腹主动脉瘤。对经手术的患者进行免疫组化分析，发现患者动脉瘤处可检测到CP的LPS，约67%的患者血中可检测到这种抗原。同时进行衣原体PCR检测，发现大多数人呈阳性结果，电镜证实动脉瘤血管壁上可找到CP并发现其具有溶解蛋白的作用，推测CP可能通过产生蛋白酶溶解动脉壁而造成动脉瘤。

5. 其他

肺炎衣原体可引起虹膜炎、肝炎、心内膜炎、脑膜炎及结节性红斑等，是艾滋病、恶性肿瘤或白血病等疾病发生继发感染的重要病原体之一。另发现在一些疾病如恶性肿瘤、脑血管病、肾功能不全、帕金森综合征、肝硬化及糖尿病患者，均可检出较高阳性率的肺炎衣原体抗体，两者间的确切关系尚不明确。近年来发现，肺炎衣原体感染在COPD中常见（65%），重症患者更高。且发现COPD患者肺炎衣原体特异性抗体阳性率明显高于健康人群。尤其是年龄＞50岁的COPD患者，4%以上的急性发作与肺炎衣原体感染有关。

（四）实验室检查

肺炎衣原体过去称为台湾急性呼吸道病原体。该病原体与鹦鹉热和沙眼衣原体有相同的属特异性抗

原，而其他特异性抗原血清学特征却不同。通常 DNA 杂交试验和限制性核酸内切酶分析确认其为不同于沙眼和鹦鹉热衣原体的第三种衣原体。

1. 血象

血白细胞计数多正常，重症患者可升高；可有中性或嗜酸性粒细胞增多；血沉多增快。

2. 病原学检查

病原学检查是确诊本病的可靠方法。临床诊断不常用。

（1）直接涂片：涂片后用 Giemsa 或免疫荧光单克隆抗体染色，检测肺炎衣原体包涵体及原体，方法简便，但阳性率低。

（2）组织培养法：鸡胚卵黄囊接种因检出阳性率低已少用。可用细胞培养法，取咽拭子或采集下呼吸道标本，用 HEP-2 细胞（喉癌细胞）或 HeLa229 细胞培养 24 h，再用肺炎衣原体特异性单克隆抗体染色，检测特异性包涵体。方法较繁杂，且较其他衣原体检出率低。

3. 免疫学检查 免疫学检查是常用的诊断方法

（1）直接免疫荧光法：用肺炎衣原体单克隆抗体染色，直接免疫荧光法检测肺炎衣原体抗原，方法特异敏感且快速简便。

（2）微量免疫荧光（MIF）法：检测肺炎衣原体抗体，特异性 IgM 滴度 ≥ 1∶16 和/或 IgG ≥ 1∶512 或双份血清滴度 4 倍以上升高者，均可诊断急性感染。如 IgM ≤ 1∶16 或 IgG ≤ 1∶512，则为既往感染。本方法特异性敏感性均较高，且可用于区分原发感染和再感染，是目前最常用且最敏感的血清学方法。但要排除血循环中类风湿因子的影响。

（3）补体结合抗体检测：可作为回顾性诊断依据。滴度 ≥ 1∶64 和（或）双份血清滴度 4 倍以上升高者，均可诊断急性感染，但不能用于早期诊断，亦不能区分为哪种衣原体感染。

4. PCR 法

PCR 法检测肺炎衣原体 DNA，敏感性更高，且可和其他种衣原体区分，其特异性敏感性高于其他方法。据统计，PCR 法检出率为 50% ~ 55%，而直接免疫荧光法及涂片法分别为 24% ~ 27% 和 6% ~ 10%。用连接聚合酶链反应（LCR）检测，可进一步提高灵敏性及检出率，但尚未在临床应用。据报告，PCR-EIA 法是一种快速、简便的酶免疫测定法，能提高 PCR 对肺炎衣原体 DNA 的扩增检测效率，优于 PCR 法，更优于培养法。

5. 其他辅助检查

X 线胸片检查无特异性，多为单侧下叶浸润，表现为节段性肺炎，严重者呈广泛双侧肺炎，有时呈网状、云雾状、粟粒状或间质浸润。可有少到中量积液。原发感染者多为肺泡渗出改变，再感染者表现为肺泡渗出和间质混合型。

（五）诊断要点

本病缺乏特异性临床表现，与病毒性肺炎、支原体肺炎及鹦鹉热衣原体肺炎、沙眼衣原体肺炎、严重急性呼吸综合征（SARS）等其他肺炎难以鉴别，故对肺炎及上述临床表现者，尤其是对用 β 内酰胺类抗生素无效者，应考虑本病，需做病原学或血清学检测来确诊。包括病原体分离、血清学方法和特异性核酸检测。

二、治疗原则和目标

肺炎衣原体病的治疗原则与一般肺炎的治疗原则大致相同。

三、常规治疗方案

（一）一般治疗

注意加强护理和休息，保持室内空气新鲜，并保持适当室温及湿度。保持呼吸道通畅，经常翻身更换体位。烦躁不安可加重缺氧，故可给予适量的镇静药物。供给热量丰富并含有丰富维生素、易于消化吸收的食物及充足的水分。

（二）抗生素治疗

1. 大环内酯类抗生素

衣原体肺炎的抗生素应首选红霉素（erythromycin），用量为50 mg/（kg·d），分3～4次口服，连用2周。重症或不能口服者，可静脉给药。眼泪中红霉素可达有效浓度，还可清除鼻咽部沙眼衣原体，可预防沙眼衣原体肺炎的发生。红霉素使用时应注意以下事项：红霉素为抑菌剂，属时间依赖性，故给药应按一定时间间隔进行，以保持体内药物浓度；红霉素片应整片吞服，幼儿可服用对酸稳定的酯化红霉素；与β-内酰胺类药物联合应用，一般认为可发生降效作用；本品可阻挠性激素类的肝肠循环、与口服避孕药合用可使之降效；红霉素在酸性输液中破坏降效，一般不应与低 pH 的葡萄糖输液配伍，在 5%～10% 葡萄糖输液 500 mL 加入 5% 碳酸氢钠注射液 0.5 mL 使 pH 升高到 6 左右，再加红霉素乳糖酸盐，则有助稳定；肝、肾功能不全者，孕妇、哺乳期妇女慎用。

除了首选药物红霉素外，大环内酯类还有如罗红霉素（roxithromycin）、阿奇霉素（azithromycin）、甲红霉素（clarithromycin，克拉霉素）等亦可用于肺炎衣原体肺炎。

其中罗红霉素用量为 5～8 mg/（kg·d），分 2 次于早晚餐前服用，连用 2 周。如在第 1 个疗程后仍有咳嗽和疲乏，可用第 2 个疗程。应注意禁忌与麦角胺及双氢麦角碱配伍，肝、肾功能不全者，孕妇、哺乳期妇女慎用。

阿奇霉素是一种氮环内酯类抗生素，结构与大环内酯类抗生素相似。口服吸收很好，最高血清浓度为 0.4 mg/L。能迅速分布于各组织和器官。对衣原体作用强。治疗结束后，药物可维持有效浓度 3～4 d。$t_{1/2}$ 为 12～14 h，1 次/d 口服，疗程短。以药物原型经胆汁排泄。与抗酸药物的给药时间至少间隔 2 h。尚未发现与茶碱类、口服抗凝血药、卡马西平、苯妥英钠和地高辛等有相互作用。儿童（体重 10 kg 以上）第 1 天 10 mg/kg，以后 4 d 每天每次 5 mg/kg，1 次顿服，其抗菌作用至少维持 10 d。其使用时需要注意的问题有：①对阿奇霉素、红霉素或其他任何一种大环内酯类药物过敏者禁用。②进食可影响阿奇霉素的吸收，故需在饭前 1 h 或饭后 2 h 口服。③轻度肾功能不全患者（肌酐清除率）40 mL/min）不需作剂量调整，但阿奇霉素对较严重肾功能不全患者中的使用尚无资料，给这些患者使用阿奇霉素时应慎重。④由于肝胆系统是阿奇霉素排泄的主要途径，肝功能不全者慎用，严重肝病患者不应使用。用药期间定期随访肝功能。⑤用药期间如果发生过敏反应（如血管神经性水肿、皮肤反应、Stevous-Jonson 综合征及毒性表皮坏死等），应立即停药，并采取适当措施。⑥治疗期间，若患者出现腹泻症状，应考虑假膜性肠炎发生。如果诊断确立，应采取相应治疗措施，包括维持水、电解质平衡、补充蛋白质等。

克拉霉素（甲红霉素）体外对肺炎衣原体作用良好，治疗肺炎衣原体感染与红霉素同样有效。用量为成人每 12 h 250～500 mg，儿童 10～15 mg/（kg·d），分 2～3 次服用。疗程 7～14 d。注意事项：①本品对大环内酯类药物过敏者，妊娠、哺乳或严重肝功能低下者禁忌。②某些心脏病（心律失常、心动过缓、Q-T 间期延长、缺血性心脏病、充血性心力衰竭等）患者及水、电解质紊乱患者，也应列为禁忌。③肝、肾功能严重损害者，孕妇、哺乳期妇女应慎用。

大环内酯类的主要不良反应包括：①胃肠道反应：腹泻、恶心、呕吐、胃绞痛、口舌疼痛、胃纳减退等，其发生率与剂量大小有关。②过敏反应表现为药物热、皮疹、嗜酸性粒细胞增多等，发生率为 0.5%～1%，过敏性休克极为少见。③肝功能损害：可见 ALT 及 AST 升高，胆汁瘀积性黄疸极为少见。

2. 氟喹诺酮类药物

氟喹诺酮类抗菌药属化学合成药，其抗菌谱广，对衣原体等胞内病原有效。原则上不用于儿童，以免影响骨关节发育。常用品种中口服的以氧氟沙星（ofloxacin）与左氧氟沙星（levofloxacin）为较好品种，因其生物利用度高，不良反应发生率低；与茶碱、咖啡因和华法林等药物的相互作用不明显。其中左氧氟沙星为氧氟沙星的左旋异构体，其抗菌作用比氧氟沙星略强；口服吸收率高达 100%；不良反应更少。氧氟沙星的用法用量：成人一次 0.3 g，2 次/d，疗程 7～14 d。左氧氟沙星的用法用量：成人一次 0.5～0.8 g，1 次/d，疗程 7～14 d。静脉使用以环丙沙星作用为强，且价格低廉，其常用剂量为：成人每天 1～1.5 g，分 2～3 次使用，疗程 7～14 d。常用品种中以环丙沙星与左氧氟沙星的抗菌作用为突出，依诺沙星和培氟沙星的血药浓度高于环丙沙星，但不良反应或药物相互作用较明显，故临床应用应予注意。莫西沙星等新品种作用强，细菌不易产生耐药，常用剂量为成人一次 400 mg，1 次/d，连续给药 7~10 d。但应注意相应的血糖波动、QT 时间延长等不良反应。另外，洛美沙星（lomefloxacin），氟罗沙星（fleroxacin）、妥舒沙星（tosufloxacin）和司帕沙星（sparfloxacin）等对革兰阴性菌的作用与环丙沙星相似或稍次，洛美沙星和氟罗沙星的消除半衰期长，一天只需服药 1~2 次；妥舒沙星和司帕沙星对革兰阳性菌和厌氧菌的作用均更强。然而，氟罗沙星不良反应的发生率高（>10%），以消化道和神经系统反应为主；洛美沙星与司帕沙星的光敏皮炎较突出；这些都限制了临床应用。

（1）氟喹诺酮类的不良反应

①胃肠道反应：腹部不适或疼痛、腹泻、恶心或呕吐。

②中枢神经系统反应可有头昏、头痛、嗜睡或失眠。

③过敏反应：皮疹、皮肤瘙痒，偶可发生渗出性多形性红斑及血管神经性水肿。光敏反应较少见。

④偶可发生：a. 癫痫发作、精神异常、烦躁不安、意识混乱、幻觉、震颤。b. 血尿、发热、皮疹等间质性肾炎表现。c. 静脉炎。d. 结晶尿，多见于高剂量应用时。e. 关节疼痛。f. 少数患者可发生血清氨基转移酶升高、血尿素氮增高及周围血象白细胞降低，多属轻度，并呈一过性。g. QT 时间延长、心律失常等。

（2）注意事项

①本品大剂量应用或尿 pH 在 7 以上时可发生结晶尿。为避免结晶尿的发生，宜多饮水，保持 24 h 排尿量在 1 200 mL 以上。

②肾功能减退者，需根据肾功能调整给药剂量。

③应用本品时应避免过度暴露于阳光，如发生光敏反应或其他过敏症状需停药。

④肝功能减退时，如属重度（肝硬化腹腔积液）至药物清除减少，血药浓度增高，肝、肾功能均减退者尤为明显，均需权衡利弊后应用，并调整剂量。

⑤原有中枢神经系统疾患者，例如癫痫及癫痫病史者均应避免应用，有指征时需仔细权衡利弊后应用。

⑥偶有用药后跟腱炎或跟腱断裂的报告，特别是在老年患者和使用激素治疗的患者中，一旦出现疼痛或炎症，患者需要停止服药并休息患肢。

⑦莫西沙星像其他喹诺酮类和大环内酯类抗生素一样在有些患者可能引起 QT 间期延长。因为缺乏相关的临床资料，该药应避免用于 QT 间期延长的患者，患有低钾血症患者或接受 I a 类（如：奎尼丁，普鲁卡因胺）或 III 类（如：胺碘酮，索托洛尔）抗心律失常药物治疗的患者，在使用莫西沙星时要慎重。莫西沙星与下列药合用不排除有延长 QT 间期的效应：西沙比利，红霉素，抗精神病药和三环类抗抑郁药。所以，应慎重与这些药物合用。因为临床资料有限，莫西沙星在致心律失常的条件（如：严重的心动过缓或急性心肌缺血）存在时应慎用。QT 间期延长的数量随着药物浓度的增加而增加。所以不应超过推荐剂量。

⑧有报道在使用包括莫西沙星的广谱抗生素中出现伪膜性肠炎，因此，在使用莫西沙星治疗中如患者出现严重的腹泻时，需要考虑这个诊断，在这种情况下需立即采取足够的治疗措施。

孕妇及哺乳期妇女用药动物实验未证实喹诺酮类药物有致畸作用，但对孕妇用药进行的研究尚无明确结论。鉴于本药可引起未成年动物关节病变，故孕妇禁用，哺乳期妇女应用本品时应暂停哺乳。

儿童用药。本品在婴幼儿及年龄 <18 岁青少年的安全性尚未确定。但本品用于数种幼龄动物时，可致关节病变。因此不宜用于年龄 <18 岁的小儿及青少年。

老年患者用药。老年患者常有肾功能减退，因本品部分经肾排出，需减量应用。

药物相互作用：①尿碱化剂可减低本品在尿中的溶解度，导致结晶尿和肾毒性。②喹诺酮类抗菌药与茶碱类合用时可能由于与细胞色素 P450 结合部位的竞争性抑制，导致茶碱类的肝消除明显减少，血消除半衰期（$t_{1/2}$）延长，血药浓度升高。出现茶碱中毒症状，如恶心、呕吐、震颤、不安、激动、抽搐和心悸等。本品对茶碱的代谢虽影响较小，但合用时仍应测定茶碱类血药浓度和调整剂量。③本品与环孢素合用，可使环孢素的血药浓度升高，必须监测环孢素血浓度，并调整剂量。④本品与抗凝药华法林合用时虽对后者的抗凝作用增强较小，但合用时也应严密监测患者的凝血酶原时间。⑤丙磺舒可减少本品自肾小管分泌约50%，合用时可因本品血浓度增高而产生毒性。⑥本品可干扰咖啡因的代谢，从而导致咖啡因消除减少，血消除半衰期（$t_{1/2}\beta$）延长，并可能产生中枢神经系统毒性。⑦含铝、镁的制酸药、铁剂均可减少本品的口服吸收，不宜合用。⑧本品与非类固醇消炎药布洛芬合用时，偶有抽搐发生，因此不宜与布洛芬合用。

（三）支持治疗

对病情较重、病程较长、体弱或营养不良者应输鲜血或血浆，或应用丙种球蛋白治疗，以提高机体抵抗力。

四、预后

预后较好。重症未经治疗者病死率可达20%～40%，经抗生素治疗后病死率降低至1%。

五、预防

（1）合理地服用奏效的抗生素，务期尽快地达到根治，以防病程迁延，转为慢性或长期带菌。
（2）讲究集体和个人卫生，应强化对环境公共卫生的管理和监督。
（3）目前尚无疫苗。

第四章
胃肠道感染性疾病

第一节 病毒性胃肠炎

一、概述

病毒性胃肠炎（viral gastroenteritis）又称病毒性腹泻，是一组由多种病毒引起的急性肠道传染病。各种病毒所致胃肠炎的临床表现基本类似。引起病毒性胃肠炎的病毒主要有轮状病毒（rotavirus）、诺如病毒（norovirus）、肠腺病毒（enteric adenovirus）和星状病毒（astrovirus）等。

（一）病原体简介

轮状病毒由 Bishop 等于 1973 年首次在急性非细菌性胃肠炎儿童十二指肠黏膜超薄切片中发现。轮状病毒归属呼肠病毒科轮状病毒属。成熟病毒颗粒呈球形，二十面体立体对称，无包膜，直径 60～80 nm。基因组为节段性双链 RNA 病毒，全长约 18 550 bp。

诺如病毒由 Kapikian 等于 1972 年首次用免疫电镜在患者的粪便中检测到。诺如病毒归属人类杯状病毒科（human caliciviridae），诺瓦克病毒（Norwalk virus）是诺如病毒属的原型代表株。诺如病毒呈球形，20 面体对称，无包膜，表面粗糙，直径 26～35 nm。电镜下缺乏显著的形态学特征，负染色电镜照片具有典型的羽状外缘、表面有凹痕。基因组为单股正链 RNA．全长约 7 642 bp。

1953 年，Rowe 等采用电镜首次从一名儿童的腺样体发现腺病毒。目前已经发现人类腺病毒有 51 个血清型，分别归属于哺乳类腺病毒属（Mastadenovirus）的 A～F 亚属。其中血清型 40 和 41 感染主要引起腺病毒性胃肠炎，称为肠腺病毒，归属于 F 亚属。腺病毒核衣壳呈规则 20 面体，无胞膜，直径 80～110 nm。基因组为线状双链 DNA，长约 36 kb。

星状病毒于 1975 年由 Appleton 和 Higgins 采用电镜在腹泻儿童的粪便标本中首次发现，因其颗粒在电镜下呈星形外观而谓之。星状病毒科包括哺乳类星状病毒和鸟星状病毒两个属，分别感染哺乳动物和鸟类。星状病毒呈球形，核衣壳为规则 20 面体，无胞膜。自然感染获得的病毒颗粒直径为 28 nm，约 10% 的病毒颗粒有特征性的 5～6 个角；细胞培养获得的病毒颗粒直径为 41 nm，包括 10 nm 的刺突。基因组长约 6.8 kbp。

（二）流行特征

患病和隐性感染的人和动物为轮状病毒性胃肠炎的主要传染源。最常见的传播方式是粪－口途径。轮状病毒常通过污染物品如玩具和台面而传播，可通过污染水体而造成爆发流行。轮状病毒也可通过飞沫传播。轮状病毒性胃肠炎为世界性传染病，是发展中国家婴幼儿腹泻最常见的原因，也是发达国家婴幼儿腹泻住院的主要原因。轮状病毒性胃肠炎在热带地区无明显的季节高峰；在亚热带和温带地区多流行于干燥和寒冷季节，流行多发生在 11～4 月份，流行高峰多在 11～12 月份。轮状病毒性胃肠炎具有年龄依赖性，多发生在 4～24 月龄的儿童，几乎所有儿童在 5 岁以前经历过至少一次轮状病毒感染。成年人轮状病毒感染流行非常少见。

患者、隐性感染者和健康携带者均可为诺如病毒性胃肠炎的传染源；人类是唯一已知传染源。粪－

口传播为主要传播方式，气溶胶传播和接触传播为辅助传播方式。流行地区极为广泛，分布于各大洲。已经证明，诺如病毒感染在我国普遍存在。流行时间表现为全年散发，无明显季节性，但有冬季或冬春季高峰。受累人群以学龄期儿童和成年人为主。基因Ⅰ群感染主要是学龄期儿童和成年人，而基因Ⅱ群感染主要是学龄前期儿童和婴幼儿。诺如病毒感染多以集体机构爆发流行的形式出现。

患者、隐性感染者和病毒携带者是腺病毒性胃肠炎的主要传染源。腺病毒有多种宿主动物，但很少有动物作为传染源的报道。粪-口传播是主要传播方式，易感者通过接触带病毒粪便污染的物品或食品而传播，虽然浮体传播和水体传播在腺病毒性胃肠炎传播中的作用非常有限。腺病毒性胃肠炎属世界性传染病。肠腺病毒和星状病毒感染是婴幼儿腹泻的第2位原因，仅次于轮状病毒。腺病毒血清型40感染没有明显的季节性，血清型41感染则多发于晚秋。约90%的腺病毒性胃肠炎发生在3岁以下婴幼儿，大多数病例集中在24～6月龄。腺病毒性胃肠炎最常见的流行环境是社区、托幼中心和医院，以散发或爆发形式流行。

患者、隐性感染者和病毒携带者是星状病毒性胃肠炎的主要传染源。已经证实粪-口传播是主要传播方式，接触传播为辅助传播方式，水体污染和食品污染偶可造成爆发。星状病毒性胃肠炎属世界性传染病，人类星状病毒血清型1（HastV21）是流行最广泛的血清型。星状病毒和肠腺病毒感染是婴幼儿腹泻的第2位原因，仅次于轮状病毒。星状病毒性胃肠炎在热带地区主要流行于雨季；在亚热带和温带地区多流行于干燥和寒冷季节，流行多发生在11～5月份，流行高峰多在3～4月份。星状病毒性胃肠炎的年龄分布尚不清楚，但有研究指出，星状病毒性胃肠炎主要发生在年龄<5岁的儿童，也可见于托老院的老年人。

（三）临床特点

轮状病毒性胃肠炎的潜伏期通常为1～2d。症状期通常持续3～8d。疾病谱从隐性感染到严重脱水。约50%的轮状病毒感染无明显不适。显性感染的特点为起病急，先出现发热和呕吐，随后出现喷射性水样腹泻。腹泻频度每天10次左右。显性感染的严重度，轻度、中度和重度分别占62%、35%和3%；约7%的患儿需要住院。

诺如病毒性胃肠炎的潜伏期通常为12～48h，平均24～48h。病程较短，持续12～60h，平均24～48h。急性起病，首发症状表现为腹部痉挛、恶心、呕吐或腹泻，其中腹部痉挛出现的比例约占50%，恶心、呕吐或腹泻出现的比例65%～75%；25%～35%的患者伴畏寒、发热、头痛和乏力。原发患者多表现为呕吐，可为唯一症状；成人和续发患者多表现为水样腹泻。儿童患者多表现为呕吐，成人患者多表现为腹泻。严重呕吐和（或）腹泻患者可出现脱水，但死亡病例罕见。死亡主要见于出现严重脱水的婴幼儿、体弱或老年患者。没有长期腹泻或后遗症的报道。

腺病毒性胃肠炎的潜伏期3～10d，病程多超过1周。腹泻为腺病毒性胃肠炎的最突出症状，多表现为黄水或清水样腹泻，呕吐为腺病毒性胃肠炎的另一突出症状。腺病毒性胃肠炎可伴有发热和腹痛，发热多为中低热，腹痛多呈痉挛性。腺病毒性胃肠炎的住院率超过50%。

星状病毒性胃肠炎的潜伏期为1～4d，腹泻持续时间2～6d。其临床特点为轻度水样腹泻，相当于轮状病毒性胃肠炎的轻型，可伴有发热、厌食、恶心和腹痛。虽然星状病毒性胃肠炎很少导致脱水或住院，但有营养不良、免疫缺陷、联合感染和基础肠道疾病的患儿病情较重。

（四）实验室检查特点

电镜是确诊各种病毒性胃肠炎的金标准，但灵敏度低，通常不用于临床诊断。

轮状病毒感染后5d，血清可检测出特异性IgM抗体，有一定的诊断价值。轮状病毒株的电泳型可通过RNA电泳（进入11个不同的条带）来确定，主要用于流行病学调查。

血清学试验不能用于诺如病毒性胃肠炎的诊断。反转录PCR（RT-PCR）检测病毒核酸具有快速、准确、灵敏度高的优点，常规以RNA依赖的RNA多聚酶基因作为检测模板，但近年发现该基因也有显著异质性。

采集发病初期和恢复期（2～3周后）双份血清，检测型特异性抗体滴度的消长也可作为腺病毒性胃肠炎的确诊依据。用PCR检测腺病毒DNA具有很高的灵敏度和特异度。采用SDS/EDTA预处理的色谱试纸条收集大便标本中的腺病毒DNA，不仅能够长期保存，而且检出率很高。

星状病毒血清学检测可用于流行病学调查，很少用于临床诊断。用 RT-PCR 检测星状病毒 RNA 具有比酶免疫检测（EIA）病毒抗原和电镜颗粒更高的灵敏度和特异度，并可用于病毒分型、临床诊断和流行病学调查。

（五）诊断要点

起病急，以恶心、呕吐、腹痛、腹泻和水样便为主要表现，不管是否有发热，粪便检查常见病原性细菌和原虫阴性，应想到病毒性胃肠炎的可能。

各种病毒性胃肠炎的临床特点和流行病和流行特征对病因诊断有一定参考价值。确诊有赖于病毒分离。病毒性胃肠炎流行期间，血清学和分子生物学诊断很少使用。

二、治疗原则和目标

1. 治疗原则

病毒性胃肠炎为自限性疾病，多数患者预后良好；婴幼儿患者病情较重，需要及时治疗。目前尚无特效的治疗药物。支持治疗，即补充丢失的液体和电解质，预防和治疗脱水和电解质紊乱仍是轮状病毒性胃肠炎的主要治疗原则。

2. 治疗目标

病毒性胃肠炎一般预后良好，可达到治愈目的，在治疗原发病的同时应积极防治并发症，预防和治疗脱水和电解质紊乱，最大限度地减少病死率。

三、常规治疗方案

（一）一般治疗

有发热的患儿不推荐使用阿司匹林，因为可能导致 ReVe's 综合征；头痛和乏力非常严重者可使用乙酰氨基酚。大多数急性胃肠炎所致脱水的患儿对口服补液盐治疗有效。因此，口服补液盐被推荐为一线治疗；静脉补液治疗只被推荐用于严重脱水的情况。严重呕吐或不能饮水时，可采用静脉补液或通过鼻胃管应用口服补液盐治疗。要维持肠道微生态，纠正菌群失调和易位可使用双歧杆菌、乳酸菌和粪球菌。应用肠黏膜保护剂蒙脱石（思密达）覆盖于肠黏膜，防御病毒及其毒素进一步攻击；固定病毒体，尤其适用于儿童急性腹泻，也用于肠易激惹综合征（IBS）。

（二）液体疗法

通过补充（或限制）某些液体维持体液平衡的治疗方法。广义上也包括静脉营养、胶体液的输入、输血或腹膜透析等。

（1）补液原则：先盐后糖，先快后慢，见惊补钙，见酸补碱，见尿补钾。

（2）补液途径：①胃肠道：尽量采用口服补液，在口服或吸收液体发生困难时，可采用其他方法；必要时可采用胃管点滴输液。②胃肠道外：静脉输液最常用。

（3）液体种类：常用液体大致分为两种：①非电解质液：包括饮用白开水及静脉输入 5%～10% 葡萄糖注射液。主要功能是补充由呼吸、皮肤蒸发所失水分及排尿丢失的液体；纠正体液高渗状态；不能补充体液丢失。②等渗含钠液。包括生理盐水、林格液等。主要功能是补充体液损失，纠正体液低渗状态及酸碱平衡紊乱；不能用以补充不显性丢失及排稀释尿时所需的液体。

基本液体的张力：张力为等渗液体的水渗透压倍数。①等张溶液：5% 葡萄糖溶液、0.9% 氯化钠溶液、1.4% 碳酸氢钠溶液、1/6 mol 乳酸钠溶液。②高张溶液：10% 葡萄糖溶液（2 张）、10% 氯化钠溶液（11 张）、5% 碳酸氢钠溶液（3.5 张）、10% 氯化钾溶液（8.9 张）。说明：5% 葡萄糖溶液和 10% 葡萄糖溶液的即时张力分别为 1 张和 2 张，但进入机体后最终被氧化和提供热量。因此，其总张力为 0 张。

常用组合液体的配制：①口服补液盐：世界卫生组织推荐的口服补液盐（ORS）适用于急性腹泻所致的轻、中度脱水，其配方是：氯化钠 3.5 g、碳酸氢钠 2.5 g、氯化钾 1.5 g 及无水葡萄糖 20 g，加饮用水至 1 升。②等张溶液：2∶1 溶液：2 份 0.9% 氯化钠溶液 + 1 份 1.4% 碳酸氢钠溶液。③ 1/2 张溶液：1∶1 溶液：1 份 0.9% 氯化钠溶液 + 1 份 5% 葡萄糖溶液；2∶3∶1 溶液：2 份 0.9% 氯化钠溶液 + 3

份5%葡萄糖溶液 + 1份1.4%碳酸氢钠溶液。④1/3张溶液：1∶2溶液：1份0.9%氯化钠溶液 + 2份5%葡萄糖溶液；2∶6∶1溶液：1份0.9%氯化钠溶液 + 6份5%葡萄糖溶液 + 1份1.4%碳酸氢钠溶液。⑤2/3张溶液：4∶3∶2溶液：4份0.9%氯化钠溶液 + 3份5%葡萄糖溶液 + 2份1.4%碳酸氢钠溶液。⑥1/5张溶液：1∶4溶液：1份0.9%氯化钠溶液 + 4份5%葡萄糖溶液；生理维持液：1∶4溶液 + 10%氯化钾溶液15 mL/L。说明：基本液体的份数以体积为单位。

（4）补液内容：包括累积丢失量、继续丢失量和生理需要量。①累积丢失量：累积丢失量与脱水程度有关。脱水程度的判断见表4-1。轻度脱水90~120 mL/kg，中度脱水120~150 mL/kg，重度脱水150~180 mL/kg。儿童体液总量随年龄增长逐渐减少而达成人水平，故学龄前和学龄儿童应分别用依据脱水估计量的3/4和2/3。补充液体张力根据脱水的性质决定：等渗性脱水用1/2张，低渗性脱水用2/3张，高渗性脱水用1/3张。②继续丢失量：10~40 mL/kg；补充液体张力为1/3张。③生理需要量：机体每天生理需要液量与其代谢热量有关，环境温度、湿度、对流条件改变或机体情况变化（如体温升高、呼吸增快等）均可影响生理需要量。在补充生理液量的同时，需补充电解质的丢失。液体疗法时，生理需要液量可按基础代谢热量计算，并需根据患者及环境情况做适当调整，如高热、多汗时液量需适当增加；长期雾化吸入，抗利尿激素分泌异常综合征时需减少用量。生理需要液量一般为60 mL/kg；补充液体张力为1/3~1/5张或生理维持液。

表4-1 脱水程度的判断

症状和体征	脱水程度		
	轻度	中度	感染性疾病
精神状态	正常或机敏	不安或烦躁	重度
口渴	无意或拒绝饮水	意向或渴望饮水	淡漠或嗜睡
心率	正常	正常或增加	无力或不能饮水
脉搏	正常	正常或减弱	过速或过缓
呼吸	正常	正常或加快	纤细或消失
眼窝	正常	似乎下陷	深大
泪液	存在	减少	明显下陷
唇舌	湿润	干燥	缺失
皮肤回缩	立即	缓慢（<2 s）	焦躁
血管充盈	立即	缓慢（<2 s）	迟滞（>2 s）
肢端	温暖	冰凉	迟滞（>2 s）
尿量	正常	减少	发绀

（5）补液速度：第1天内补液的3个部分和2个阶段。第1个阶段为前8~12 h，8~10 mL/(kg·h)，主要补充累积丢失量；重度脱水或中度伴外周循环障碍者，应首先在头半小时内扩容；低钠血症的纠正速度可稍快，高钠血症则宜稍慢。第2个阶段为后12~16 h，4~5 mL/(kg·h)，主要补充继续丢失量和生理需要量。

（6）注意事项：①口服补液盐主要用于腹泻时脱水的预防、轻度脱水、中度脱水而无明显周围循环障碍者；有明显呕吐、腹胀、休克、心肾功能不全、新生儿、有严重并发症者不宜使用。②第2天补液的内容主要是补充继续丢失量和生理需要量。③根据血液分析和血浆电解质检查，进行适当纠酸、补钙、补镁和补钾。若pH < 7.3或有重度酸中毒，需另加碱液纠正。若无条件行血气分析，可按提高血浆[HCO_3^-]5 mmol/L计算，5% $NaHCO_3$ 1 mL/kg可提高[HCO_3^-]1 mmol/L。轻度低钾每天口服氯化钾20~30 mg/kg；重度低钾需静脉补钾，浓度常为0.2%（不超过0.3%），全日氯化钾总量30~45 mg/kg，均匀分布于全日静脉补液中，时间不宜短于8 h。若低钙可用10%葡萄糖酸钙5~10 mL，稀释1倍后缓慢静脉推注。然后根据病情及血钙调整用量。低镁可用25%硫酸镁每次0.1 mg/kg，深部肌内注射，3~4

次/d，症状缓解后停用。补钾应遵循见尿补钾的原则

四、预防和随访

应采取以切断传播途径为主的综合性预防原则。减少水源和食品污染以及做好隔离消毒工作为最重要的措施。

轮状病毒性胃肠炎流行期间，采用被动免疫如提倡母乳喂养有一定预防作用，但母乳喂养不能提供全部保护，只能推迟轮状病毒感染的发病年龄。轮状病毒疫苗已经在临床推广使用，4~24个月的儿童口服含各型轮状病毒的减毒疫苗可刺激肠道局部产生IgA抗体，为目前最为有效的预防措施。

预防诺如病毒性胃肠炎应遵循以切断传播途径为主的综合性原则。最重要的措施是减少水源和食品污染；加大食品卫生执法力度和加强对供水单位的管理，确保饮食卫生和饮用水安全；加强宣传，重点教育群众尽量不吃或半生吃海产品等食物；做好疫情监测和规范疫情报告。

腺病毒性胃肠炎流行期间，隔离患儿对限制扩大流行非常重要。肠腺病毒的主要传播方式为粪-口途径，洗手是关键，不饮生水很重要，免饮生水可以防止腺病毒污染水源而扩散。

虽然各种病毒性胃肠炎症状轻重不一，病程长短不一，但病程自限，预后良好。痊愈后一般不需要随访。

第二节 细菌性胃肠炎

一、概述

细菌性胃肠炎广义系指各种细菌感染引起的一组急性肠道传染病，是发展中国家婴幼儿罹患和死亡的主要原因之一，也是各种常见的食物细菌感染或细菌性食物中毒的主要表现。为《中华人民共和国传染病防治法》中规定的丙类传染病。较常见的如沙门菌肠炎、肠致泻性大肠埃希菌肠炎、致泻性弧菌肠炎、空肠弯曲菌肠炎、小肠结肠炎耶尔森菌肠炎、轮状病毒肠炎、蓝氏贾第鞭毛虫肠炎等。其临床表现均可有腹痛、腹泻，并可有发热、恶心、呕吐等症状；处理原则亦相似，但不同病原体引起之腹泻，在流行病学、发病机制、临床表现及治疗上又有不同特点。有的为炎症型腹泻，有的为分泌型腹泻，最后确诊须依赖病原学检查。

本文内容主要参照中华人民共和国制定的《感染性腹泻的诊断标准及处理原则 [GB17012-19971]》。

1. 分类

按照病原体侵袭或刺激肠上皮细胞，细菌性胃肠炎分为：

（1）炎症型腹泻（inflammatory diarrhea）：指病原体侵袭肠上皮细胞，引起炎症而导致的腹泻。常伴有发热，粪便多为黏液便或脓血便，镜检有较多的红白细胞，如侵袭性大肠埃希菌肠炎、弯曲菌肠炎等。

（2）分泌型腹泻（secretory diarrhea）：指病原体刺激肠上皮细胞，引起肠液分泌增多和（或）吸收障碍而导致的腹泻。患者多不伴有发热，粪便多为稀水便。镜检红白细胞不多，如肠产毒大肠埃希菌肠炎、轮状病毒肠炎等。

细菌性胃肠炎常见的主要病原体见图4-1。

2. 流行特征

各类人群普遍易感，一般来说，患腹泻病后可以获得一定水平的免疫力，但通常持续时间不长，而且免疫力也不稳固。因此，人们一生中甚至一年中可多次发病。儿童、老年人及免疫抑制或慢性疾病患者为细菌感染性腹泻的高危人群，外出旅游者也是特殊的高危人群。

就地区性分布而言，细菌性胃肠炎是一种世界性分布的传染性疾病，但发展中国家的流行比发达国家严重。

就流行强度来说，可以表现为散发、爆发或流行。一般而言，经水和食物传播的细菌性胃肠炎以爆发和流行为主，尤其是霍乱、痢疾、沙门菌感染、致泻性弧菌感染、致泻性大肠埃希菌感染等。在流行季节和流行地区可以表现为爆发或流行，而在非流行季节和地区常表现为散发。卫生状况较差、人口密

度高的地区和人群容易发生爆发和流行。我国发病率最高的感染性腹泻是由志贺菌或轮状病毒引起的，其次为大肠埃希菌或空肠弯曲菌引起的。在沿海地区，由于经常进食海产品，由副溶血性弧菌、沙门菌属所致的急性细菌性胃肠炎比较多见。

从季节特点来看，本病全年均可发病，但具有明显的季节高峰。如沙门菌属感染、致病性大肠埃希菌肠炎、空肠弯曲菌肠炎等症一般好发于夏秋季节，发病高峰季节随地区和病原体的不同也可以有一些变化。

3. 传染源

细菌性胃肠炎的传染源主要是患者及病原携带者，少数家禽、家畜也可能是传染源。此病主要经"粪－口"途径传播，由于传播因素的复杂性导致传播途径的多样化，如通过被污染的食品、水、生活用品而传播；人与人或人与动物密切接触也可被感染。如果日常膳食中的肉类、蛋类、乳类、海产品等食品受到了腹泻病原体的污染，而人们在食用时又未能煮熟、蒸透，就容易导致细菌性胃肠炎的发生（图4-1）。

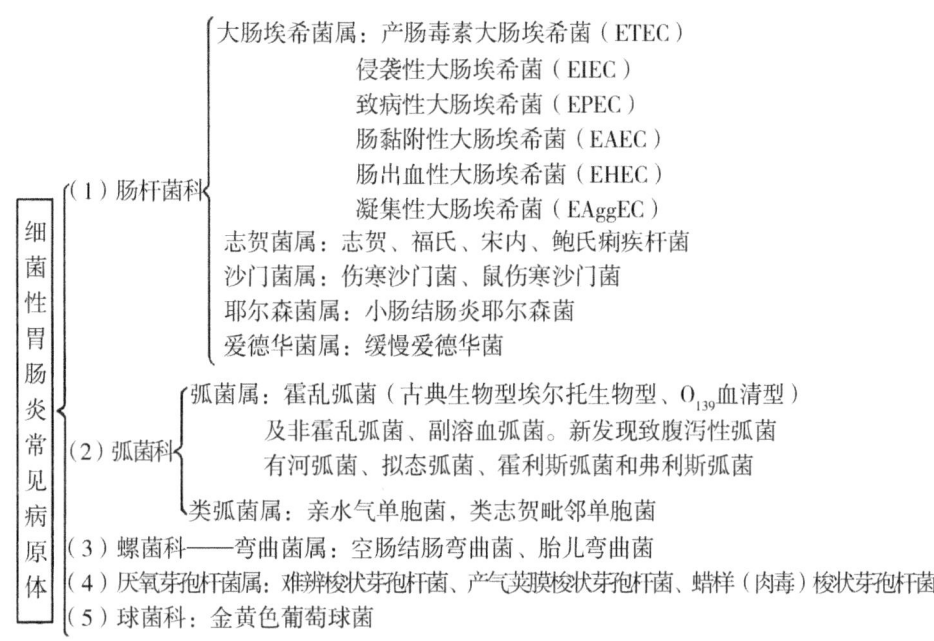

图4-1 细菌性胃肠炎常见主要病原体

4. 细菌性

胃肠炎的发病机制

（1）肠毒素的产生：已知多种病原菌进入肠道后，并不侵入肠上皮细胞，仅在小肠内繁殖，并黏附于黏膜，释放致病性肠毒素。肠毒素为外毒素，能在肠道中引起分泌性反应。大多数肠毒素通过细胞毒或非细胞毒机制使黏膜的分泌增加。非细胞毒性肠毒素称为细胞兴奋素（cytotonic），或细胞兴奋型肠毒素；细胞毒性肠毒素称为细胞毒素（cytotoxin），或细胞毒素型肠毒素。各种细菌产生的肠毒素不尽相同。

（2）侵袭和破坏上皮细胞：侵袭性病原菌通过其侵袭力，可直接侵入上皮细胞，并在其内生长繁殖，从而引起细胞发生功能障碍和坏死。

（3）侵入黏膜固有层和肠系膜淋巴结：沙门菌属是重要的肠道致病菌，除伤寒沙门菌外，该类细菌可侵入肠上皮细胞，通过吞饮囊穿过细胞，进入肠壁固有层，引起造成固有层大量多形核白细胞聚集的趋化反应和炎性病变，导致渗出性腹泻。并可迅速进入肠系膜淋巴结内，甚至引起全身感染或菌血症。除沙门菌外，以上过程也见于空肠弯曲菌、耶尔森菌及少数志贺菌。

（4）穿透黏膜固有层和侵及全身：伤寒沙门菌、副伤寒沙门菌和其他部分沙门菌等肠道致病菌，可穿透黏膜上皮到达固有层引起巨噬细胞的聚集如形成伤寒结节，并可在肠壁与肠系膜淋巴结内繁殖，然后经胸导管进入血循环而引起菌血症或迁徙性病变，而肠上皮细胞病变轻微。

（5）黏附作用：病原体黏附于肠黏膜，不侵入上皮细胞，不损害肠黏膜，也不产生肠毒素，而是通过其菌毛抗原的定居因子，黏附于上皮细胞刷状缘，可瓦解微绒毛，并使之变钝、扭曲、变形、液化，致使肠黏膜吸收面积减少及刷状缘表面酶含量减少，造成吸收障碍，从而导致吸收障碍性腹泻或渗透性腹泻。

5. 诊断原则

由于引起腹泻的病因比较复杂，除细菌、病毒、寄生虫等病原体可引起感染性腹泻外，其他因素，如化学药品等还可引起非感染性腹泻，故感染性腹泻的诊断须依据流行病学资料、临床表现和粪便常规检查来综合诊断。而其病原确诊须依据粪便检测相关病原体，或特异性抗原核酸，或从血清中检测出特异性抗体。

6. 诊断标准

（1）流行病学资料：一年四季均可发病，一般夏秋季多发。有不洁饮食（水）和（或）与腹泻患者、腹泻动物、带菌动物接触史，或有去不发达不卫生地区旅游史。如为食物源性则常为集体发病及有共进可疑食物史。某些沙门菌（如鼠伤寒沙门菌等）、肠道致泻性大肠埃希菌（EPEC）等感染则可在婴儿室内引起爆发流行。

（2）临床表现：

①腹泻，大便每天≥3次，粪便的性状异常，可为稀便、水样便，亦可为黏液便、脓血便及血便，可伴有恶心、呕吐、食欲不振、发热、腹痛及全身不适等。病情严重者，因大量丢失水分引起脱水、电解质紊乱甚至休克。

②已除外霍乱、痢疾、伤寒、副伤寒。

③并发症可有溶血性尿毒综合征（HUS）、吉兰-巴雷综合征（GBS）、血栓性血小板减少性紫癜（TTP）和瑞特尔综合征（Reiter syndrome）等。

（3）实验室检查：

①粪便常规检查：粪便可为稀便、水样便、黏液便、血便或脓血便。镜检可有多量红白细胞，亦可有少量或无细胞。

②病原学检查：粪便中可检出霍乱、痢疾、伤寒、副伤寒以外的致病微生物，如肠致泻性大肠埃希菌、沙门菌、轮状病毒或蓝氏贾第鞭毛虫等。或检出特异性抗原、核酸或从血清检出特异性抗体。

临床诊断：具备临床表现①、②和③者，可作临床诊断，实验室检查①供参考。病原确诊：临床诊断加实验室检查②。

二、常见的细菌性胃肠炎简介

（一）沙门菌属胃肠炎

1. 病原体

沙门菌属有2 000个血清型，我国已发现100多个。致病性最强的是猪霍乱沙门菌，其次是鼠伤寒沙门菌和肠炎沙门菌。沙门菌为具有鞭毛、能运动的革兰阴性杆菌，不耐热，55℃ 1 h或60℃ 15～30 min可被杀灭，100℃立即死亡。自然界中广泛存在，存活力较强，该菌在适宜的基质上、20～30℃条件下可迅速繁殖，经2～3 h即可达到引起中毒的细菌数量。

2. 传播媒

介主要是肉类，其次是蛋类、奶类及其他动物性食品。肉类主要来自动物生前感染。一般情况下，畜禽类的肠道内都带有沙门菌，在其抵抗力低下时，即可通过血液循环引起全身感染，使肉尸和内脏大量带菌。另外宰杀后经各种途径使肉尸受到污染。蛋类可在卵巢和产蛋过程中被污染。带菌的牛羊所产的奶中也含有大量沙门菌，或受到带菌挤奶员、不卫生的容器具的污染。

带有沙门菌的食品，在较高温度下久存，细菌可在食品上大量繁殖，如果烹调时食品加热不彻底，或熟食品再次受到污染，食用前又未加热，即可因食入大量活菌而发生中毒。

3. 中毒机制

大量细菌进入机体后，可在小肠或结肠内继续繁殖，破坏肠黏膜，并通过淋巴系统进入血流，引起全身感染，出现菌血症。当沙门菌在淋巴结和网状内皮系统被破坏后，释放出毒力很强的内毒素，与活菌共同侵犯肠黏膜，引起炎症改变，抑制水和电解质的吸收，从而出现胃肠炎症状。

4. 临床表现

进入机体活菌数量达到10万～10亿个才会出现临床症状，潜伏期6 h～3 d，一般为12～24 h。临床表现依症状不同可分为5型：胃肠炎型、类霍乱型、类伤寒型、类感冒型和类败血症型。其中以胃肠炎型最为多见，表现为：体温升高（38～40℃）、恶心、呕吐、痉挛性腹痛、腹泻，大便多为黄绿色水样便，一天7～8次，大便有恶臭，内有未消化的食物残渣，偶带脓血。病程3～5 d，一般两天后停止腹泻，食欲恢复正常，预后良好。

（二）变形杆菌性胃肠炎

1. 病原体

可引起细菌性胃肠炎的有普通变形杆菌、奇异变形杆菌和摩根变形杆菌等。变形杆菌属在自然界广泛存在于土壤、污水和植物以及人和动物肠道中。健康人变形杆菌带菌率为1.3%～10.4%，腹泻患者为13.3%～52%，动物为0.9%～62.7%。因此，食品受到污染的机会很多，食品中的变形杆菌主要来自外界的污染。

2. 传播媒介

引起中毒的食品以动物性食品为主，尤其以水产类食品更为多见；也见于凉拌菜、剩饭菜和豆制品。

3. 发病机制

基本同沙门菌。摩根变形杆菌可产生脱羧酶，能分解组胺酸形成组胺，每千克体重随摄入1.5 mg组胺时，可发生过敏型组胺中毒。

4. 临床表现

（1）急性胃肠炎型：潜伏期一般为10～12 h，主要表现为恶心、呕吐、头晕、头痛、乏力、阵发性剧烈腹痛、腹泻；腹泻为水样便伴有黏液，有恶臭，一天10余次。体温一般在39℃以下，病程1～2 d，也有3～4 d者。预后一般良好。

（2）过敏型潜伏期短，一般为30 min～2 h，主要表现为面部和上身皮肤潮红、头晕、头痛并有荨麻疹。病程为1～2 d。

（3）混合型：上述两型症状同时存在。

（三）副溶血性弧菌食物中毒

1. 病原体

副溶血性弧菌最适生长的pH为7.5～8.5，温度37℃，不耐高温，80℃ 1 min或56℃ 5 min即可杀灭。对酸敏感，在2%醋酸中或50%的食醋中1 min即可死亡。

2. 传播媒介

副溶血性弧菌广泛存在于海岸和海水中，海生动植物常会受到污染而带菌。引起中毒的食品除鱼、虾、蟹、贝等海产品外，肉类、咸菜、凉拌菜也可因受到污染而引起中毒。带用少量该菌的食物，在适宜的温度下，经3～4 h细菌可急剧增加至中毒数量。

3. 中毒机制

随食物进入人体 10^6 个以上的活菌，在肠道内继续繁殖，侵入肠上皮细胞，引起肠黏膜上皮细胞和黏膜下组织病变，数小时后出现急性胃肠炎症状。该菌破坏后可释放肠毒素和耐热性溶血素，后者是具有心脏毒性。

4. 临床表现

潜伏期多为10 h左右，一般8～40 h，主要症状有恶心、呕吐、上腹部阵发性剧烈腹痛、频繁腹泻、洗肉水样或带黏液便，无里急后重，每天5～6次，体温39℃。重症患者可有脱水、血压下降、意识不清等。病程2～4 d，一般预后良好，无后遗症，少数患者因休克、昏迷而死亡。

（四）肉毒杆菌胃肠炎

1. 病原体

肉毒梭状芽孢杆菌180℃ 5～15 min或湿热100℃ 6 h方被杀灭。10%盐酸1 h或20%甲醛24 h方能杀死芽孢。在适宜条件（无氧、发酵、适宜的营养基质、18～30℃）下肉毒梭菌可迅速生长，大量繁殖，同时产生一种以神经毒性为主要特征的可溶性剧毒的肉毒毒素（外毒素）。该毒素毒性极强，1 μg 即可使人致死。依据毒素的抗原性不同可分成 A～G 7 型，人类肉毒中毒主要是由 A、B、E 3 型所致。

2. 传播媒介

可因饮食习惯和膳食结构不同而异。国外多为火腿、香肠、罐头食品；我国主要见于家庭自制发酵豆、面制品（豆酱、面酱、红豆腐、臭豆腐、豆豉等），也见于肉类和其他食品。

3. 中毒机制

肉毒毒素经消化道吸收后进入血液循环，主要作用于中枢神经系统脑神经核、神经肌肉接头处及自主神经末梢，阻止神经末梢释放乙酰胆碱，引起肌肉麻痹和神经功能不全。

4. 临床表现

潜伏期 6 h～10 d，一般 1～4 d。早期有全身乏力、头晕、食欲不振，以后逐渐出现视力模糊、眼睑下垂、复视、瞳孔散大等神经麻痹症状；重症患者则出现吞咽、咀嚼、语言、呼吸困难，头下垂，运动失调，心力衰竭等、体温、血压正常，无感觉障碍，意识清楚。病死清楚。病死率较高，多死于发病后 10 d 内。经积极治疗后逐渐恢复健康，一般无后遗症。

（五）葡萄球菌食物中毒

1. 病原体

葡萄球菌广泛分布于自然界，健康人的皮肤和鼻咽部、化脓灶都有该菌存在。该菌为革兰阳性球菌，不耐热，但能耐受干燥和低温。在 28～38℃生长良好，繁殖的最适温度为 37℃，最适 pH7.4，在含 20%～30% CO_2 条件下有利于产生大量肠毒素。肠毒素（外毒素）是一种蛋白质，已知有 A～E 5 种抗原型，A 型的毒力最强，食物中毒多由此型所致。该肠毒素耐热性强，在食品中一般烹调方法不能破坏，须经 100℃ 2 h 方可破坏。

2. 传播媒

介主要为肉制品、剩饭、凉糕、奶及其制品

3. 中毒机制

仅随食物摄入活细菌而无葡萄球菌肠毒素不会引起食物中毒，只有摄入达中毒剂量的该菌肠毒素才会致病。肠毒素作用于胃肠黏膜，引起充血、水肿、甚至糜烂等炎症改变及水与电解质代谢紊乱，出现腹泻；同时刺激迷走神经的内脏分支而引起反射性呕吐。

4. 临床表现

潜伏期一般为 1～6 h，多为 2～4 h 主要症状有恶心、剧烈反复呕吐、上腹部疼痛、水样便，体温正常或低热。病程短，1～2 d 内即可恢复健康，预后一般良好。

三、防治原则

1. 治疗原则及病原体治疗

针对不同腹泻类型，治疗应有所侧重，分泌性腹泻以补液疗法为主，病因治疗为辅；侵袭性腹泻除补液外，尚需积极进行病因治疗；病毒性腹泻大部分为自限性，对小儿与衰弱者应注意纠正脱水等。

（1）病毒及细菌毒素（如食物中毒等）引起的腹泻一般不需用抗菌药物。

（2）腹泻次数和粪便量较多者，应注意改善中毒症状及时纠正水电解质的平衡失调。世界卫生组织（WHO）推荐以口服补液盐（oral rehydration salt，ORS）治疗重度腹泻伴脱水或即将脱水的患者。采用 2% 葡萄糖电解质溶液（1 000 mL 溶液中含氯化钠 3.5 g，碳酸氢钠 2.5 g，氯化钾 1.5 g，葡萄糖 20 g），补液量应为丢失量的 1.5 倍，应少量多次给予，每 2～3 h 1 次，4～6 h 服完规定量。也有人用蔗糖 10 g 或稻米粉 40 g 或蜂蜜代替葡萄糖。1984 年起 WHO 推荐用枸橼酸三钠 2.9 g 替代上述中的碳酸氢钠，制成"ORS-Citrate"液，其对纠正酸中毒更有利，且减少排便量效果更佳。

（3）病原治疗：针对引起腹泻的病原体必要时给予相应的病原治疗。

首先留取粪便做常规检查与细菌培养，结合临床情况给予抗菌药物经验治疗，通常选用氟喹诺酮类药，如诺氟沙星口服，成人一般用量为每天 400～800 mg，分为 3～4 次服。如疗效满意可继续用药，一般疗程 3～8 d。待明确病原菌后，如临床疗效不满意者可根据药敏试验结果调整用药。轻症病例可口服用药；病情严重者应静脉给药，病情好转后并能口服时改为口服。本类型组病症须针对不同的病原体选用不同的抗生素（表 4-2）。

表 4-2　细菌性胃肠炎的病原治疗

疾病	病原体	宜选药物	可选药物	备注
细菌性痢疾	志贺菌属	氟喹诺酮类	复方磺胺甲噁唑，阿莫西林，呋喃唑酮，磷霉素，第 1 代或第 2 代头孢菌素	疗程 5～7 d
霍乱（包括副霍乱）	霍乱弧菌，ETT or 霍乱弧菌	氟喹诺酮类	复方磺胺甲噁唑，多西环素、氨苄西林	纠正失水及电解质素
沙门菌属胃肠炎	沙门菌属	氟喹诺酮类	复方磺胺甲噁唑，氨苄西林，磷霉素	轻症对症治疗
大肠埃希菌肠炎	大肠埃希菌（产肠毒素性、肠致病性、肠侵袭性、肠出血性、肠黏附性）	重症用氟喹诺酮类、磷霉素		轻症对症治疗
葡萄球菌食物中毒	金葡菌（产肠毒素）			对症治疗
旅游者腹泻	产肠毒素大肠埃希菌、志贺菌属、沙门菌属、弯曲杆菌等	重症用氟喹诺酮类、磷霉素		轻症对症治疗
副溶血弧菌食物中毒	副溶血性弧菌	多西环素	复方磺胺甲噁唑，氟喹	轻症对症治疗
空肠弯曲菌肠炎	空肠弯曲菌	氟喹诺酮类	红霉素等大环内酯类	轻症对症治疗，重症及发病 4 d 内患者用抗菌药物
抗生素相关性肠炎及假膜性肠炎	艰难梭菌（重症）	甲硝唑	甲硝唑无效时用万古霉素或去甲万古霉素	轻症患者停用抗生素即可，万古霉素及去甲万古霉素均需口服给药
耶尔森菌小肠结	耶尔森菌属	氟喹诺酮类或复方磺胺甲噁唑	氨基糖苷类	对症治疗，并发血症时用抗菌药物

（4）营养治疗：此类患者多有营养障碍，一般不必禁食，如病情允许，可进食流质或半流质食物，忌食多渣、油腻或刺激性食物。但所有急性感染性腹泻患者都应暂时停饮牛奶及其他乳制品，腹泻频繁、伴有呕吐和高热等严重中毒症状者，应卧床休息、禁食、多饮水。

（5）对症治疗：包括抗肠蠕动药、黏附剂及抗分泌药物三种：

①抗肠蠕动药或解痉剂：可用于治疗分泌性腹泻、慢性非感染性腹泻，以减少肠道分泌。

②黏附剂或收敛剂：前者如白陶土、活性炭等可与细菌内毒素结合，但一般不作常规治疗使用。后者对于分泌性腹泻可增加大便形成度，以减少水分丢失。

③抗分泌药物：针对肠毒素作用机制，选用适当分泌抑制剂。小檗碱可抑制肠毒素活化，并延长其致病潜伏期；吲哚美辛、阿司匹林可抑制肠毒素与神经节苷脂（GM1）受体结合；烟酸、氯丙嗪、氯苯哌酰胺（洛哌丁胺）和地西泮可抑制环化酶活性，均可减少肠道分泌；而肾上腺皮质激素则可促进小肠吸收和抑制肠毒素的分泌作用。此外，将纯化的肠毒素 B 单位，或人工合成的 GM1 制成口服制剂服用，可以竞争性抑制肠毒素与肠毒素结合，而使腹泻明显减轻，在发病 8～15 h 内使用更为有效。

（6）特殊治疗：细菌性食物中毒患者可用抗生素治疗，但葡萄球菌毒素中毒一般不需要用抗菌药，以保暖、输液、饮食调节为主。对肉毒中毒早期病例可用清水或 1：4 000 高锰酸钾溶液洗胃，并应尽早使用多价抗毒血清，注射前要做过敏试验；并可用盐酸胍以促进神经末梢释放乙酰胆碱。

2. 多发、暴发疫情的处理

（1）立即隔离及治疗患者，必要时须隔离患者的密切接触者，并向立即医院上级领导和上级卫生防疫机关或卫生管理部门报告。

（2）采样做病原学和（或）血清学检查，尽快查明病原。

（3）尽快查明传染来源，并采取相应防疫措施，切断病原传播途径，阻断疫情发展。

四、预防措施

预防原则应以切断传播途径为主，同时加强对传染源的管理，采取综合性预防措施，对重点人群、集体单位及临时性大型工地应特别注意预防爆发和流行。

1. 一级预防

主要针对致病因素（包括环境和个体）的预防策略，也称病因预防。内容主要包括改善环境卫生（完善上下水道设施、处理粪便垃圾等），强制食品部门执行有关卫生法规，对公众开展健康教育（特别是不随地便溺，养成饭前便后洗手习惯等），早期发现和管好传染源，杜绝医院内交叉感染，开展特异性预防措施（疫苗预防、药物预防）等。

2. 二级预防

采取"三早"（早发现、早诊断、早治疗）策略，防止和减缓感染性腹泻的发生和发展。主要通过宣传教育群众和提高医务人员的诊疗水平，做到把知识交给群众，特别是培训儿童的母亲，提高医务人员的诊断技术及对口服补液疗法的积极应用，反对滥用抗生素，开展流行病学监测等实际上，对感染性腹泻这样的传染性疾病还得强调另外"二早"，即早隔离和早报告。

3. 三级预防

主要包括在医疗单位的正确处理和良好护理、合理膳食、家庭随访和指导等，尽可能使患者全面康复，减少并发症、后遗症或其他由于严重或反复腹泻可能造成的伤残。

具体措施可参考如下几项：

（1）加强宣传教育：搞好卫生常识的普及教育，提高人们的自身防护能力，教育人们要自觉养成良好的个人卫生习惯，做到饭前、便后洗手，不吃不洁食物，生吃瓜果、蔬菜要洗净，严禁生食海产品，宣传不要乱用滥用抗生素及发病后及时就诊，及时妥善处理呕吐物和排泄物的必要性和重要性等。

（2）管好传染源：医院、门诊部要设立腹泻病专科门诊，对感染性腹泻患者做到早发现、早诊断、早隔离、早治疗；对从事饮食服务、幼儿保教和饮水管理工作的人员要定期为他们做体检，防止慢性患者或病原携带者从事公众服务性工作。

（3）切断传播途径：要做好"三管一灭"（即管好水、管好饮食、管好粪便，消灭苍蝇），防止"病从口入"，做好丰水期的水源管理，不喝生水；集体食堂实行分餐制，食品加工做到生熟分开；生活垃圾日产日清，粪便、污物实施无害化处理；定期搞好环境消杀灭处理，有效控制蚊蝇鼠虫的密度。

（4）保护易感人群：加强身体锻炼，提高机体免疫力；重点人群在特殊季节可采取预防性服药等措施；有条件的可进行预防接种，如轮状病毒疫苗可有效预防轮状病毒性腹泻。

（5）建立监测点，有计划地进行腹泻病监测。监测点的主要任务有：进行发病和死亡的登记与调查，掌握发病率、死亡率和病死率的动态变化；进行病原学监测；进行传染源、传播途径、人群免疫水平及流行因素的调查；进行外环境、食品污染情况的调查与卫生评价；对各项防治措施进行效果评价；总结经验教训，开展相关问题的科学研究。

（6）开设腹泻病专科门诊（肠道门诊），早期发现和诊断患者，防止交叉感染。

（7）鼓励母乳喂养：母乳喂养婴儿可以有效地预防婴幼儿感染性腹泻的发生。国内调查显示母乳喂养组儿童感染性腹泻的发病率明显低于混合喂养组和人工喂养组。

第三节 消化性溃疡

消化性溃疡（peptic ulcer，PU）是最常见的消化疾病之一，主要包括胃溃疡（gastric ulcer，GU）和十二指肠溃疡（duodenal ulcer，DU），此外亦可发生于食管下段、小肠、胃肠吻合口及附近肠襻以及异位胃黏膜。本文中胃溃疡特指胃消化性溃疡，区别于胃溃疡性病灶的总称，后者可包括各种良、恶性病灶。溃疡的黏膜缺损超过黏膜肌层，与糜烂不同。

一、流行病学

消化性溃疡是全球性多发性疾病，但在不同国家、地区的患病率可存在不同差异。通常认为大约10%的个体一生中曾患消化性溃疡。近年来消化性溃疡发病率有逐渐下降趋势，而随着药物与诊断技术的不断发展，严重并发症的发病率亦有降低。

本病好发于男性，十二指肠溃疡常较胃溃疡常见。国内统计资料显示男女消化性溃疡发病率之比在十二指肠溃疡为 4.4：1 ~ 6.8：1，胃溃疡为 3.6：1 ~ 4.7：1。消化性溃疡可发生于任何年龄，但十二指肠溃疡多见于青壮年，而胃溃疡多见于中老年，两者的发病高峰可相差 10 岁。统计显示我国南方发病率高于北方，城市高于农村，可能与饮食习惯、工作精神压力有关。自 20 世纪 80 年代以来，随着社会老龄化与期望寿命的不断延长，中老年溃疡患者的比率呈增高趋势。溃疡病发作有季节性，秋冬和冬春之交是高发季节。

二、病因和发病机制

消化性溃疡的发生是由于对胃、十二指肠黏膜有损害作用的侵袭因素和黏膜自身防御、修复因素之间失衡的综合结果。具体在某一特例可表现为前者增强，或后者减弱，或兼而有之。十二指肠溃疡与胃溃疡在发病机制上存在不同，表现为前者主要是防御、修复因素减弱所致，而后者常为胃酸、药物、幽门螺杆菌（Helicobacter pylori，Hp）等侵袭因素增强。所以说，消化性溃疡是由多种病因导致相似结果的一类异质性疾病。

关于溃疡病的主导发病机制，经历了一个世纪的变迁。长久以来人们一直认为胃酸是发生溃疡的必需条件，因此 1910 年 Schwartz 提出的"无酸，无溃疡"的设想，在 1971 年被 Kirsner 更名为"酸消化性溃疡"的观点曾长期在溃疡的发病机制中占据统治地位。自 1983 年 Warren 和 Marshall 首先从人胃黏膜中分离出 Hp 后，这一理论逐渐受到挑战。近年来胃肠病学界盛行的溃疡病的病因是 Hp，因此又提出了"无 Hp，无溃疡"的论点，认为溃疡是 Hp 感染的结果。依照以上理论，联合应用抑酸药与根除 Hp，确实起到了愈合溃疡、降低复发率的成果，Warren 和 Marshall 亦因此获得了 2005 年诺贝尔生理学和医学奖。然而进一步研究却发现上述药物虽可使溃疡愈合，但黏膜表层腺体结构排列紊乱，黏膜下结缔组织处于过度增生状态，从而影响细胞的氧合、营养和黏膜的防御功能，是溃疡复发的病理基础。临床工作中亦发现溃疡多在原来的部位或其邻近处复发。据此，1990 年 Tamaw-ski 提出了溃疡愈合质量（quality of ulcer healing；QOUH）的概念。近年来强化黏膜防御被作为消化性溃疡治疗的新途径，大量临床试验证实多种胃黏膜保护药与抑酸药联合使用，均可有效提高溃疡愈合质量，减少溃疡复发。

1. Hp 感染

大量研究证明 Hp 感染是消化性溃疡的重要病因。规范化试验证实十二指肠患者的 Hp 感染率超过 90%，而 80% ~ 90% 的胃溃疡患者亦存在 Hp 感染。因此，对于 Hp 感染阴性的消化性溃疡，应积极寻找原因，其中以 Hp 感染检测手法不当造成假阴性、非甾体消炎药（NSAIDs）应用史为常见，其他原因尚包括胃泌素瘤、特发性高酸分泌、克罗恩病、心境障碍等。反之，在存在 Hp 感染的个体中亦观察到了消化性溃疡发病率的显著上升。Hp 感染可使消化性溃疡出血的危险性增加 1.79 倍。若合并 NSAIDs 应用史，Hp 感染将使罹患溃疡的风险增加 3.53 倍。

Hp 凭借其黏附因子与黏膜表面的黏附因子受体结合，在胃型黏膜（胃黏膜，尤其是幽门腺黏膜和伴有胃上皮化生的十二指肠黏膜）上定植；凭借其毒力因子的作用，诱发局部炎症和免疫反应，损害黏膜的防御修复机制；通过增加胃泌素分泌形成高酸环境，增加了侵袭因素，此两者在十二指肠溃疡和胃溃疡的发生中各有侧重。空泡毒素A（vacuo-lating cytotoxin A，Vac A）和细胞毒相关基因A（cytotoxin-associated gene A，Cag A）是Hp的主要毒力标志，而其黏液酶、尿素酶、脂多糖、脂酶/磷脂酶A、低分子蛋白及其自身抗原亦在破坏黏膜屏障、介导炎症反应方面各具作用。在Hp黏附的上皮细胞可见微绒毛减少、细胞间连接丧失、细胞肿胀、表面不规则、胞内黏液颗粒耗竭、空泡样变、细菌与细胞间形成黏着蒂和浅杯样结构等改变。

幽门螺杆菌致胃、十二指肠黏膜损伤有以下4种学说，各学说之间可相互补充。

"漏雨的屋顶"学说：Goodwin把Hp感染引起的炎症胃黏膜比喻为"漏雨的屋顶"，无雨（无胃酸）仅是暂时的干燥（无溃疡）。而根除Hp相当于修好屋顶，房屋不易漏雨，则溃疡不易复发。许多研究显示溃疡自然病程复发率超过70%，而Hp根除后溃疡的复发率明显降低。

胃泌素相关学说：指Hp尿素酶分解尿素产生氨，在菌体周围形成"氨云"，使胃窦部pH增高，胃窦黏膜反馈性释放胃泌素，提高胃酸分泌水平，从而在十二指肠溃疡的形成中起重要作用。临床工作中，十二指肠溃疡几乎总伴有Hp感染。若能真正根除Hp，溃疡几乎均可治愈。

胃上皮化生学说：Hp一般只定植于胃上皮细胞，但在十二指肠内存在胃上皮化生的情况下，Hp则能定植于该处并引起黏膜损伤，导致十二指肠溃疡的发生。此外，Hp释放的毒素及其激发的免疫反应导致十二指肠炎症。炎症黏膜可自身引起或通过对其他致溃疡因子的防御力下降而导致溃疡的发生。在十二指肠内，Hp仅在胃上皮化生部位附着定植为本学说的一个有力证据。

介质冲洗学说：Hp感染可导致多种炎性介质的释放，这些炎性介质被胃排空至十二指肠而导致相关黏膜损伤。这个学说亦解释了为什么Hp主要存在于胃窦，却可以导致十二指肠溃疡的发生。

根除Hp的疗效体现于：Hp被根除后，溃疡往往无须抑酸治疗亦可自行愈合；联合使用根除Hp疗法可有效提高抗溃疡效果，减少溃疡复发；对初次使用NSAIDs的患者根除Hp有助于预防消化性溃疡发生；反复检查已排除恶性肿瘤、NSAIDs应用史及胃泌素瘤的难治性溃疡往往均伴Hp感染，有效的除菌治疗可收到意外效果。根除Hp的长期效果还包括阻断胃黏膜炎症—萎缩—化生的序贯病变，并最终减少胃癌的发生。

2. 非甾体消炎药

一些药物对消化道黏膜具有损伤作用，其中以NSAIDs为代表。其他药物包括肾上腺皮质激素、治疗骨质疏松的双磷酸盐、氟尿嘧啶、氨甲蝶呤等均有类似作用。一项大型荟萃分析显示，在服用NSAIDs的患者中，Hp感染将使罹患溃疡的风险增加3.53倍；反之，在Hp感染的患者中，服用NSAIDs将使罹患溃疡的风险增加3.55倍。Hp感染和NSAIDs可相互独立地显著增加消化性溃疡的出血风险（分别增加1.79倍和4.85倍）。目前NSAIDs和Hp已被公认为互相独立的消化性溃疡危险因素，在无Hp感染、无NSAIDs服用史的个体发生的消化性溃疡终究是少见的。比较公认的NSAIDs溃疡风险因素除了与药物的种类、剂量、给药形式和疗程有关外，还与既往溃疡病史、高龄患者、两种以上NSAIDs合用、与华法林合用、与糖皮质激素合用、合并Hp感染、嗜烟酒和O型血有关。

NSAIDs损伤胃肠黏膜的机制包括局部直接作用和系统作用。NSAIDs药物具有弱酸性的化学性质，其溶解后释放H^+破坏胃黏膜屏障。环氧合酶（cyclooxygenase，COX）和5-脂肪加氢酶在花生四烯酸生成前列腺素（PG）和白三烯的过程中起核心催化作用，而PG对胃肠道黏膜具有重要的保护作用。传统NSAIDs抑制COX-1较明显，使内源性前列腺素合成受阻，大量花生四烯酸通过脂肪加氢酶途径合成为白三烯，局部诱中性粒细胞黏聚和血管收缩。COX-2选择性/特异性抑制药减轻了对COX-1的抑制作用，但近来研究发现COX-2与内皮生长因子、转化生长因子的生成关系密切，提示其对胃肠道的细胞屏障亦可能存在一定保护作用。NSAIDs可促进中性粒细胞释放氧自由基增多，导致胃黏膜微循环障碍，还通过一系列途径引起肠道损伤，导致小肠和结肠的糜烂、溃疡等病变。NSAIDs溃疡多发生于胃窦部、升结肠和乙状结肠，亦可见于小肠，多为单发，溃疡较表浅，边缘清晰。

3. 胃酸和胃蛋白酶

消化性溃疡被定义为由胃液中的胃酸和胃蛋白酶对胃壁的自身消化而引起，这一论点直到今天仍被广泛认同。尽管Hp和NSAIDs在溃疡的发病中非常重要，但其最终仍通过自我消化的途径引起溃疡，只是上游机制在不同个体中不尽相同，即消化性溃疡的异质性。胃蛋白酶原由胃黏膜主细胞分泌，经胃酸激活转变为胃蛋白酶而降解蛋白质分子。由于胃蛋白酶的活性收到酸分泌的制约，因而探讨消化性溃疡的发病机制时重点讨论胃酸的作用。无酸的情况下罕见溃疡发生；胃泌素瘤患者好发消化性溃疡；抑酸药物促进溃疡愈合；难治性溃疡经抑酸治疗愈合后，一旦停用药物常很快复发，这些事实均提示胃酸的存在是溃疡发生的重要因素。

高酸环境在十二指肠溃疡的发病机制中占据重要地位，而胃溃疡则更多地表现为正常胃酸分泌或相对低酸。十二指肠溃疡患者对五肽胃泌素、胃泌素、组胺、倍他唑、咖啡因等刺激产生的平均最大胃酸分泌量（maximal acid output，MAO）高于正常个体，但变异范围较广。约1/3的患者平均基础胃酸分泌量（basic acid output，BAO）亦较高。消化间期胃酸分泌量反映基础酸分泌能力，该指标通常用BAO和MAO的比值来反映。十二指肠溃疡患者具有较高的基础酸分泌能力，其原因尚不甚明了。

相比之下，胃溃疡患者的BAO和MAO均与正常人相似，甚至低于正常；一些胃黏膜保护药虽无减少胃酸的作用，却可以促进溃疡的愈合。研究提示胃溃疡的发生主要起因于胃黏膜的局部。由于胃黏膜保护屏障的破坏，不能有效地对抗胃酸和胃蛋白酶的侵蚀和消化作用，而致溃疡发生。

4. 胃十二指肠运动异常

主要包括胃排空过速、排空延缓和十二指肠液反流。前者可使十二指肠球部酸负荷显著增加而促使十二指肠溃疡发生，而后二者可通过胃窦局部张力增加、胃泌素水平升高、反流的胆汁和胰液对胃黏膜产生损伤而在胃溃疡的发病机制中起重要作用。

5. 环境和生活因素

相同药物治疗条件下，长期吸烟者溃疡愈合率较不吸烟者显著降低。吸烟可刺激胃酸分泌增加，引起血管收缩，抑制胰液和胆汁的分泌而减弱其在十二指肠内中和胃酸的能力；烟草中烟碱可使幽门括约肌张力减低，导致胆汁反流，从而破坏胃黏膜屏障。食物对胃黏膜可引起物理和化学性损害。暴饮暴食或不规则进食可能破坏胃分泌的节律性。咖啡、浓茶、烈酒、高盐饮食、辛辣调料、泡菜等食品，以及偏食、饮食过快、太烫、太凉、不规则等不良饮食习惯，均可能是本病发生的相关因素。

6. 精神因素

根据现代的心理-社会-生物医学模式观点，消化性溃疡属于典型的心身疾病。心理因素如精神紧张、情绪波动、过分焦虑可直接导致胃酸分泌失调、胃黏膜屏障削弱。消化性溃疡病的人格特征表现为顺从依赖、情绪不稳、过分自我克制、内心矛盾重重等。此类性格特点倾向于使患者在面对外来应激时，情绪得不到宣泄，从而迷走神经张力提高，胃酸和胃蛋白酶原水平上调，促进消化性溃疡的发生。

7. 遗传因素

争论较多，早年的认识受到Hp感染的巨大挑战而变得缺乏说服力。尽管如此，在同卵双胎同胞中确实发现溃疡发病一致性高于异卵双胎，而消化性溃疡亦为一些遗传性疾病的临床表现之一。

三、病理学

1. 部位

胃溃疡可发生于胃内任何部位，但大多发生于胃窦小弯与胃角附近。年长者则多发生于胃体小弯及后壁，而胃大弯和胃底甚少见。组织学上，胃溃疡大多发生在幽门腺区与胃底腺区移行区域靠幽门腺区一侧。该移行带在年轻人的生理位置位于胃窦近幽门4~5cm。随着患者年龄增长，由于半生理性胃底腺萎缩和幽门腺上移[假幽门腺化生和（或）肠上皮化生]，幽门腺区黏膜逐渐扩大，此移行带位置亦逐渐上移，伴随胃黏膜退行性变增加，黏膜屏障的防御能力减弱，高位溃疡的发生机会随年龄而增加。老年人消化性溃疡常见于胃体后壁及小弯侧。Billroth Ⅱ式胃肠吻合术后发生的吻合口溃疡则多见于吻合口的空肠侧。

2. 数目

消化性溃疡大多为单发，少数可为2个或更多，称多发性溃疡。

3. 大小

十二指肠溃疡的直径一般＜1 cm；胃溃疡的直径一般＜2.5 cm。巨大溃疡无须与胃癌相鉴别。

4. 形态

典型的胃溃疡呈类圆形，深而壁硬，于贲门侧较深作潜掘状，在幽门侧较浅呈阶梯状。切面因此呈斜漏斗状。溃疡边缘常有增厚而充血水肿，溃疡基底光滑、清洁，表面常覆以纤维素膜或纤维脓性膜而呈现灰白或灰黄色。溃疡亦可呈线状或不规则形。

5. 深度

浅者仅超过黏膜肌层，深者可贯穿肌层甚至浆膜层。

6. 并发病变

溃疡穿透浆膜层即引起穿孔。前壁穿孔多引起急性腹膜炎；后壁穿孔若发展较缓慢，往往和邻近器官如肝、胰、横结肠等粘连，称为穿透性溃疡。当溃疡基底的血管特别是动脉受到侵蚀时，会引起大出血。多次复发或肌层破坏过多，愈合后可留有瘢痕，瘢痕组织可深达胃壁各层。瘢痕收缩可成为溃疡病变局部畸形和幽门梗阻的原因。

7. 显微镜下表现

慢性溃疡底部自表层至深层可分为4层。①渗出层：最表层有少量炎性渗出（中性粒细胞、纤维素等）覆盖。②坏死层：主要由坏死的细胞碎片组成。③新鲜的肉芽组织层。④陈旧的肉芽组织——瘢痕层。瘢痕层内的中小动脉常呈增殖性动脉内膜炎，管壁增厚，管腔狭窄，常有血栓形成，有防止血管溃破的作用，亦可使局部血供不良，不利于组织修复。溃疡边缘可见黏膜肌和肌层的粘连，常伴慢性炎症活动。

四、临床表现

本病临床表现不一，部分患者可无症状，或以出血、穿孔为首发症状。

1. 疼痛

慢性、周期性、节律性上腹痛是典型消化性溃疡的主要症状。但无疼痛者亦不在少数，尤其见于老年人溃疡、治疗中溃疡复发以及NSAIDs相关性溃疡。典型的十二指肠溃疡疼痛常呈节律性和周期性疼痛，可被进食或服用相关药物所缓解。胃溃疡的症状相对不典型。疼痛产生机制与下列因素有关：①溃疡及周围组织炎症可提高局部内脏感受器的敏感性，使痛阈降低。②局部肌张力增高或痉挛。③胃酸对溃疡面的刺激。

（1）疼痛部位：十二指肠溃疡位于上腹正中或偏右，胃溃疡疼痛多位于剑突下正中或偏左，但高位胃溃疡的疼痛可出现在左上腹或胸骨后。疼痛范围一般较局限，局部有压痛。若溃疡深达浆膜层或为穿透性溃疡时，疼痛因穿透出位不同可放射至胸部、左上腹、右上腹或背部。内脏疼痛定位模糊，不应以疼痛部位确定溃疡部位。

（2）疼痛的性质与程度：溃疡疼痛的程度不一，其性质视患者的痛阈和个体差异而定，可描述为饥饿样不适感、隐痛、钝痛、胀痛、烧灼痛等，亦可诉为嗳气、压迫感、刺痛等。

（3）节律性：与进食相关的节律性疼痛是消化性溃疡的典型特征，但并非见于每个患者。十二指肠溃疡疼痛多在餐后2～3 h出现，持续至下次进餐或服用抗酸药后完全缓解。胃溃疡疼痛多在餐后半小时出现，持续1～2 h逐渐消失，直至下次进餐后重复上述规律。十二指肠溃疡可出现夜间疼痛，表现为睡眠中痛醒，而胃溃疡少见。胃溃疡位于幽门管处或同时并存十二指肠溃疡时，其疼痛节律可与十二指肠溃疡相同。当疼痛节律性发生变化时，应考虑病情加剧，或出现并发症。合并较重的慢性胃炎时，疼痛多无节律性。

（4）周期性：周期性疼痛为消化性溃疡的又一特征，尤以十二指肠溃疡为突出。除少数患者在第一次发作后不再复发外，大多数患者反复发作，持续数天至数月后继以较长时间的缓解，病程中出现发作期与缓解期交替。发作频率及发作/缓解期维持时间，因患者个体差异、溃疡发展情况、治疗及巩固效果而异。发作可能与下列诱因有关：季节（尤秋末或冬春）、精神紧张、情绪波动、饮食不调或服用与发病有关的药物等。

2. 其他症状

其他胃肠道症状如嗳气、反酸、胸骨后烧灼感、上腹饱胀、恶心、呕吐、便秘等可单独或伴疼痛出现。恶心、呕吐多反映溃疡活动。频繁呕吐宿食，提示幽门梗阻。部分患者有失眠、多汗等自主神经功能紊乱症状。

3. 体征

消化性溃疡缺乏特异性体征。疾病活动期可有上腹部局限性轻压痛，缓解期无明显体征。幽门梗阻时可及振水音、胃型及胃蠕动波等相应体征。少数患者可出现贫血、体重减轻等体质性症状，多为轻度。部分患者的体质较瘦弱。

五、特殊类型的消化性溃疡

1. 巨大溃疡

指直径 > 2.5 cm 的胃溃疡或 > 2 cm 的十二指肠溃疡。症状常难以鉴别，但可伴明显的体重减轻及低蛋白血症，大出血及穿孔较常见。临床上需要同胃癌及恶性淋巴瘤相鉴别。随着内科抗溃疡药物的飞速发展，巨大溃疡的预后已大大好转。

2. 复合性溃疡

指胃和十二指肠同时存在溃疡，大多先发生十二指肠溃疡，后发生胃溃疡。男性多见，疼痛多缺乏节律性，出血和幽门梗阻的发生率较高。

3. 对吻溃疡

指在球部的前后壁或胃腔相对称部位同时见有溃疡。胃腔内好发于胃体部和幽门部的前、后壁。当消化腔蠕动收缩时，两处溃疡恰相合，故名。

4. 多发性溃疡

指胃或十二指肠有两个或两个以上的溃疡，疼痛程度较重、无节律性，疼痛部位不典型。

5. 食管溃疡

通常见于食管下段、齿状线附近。多并发于胃食管反流病和食管裂孔疝患者。发生于鳞状上皮的溃疡多同时伴有反流性食管炎表现，亦可发生于化生的柱状上皮（Barrett 食管）。食管—胃或食管—小肠吻合术后较多见。症状可类似于胃食管反流病或高位胃溃疡。

6. 高位胃溃疡

指胃底、贲门和贲门下区的良性溃疡，疼痛可向背部及剑突下放射，尚可向胸部放射而类似心绞痛。多数患者有消瘦、贫血等体质症状。值得注意的是在老年人，由于半生理性胃底腺萎缩和幽门腺上移，幽门腺与胃底腺交界亦逐渐上移，伴随胃黏膜退行性变增加，黏膜屏障的防御能力减弱，高位溃疡的发生机会随年龄而增大。老年人消化性溃疡常见于胃体后壁及小弯侧，直径常较大，多并发急慢性出血。较小的高位溃疡漏诊率高，若同时伴有胃癌，常进展较快。

7. 幽门管溃疡

指溃疡位于胃窦远端、十二指肠球部前端幽门管处的溃疡。症状极似十二指肠溃疡，表现为进餐后出现腹痛，疼痛剧烈，无节律性，多数患者因进餐后疼痛而畏食，抗酸治疗可缓解症状，但不能彻底，易发生幽门痉挛和幽门梗阻，出现腹胀、恶心、呕吐等症状。疼痛的节律性常不典型，但若合并 DU，疼痛的节律可较典型。常伴高胃酸分泌。内科治疗效果较差。

8. 球后溃疡

发生于十二指肠球部环形皱襞远端的消化性溃疡，多发生在十二指肠降部后内侧壁、乳头近端。具有十二指肠溃疡的症状特征，但疼痛较重而持久，向背部放射，夜间疼痛明显，易伴有出血、穿孔等并发症。漏诊率较高。药物疗效欠佳。

9. 吻合口溃疡

消化腔手术后发生于吻合口或吻合口附近肠黏膜的消化性溃疡。发病率与首次胃切除术式有关，多见于胃空肠吻合术，术后第2～3年为高发期。吻合口溃疡常并发出血，是不明原因消化道出血的重要原因。

10. 无症状性溃疡

亦称沉默性溃疡，约占全部消化性溃疡的5%，近年来发病率有所增加。多见于老年人，无任何症状。常在体检时甚至尸检时才被发现，或以急性消化道出血、穿孔为首发症状。

11. 应激性溃疡

指由烧伤、严重外伤、心脑血管意外、休克、手术、严重感染等应激因素引起的消化性溃疡。由颅脑外伤、手术、肿瘤、感染及脑血管意外所引起者称Cushing溃疡；由重度烧伤所致者称Curling溃疡。多发生于应激后1～2周内，以3～7d为高峰期。溃疡通常呈多发性、浅表性不规则形，周围水肿不明显。临床表现多变，多数症状不典型或被原发病掩盖。若应激因素不能及时排除则可持续加重。消化道出血常反复发作，部分患者可发生穿孔等严重并发症，预后差，病死率高。若原发病能有效控制，则溃疡可快速愈合，一般不留瘢痕。

12. 继发于内分泌瘤的溃疡

主要见于胃泌素瘤（Zollinger-Ellison综合征）。肿瘤分泌大量胃泌素，促使胃酸分泌水平大幅上调，主要表现为顽固性溃疡，以DU多见，病程长，症状顽固，常伴有腹泻，易出现出血、穿孔等并发症，药物疗效较差。

13. Dieulafoy溃疡

发生于胃恒径动脉基础上的溃疡，是引起上消化道致命性大出血的少见病因。男性常见，好发于各种年龄，部位多见于贲门周围6cm。病理解剖基础是异常发育的胃小动脉在自浆膜层深入黏膜下层时未能逐渐变细，而始终维持较粗的直径。该动脉易纡曲或瘤样扩张，一旦黏膜受损、浅溃疡形成则容易损伤而形成无先兆的动脉性出血。其溃疡面较小，内镜下常见裸露的动脉喷血。若不能及时有效干预，病死率甚高。

14. Meckel憩室溃疡

Meckel憩室是最常见的先天性真性憩室，系胚胎期卵黄管之回肠端闭合不全所致。位于末端回肠，呈指状，长0.5～13cm，平均距回盲瓣80～85cm。半数的憩室含有异位组织，大多为胃黏膜，可分泌胃酸引起局部溃疡。大部分患者无症状，可能的症状包括肠套叠、肠梗阻及溃疡所致出血或穿孔，多见于儿童。一旦出现症状，均应接受手术治疗。

六、辅助检查

1. 内镜检查

电子胃镜不仅可直接观察胃、十二指肠黏膜变化及溃疡数量、大小、形态及周围改变，还可直视下刷取细胞或钳取活组织做病理检查，对消化性溃疡做出准确诊断。此外，还能动态观察溃疡的活动期及愈合过程，明确急性出血的部位、出血速度和病因，观察药物治疗效果等。

临床上通常将消化性溃疡的内镜下表现分为3期，每期又可细分为2个阶段。

活动期（active stage，A），又称厚苔期。溃疡初发，看不到皱襞的集中。A_1期：溃疡覆污秽厚苔，底部可见血凝块和裸露的血管，边缘不整，周围黏膜肿胀。A_2期：溃疡覆清洁厚苔，溃疡边缘变得清晰，周边出现少量再生上皮，周围黏膜肿胀消退，并出现皱襞向溃疡中心集中的倾向。

愈合期（healing stage，H），又称薄苔期。此期可见皱襞向溃疡中心集中。H_1期：溃疡白苔开始缩小，再生上皮明显，并向溃疡内部长入。溃疡边缘界限清晰，至底部的黏膜倾斜度变缓。H_2期：溃疡苔进一步缩小，几乎全部为再生上皮所覆盖，毛细血管集中的范围较白苔的面积大。

瘢痕期（scamng stage，S），白苔消失，溃疡表面继续被再生上皮修复，可见皱襞集中至溃疡中心。S_1期（红色瘢痕期）：稍有凹陷的溃疡面全部为再生上皮所覆盖，聚集的皱襞集中于一点。当A期溃疡较大时，此期可表现为皱襞集中于一定的瘢痕范围。再生上皮起初为栅栏状，逐渐演变为颗粒状。S_2期（白色瘢痕期）：溃疡面平坦，再生上皮与周围黏膜色泽、结构完全相同。皱襞集中不明显。

2. 上消化道钡剂 X 线检查

上消化道气钡双重对比造影及十二指肠低张造影术是诊断消化性溃疡的重要方法。溃疡的 X 线征象有直接和间接两种。龛影为钡剂填充溃疡的凹陷部分所形成，是诊断溃疡的直接征象。胃溃疡多在小弯侧，侧面观位于胃轮廓以外，正面观呈圆形或椭圆形，边缘整齐，周围可见皱襞呈放射状向溃疡集中。胃溃疡对侧常可见痉挛性胃切迹。十二指肠球部前后壁溃疡的龛影常呈圆形密度增加的钡影，周围环绕月晕样浅影或透明区，有时可见皱襞集中征象。间接征象多系溃疡周围的炎症、痉挛或瘢痕引起，钡剂检查时可见局部变形、激惹、痉挛性切迹及局部压痛点。十二指肠球部变形常表现为三叶草形和花瓣样。间接征象特异性有限，需注意鉴别。钡剂检查受钡剂及产气粉质量、体位和时机、是否服用有效祛泡剂、检查者操作水平、读片能力等影响明显，对小病灶辨别能力不理想。

3. Hp 感染的检测

Hp 感染状态对分析消化性溃疡的病因、治疗方案的选择具有重要意义。检查方法可分为侵入性和非侵入性。前者需在内镜下取胃黏膜活组织，包括组织学涂片、组织病理学切片、快速尿素酶试验（RUT）、细菌培养、聚合酶链反应（PCR）等；非侵入性检测手段无须借助内镜检查，包括 ^{13}C 或 ^{14}C 标记的尿素呼气试验（UBT）、血清学试验和粪便抗原试验（多克隆抗体、单克隆抗体）等。检查前应停用质子泵抑制药、铋剂、抗生素等药物至少 2 周，但血清学试验不受此限。

UBT 的诊断准确性 > 95%，是一项准确、实用且易开展的检测方法。RUT 阳性患者足以开始根除治疗，阴性患者存在取样偏倚可能，需在不同部位重复取材。病理切片以 Warthin Starry 银染色或改良 Giemsa 染色效果好，细菌清晰可辨，但菌落密度低、分布不均时易漏诊。粪便抗原试验适合多个标本的成批检测，但对标本保存要求高。血清学试验仅宜用于流行病学调查、评估出血性溃疡、因胃黏膜重度萎缩或黏膜相关淋巴样组织（MALT）淋巴瘤导致低细菌密度的患者以及近期使用相关药物的患者。确认 Hp 根除的试验应在治疗结束 4 周后再进行。对于一般的 Hp 感染，根除治疗后复查首选 UBT；但当患者有指证复查内镜时，可选择侵入性检查方式。

4. 胃液分析

胃溃疡患者的胃酸分泌正常或稍低于正常；十二指肠溃疡患者则多增高，以夜间及空腹时更明显。一般胃液分析结果不能真正反映胃黏膜泌酸能力，现多用五肽胃泌素或增大组胺胃酸分泌试验，分别测定 BAO、MAO 和高峰胃酸分泌量（PAO）。胃液分析操作较烦琐，且结果可与正常人群重叠，临床工作中仅用于排除胃泌素瘤所致消化性溃疡。如 BAO 超过 15 mmol/h，MAO 超过 60 mmol/h，或 BAO/MAO 比值大于 60%，提示胃泌素瘤。

5. 血清胃泌素测定

若疑为胃泌素瘤引起的消化性溃疡，应做此项测定。血清胃泌素水平一般与胃酸分泌呈反比，而胃泌素瘤患者常表现为两者同时升高。

6. 粪便隐血试验

溃疡活动期以及伴有活动性出血的患者可呈阳性。经积极治疗多在 1～2 周内阴转。该试验特异性低，且无法与胃癌、结肠癌等疾病鉴别，临床价值有限。

七、诊断和鉴别

诊断根据患者慢性病程、周期性发作的节律性中上腹疼痛等症状，可做出本病的初步诊断。上消化道钡剂检查、特别是内镜检查可确诊。内镜检查应进镜至十二指肠降段，并做到完整、细致。

本病应与以下疾病相鉴别。

1. 胃癌

典型表现者鉴别并不困难。活动期消化性溃疡，尤其是巨大溃疡与胃癌之间有时不易区别。活动期溃疡需要与 0～Ⅲ型或 0～Ⅲ+Ⅱc 型早期胃癌鉴别；愈合期溃疡需要与 0～Ⅱc 型或 0～Ⅱc 型+Ⅲ型早期胃癌鉴别；溃疡瘢痕需要与 0～Ⅱc 型早期胃癌鉴别。即便是内镜下表现为几乎完全愈合的 S_2 期胃溃疡，亦不能排除早期胃癌可能。良恶性胃溃疡的鉴别诊断见表4-3。对于内镜或钡剂下形态可疑、恶性不能除外的病灶，应特别注意病灶部位、边缘有无蚕食改变、周围黏膜皱襞的变细、中断、杵状膨大的现象。内镜下活检部位应选择溃疡边缘、黏膜糜烂表面、皱襞变化移行处。早期胃癌的内镜下表现可酷似良性溃疡或糜烂，蠕动良好不应作为良性病变的依据。活检提示为上皮内瘤变者须经警惕，低级别上皮内瘤变可消退，或为活检欠理想所致；提示为高级别上皮内瘤变者应警惕常已同时伴有胃癌，甚至已发展至进展期。

表4-3 良恶性胃溃疡的鉴别诊断

	良性溃疡	恶性溃疡
年龄	青中年居多	多见于中年以上
病史	较长	较短
临床表现	周期性腹痛明显，上腹无包块，全身症状轻，制酸剂可缓解疼痛，内科治疗效果好	疼痛进行性加重，上腹部有包块，全身表现明显，制酸药效果差，内科治疗无效
便潜血检查	暂时阳性	持续阳性
胃液分析	胃酸正常或偏低，但无真性缺酸	缺酸者较多
X线钡餐检查	溃疡呈圆形或椭圆形，常小于2 cm，边缘光滑，凸出于胃腔轮廓之外，周围黏膜皱襞向龛影聚集，胃蠕动正常	黏膜皱襞粗乱、僵硬、中断、胃蠕动减弱或消失
胃镜检查	溃疡呈圆形或椭圆形，常小于2 cm，边缘光滑清楚，触之较软	溃疡呈不规则形，常大于2 cm，边缘隆起，凹凸不平或肿物，触之较硬

2. 胃黏膜相关淋巴样组织（MALT）淋巴瘤

症状多非特异性，内镜下形态多样，典型表现为多发性浅表溃疡，与早期胃癌相比，界限不清，黏膜面可见凹凸颗粒状改变，充血明显。溃疡经抗溃疡治疗后可愈合、再发。早期MALT淋巴瘤几乎均伴有Hp感染，根除治疗多可有效缓解甚至治愈。进展至晚期可发展为高度恶性淋巴瘤，内镜下表现为多发的巨大溃疡和结节状隆起，缺乏皱襞蚕食状、变尖、中断等癌性所见，但与胃癌相比，胃壁舒展性较好。

3. 胃泌素瘤（Zollinger-Ellison综合征）

由胰腺非B细胞瘤分泌过量胃泌素、导致胃酸过度分泌所致，表现为反复发作的消化性溃疡、腹泻等症状。溃疡大多为单发，多发生于十二指肠或胃窦小弯侧，穿孔、出血等并发症发生率高，按难治性溃疡行手术治疗后易复发。由于胃泌素对胃黏膜具有营养作用，患者胃黏膜过度增生，皱襞肥大。

4. 功能性消化不良

部分患者症状酷似消化性溃疡，但不伴有出血、Hp感染等器质性改变。内镜检查可明确鉴别。

5. 慢性胆囊炎和胆石症

疼痛与进食油腻食物有关，通常位于右上腹，并发射至肩背部，可伴发热及黄疸。可反复发作。对典型表现患者不难鉴别，不典型者需依靠腹部B超检查。

八、治疗

消化性溃疡病因复杂，影响因素众多，需要综合性治疗，目的在于缓解临床症状，促进溃疡持久愈合，防止复发和减少并发症，提高生活质量。治疗原则需注意整体治疗与局部治疗、发作期治疗与巩固治疗相结合。

1. 一般治疗

消化性溃疡是临床常见病，普及宣教是治疗本病的重要环节。应让患者了解本病的背景因素、发病诱因及发作规律，帮助患者建立规律的生活制度，增强恢复痊愈的信心，积极配合治疗，从而达到持久愈合的目标。

生活上须避免过度紧张与劳累，缓解精神压力，保持愉快的心态。禁烟戒酒，慎用 NSAIDs、肾上腺皮质激素等易致胃黏膜损伤的药物，必须应用时应尽量选用胃肠黏膜损害较小的制剂或选择性 COX-2 抑制药，或用质子泵抑制药、胃黏膜保护药同服。米索前列醇是被公认能减少 NSAIDs 所致胃肠道并发症的预防性药物。根除 Hp 对预防 NSAIDs 相关溃疡有益。饮食要定时定量，进食不宜太快，避免过饱过饥，避免粗糙、过冷过热和刺激性大的食物如香料、浓茶、咖啡等。急性活动期症状严重的患者可给流质或软食，进食频数适当增加，症状缓解后可逐步过渡至正常饮食。消化性溃疡属心身疾病，对明显伴有焦虑、抑郁等精神症状的患者，应鉴别疾病的因果关系，并给予针对性治疗。

2. Hp 感染的治疗

根除 Hp 可有效治疗消化性溃疡，防止复发，阻遏胃黏膜持续损伤及其引起的一系列萎缩、化生性改变，从而降低胃癌发病的风险。大量证据支持对存在 Hp 感染的溃疡患者，预防溃疡复发和并发症的第一步是给予 Hp 根除治疗。对有溃疡并发症病史，多次复发或顽固性的溃疡病患者，应该持续治疗至证实 Hp 感染确实已被治愈。研究显示单用 Hp 根除疗法可使超过 90% 的十二指肠溃疡愈合。胃食管反流病与根除 Hp 不存在冲突。

一种质子泵抑制药+两种抗生素组成的三联疗法是最常用的 Hp 根除方案。质子泵抑制药常用剂量为奥美拉唑 40 mg/d、兰索拉唑 60 mg/d、泮托拉唑 80 mg/d、雷贝拉唑 20 mg/d、埃索美拉唑 40 mg/d，上述剂量分 2 次，餐前服用。质子泵抑制药可替换为铋剂或 H_2 受体拮抗药，但疗效相应削弱。雷尼替丁铋盐复方制剂（RBC）是可选择的另一种药物。常用抗生素及剂量分别为阿莫西林 2 000 mg/d、克拉霉素 1 000 mg/d、甲硝唑 800~1 500 mg/d 或替硝唑 1 000 mg/d，呋喃唑酮 400 mg/d（小儿不宜）、左氧氟沙星 400~500 mg/d（未成年患者不宜）、利福布汀 300 mg/d、四环素 1 500~2 000 mg/d，每天分 2 次服用。常用组合如 PPI+阿莫西林+克拉霉素、PPI+阿莫西林/克拉霉素+甲硝唑、PPI+克拉霉素+呋喃唑酮/替硝唑、铋剂+甲硝唑+四环素等。

由于 Hp 耐药性发展很快，导致在很多国家和地区对甲硝唑、克拉霉素、左氧氟沙星等药物的敏感度显著下降。在三联疗法的基础上，加上含有铋剂的四联疗法已成为一线标准方案。枸橼酸铋钾常用量为 480 mg/d，每天分 2 次服用。二线、三线抗生素如呋喃唑酮、利福布汀等可根据本地区 Hp 耐药率及患者情况决定是否应用。

Hp 根除治疗至少应持续 7 d，亦有推荐 10 d 或 14 d。研究显示 14 d 疗程的疗效较 7 d 高 12%，然而较长的疗程对患者依从性要求更高。Maastricht Ⅲ 共识认为，若选择 14 d 疗程，四联疗法可能是更好的选择。若 Hp 初治失败，挽救疗法应根据患者的 Hp 药敏试验决定；或暂停所有药物 2 个月以上，待 Hp 敏感性恢复后再选择复治方案。

近年来有报道认为序贯疗法是治疗 Hp 感染的一种有效方法。

3. 药物治疗

（1）制酸药为弱碱或强碱弱酸盐，能结合或中和胃酸，减少氢离子的逆向弥散并降低胃蛋白酶的活性，缓解疼痛，促进溃疡愈合。常用药物种类繁多，有可溶性和不可溶性两类。可溶性抗酸药主要为碳酸氢钠，不溶性抗酸药有碳酸钙、氧化镁、氢氧化镁、氢氧化铝及其凝胶剂、碱式碳酸铋等。中药珍珠粉、乌贼骨主要成分也是碳酸钙类。由于铋、铝、钙制剂可致便秘，而镁制剂可致腹泻，故常将上述元素搭配使用，制成复盐或复方制剂，以抵消各自副作用。中和作用取决于药物颗粒大小及溶解速度，通常以凝胶最佳，粉剂次之，片剂又次之，后者宜嚼碎服用。由于此类药物副作用较大，临床长期应用受限。

（2）H_2 受体拮抗药（H_2RA）：选择性阻断胃黏膜壁细胞上的组胺 H_2 受体，抑制胃酸分泌。由于 H_2 受体拮抗药疗效确切、价格低廉，为临床常用药物。常用的 H_2 受体拮抗药抑酸作用比较详见表 4-4。

表 4-4 常用的 H_2 受体拮抗药抑酸作用比较

药物	相对抑酸强度	抑酸等效剂量（mg）	标准剂量（mg）	长期维持剂量（mg）
西咪替丁（甲氰咪胍）	1	600～800	400 bid	400 qd
雷尼替丁（呋喃硝胺）	4～10	150	150 bid	150 qd
法莫替丁	20～50	20	20 bid	20 qd
尼扎替丁	4～10	150	150 bid	150 qd

H_2 受体拮抗药口服吸收完全，如与制酸药合用则吸收被轻度抑制。通常认为食物不影响药物吸收。药物半衰期 1～4 h 不等，在体内广泛分布，可通过血–脑屏障和胎盘屏障，并分泌到乳汁，故此类药物不适合用于正在哺乳中的妇女。妊娠安全分级为 B 级（无证据显示相关风险）。4 种药物均通过肝脏代谢、肾小球滤过和肾小管分泌而从体内清除。H_2 受体拮抗药治疗消化性溃疡的效果呈时间依赖性，4 周疗程溃疡愈合率 70%～80%，疗程延长至 8 周，则愈合率可达 87%～94%。然而，除非维持治疗，H_2 受体拮抗药治愈的溃疡复发率较高，即溃疡愈合质量欠理想。此外，泌酸反跳现象亦是 H_2 受体拮抗药的主要不足。H_2 受体拮抗药是相当安全的药物，其可能的不良反应包括抗雄激素作用、免疫增强效应、焦虑、头痛等神经系统症状、肝脏及心脏毒性等，发生率低，大多轻微且可耐受。

（3）质子泵抑制药（PPI）：作用于壁细胞分泌面的 H^+–K^+–ATP 酶（质子泵）并使其失活，从而显著阻断任何刺激引起的胃酸分泌。仅当新的 H^+–K^+–ATP 酶合成后，壁细胞分泌胃酸的功能才得以恢复，因此质子泵抑制剂抑制胃酸分泌的时间较长。质子泵抑制药安全高效，价格亦随着国际专利的到期、国内仿制品的大量推出而明显下调。目前此类药物已成为治疗消化性溃疡和其他一系列酸相关性疾病的首选药物。目前临床上常用的质子泵抑制药包括奥美拉唑、兰索拉唑、雷贝拉唑、泮托拉唑和埃索美拉唑。

奥美拉唑是第一代的质子泵抑制药，于 1987 年在瑞典上市。其本身是一种苯并咪唑硫氧化物。在通常剂量下，可抑制 90% 以上的胃酸分泌。4 周疗程后十二指肠溃疡愈合率 90%，6～8 周几乎完全愈合，复发风险低。治疗消化性溃疡常用剂量 20～40 mg/d，餐前服用，DU 和 GU 的疗程分别为 4 周和 6～8 周。

兰索拉唑在其化学结构侧链中导入了氟元素，生物利用度较奥美拉唑提高了 30% 以上，而对幽门螺杆菌的抑菌活性比奥美拉唑提高了 4 倍。十二指肠溃疡患者通常口服 15～30 mg/d，连用 4～6 周；胃溃疡和吻合口溃疡患者通常 30 mg/d，疗程同奥美拉唑。维持治疗剂量 15 mg/d。

泮托拉唑为合成的二烷氧基吡啶化合物，其生物利用度比奥美拉唑提高 7 倍，在弱酸性环境中稳定性较好，对壁细胞的选择性更高。治疗十二指肠溃疡与胃溃疡的常用剂量分别为 40 mg/d 和 80 mg/d，疗程同奥美拉唑。维持剂量为 40 mg/d。

雷贝拉唑与 H^+–K^+–ATP 酶可逆性结合，可通过内源性谷胱甘肽分离。其体外抗分泌活性较奥美拉唑强 2～10 倍。研究显示雷贝拉唑缓解溃疡患者疼痛症状优于奥美拉唑。本品可直接攻击 Hp，非竞争性地、不可逆地抑制 Hp 的尿素酶。常用剂量为 20 mg/d，疗程同奥美拉唑。维持剂量 10 mg/d。

埃索美拉唑是奥美拉唑的（S）–异构体，而奥美拉唑则是（S）–型和（R）–型的外消旋体。其代谢过程具有立体选择性，较奥美拉唑的生物利用度更高，药动学一致性较强，抑酸作用优于奥美拉唑。常用剂量为 40 mg/d，疗程同奥美拉唑。维持剂量为 20 mg/d。

在药物相互作用方面，研究发现奥美拉唑对细胞色素同工酶 CYP2C19 的亲和力较 CYP3A4 大 10 倍。奥美拉唑对其他药物的代谢影响较大，能降低地西泮、氯胺、苯妥英的血浆清除率，抑制吗氯贝胺的代谢，延缓氨甲蝶呤的清除，提高华法林和苯丙香豆素的抗凝血活性，对环孢素的研究结果不一。埃索美拉唑和外消旋奥美拉唑的生物转化过程相同，总代谢清除率则稍低。大量研究证实泮托拉唑的药物相互作用发生率较低。对兰索拉唑和雷贝拉唑的相关研究不如奥美拉唑和泮托拉唑广泛，但初步研究倾向于此两种药物与临床有关的严重药物相互作用较少。

对于妊娠期间用药，需仔细权衡其治疗益处与可能造成的风险。美国食品和药品管理局将奥美拉唑的妊娠安全分级定为 C 级（风险不能除外），其余质子泵抑制药均为 B 级（无证据显示相关风险）。由于研究指出动物实验中药品会转移到乳汁中，故本药品不适合用于正在哺乳中的妇女。如不得已需服药时，应避免哺乳。

总的说来，质子泵抑制药是非常安全的临床药物，不良反应少见。部分患者服用后可出现头晕、口干、恶心、腹胀、腹泻、便秘、皮疹等，大多轻微而无须中断治疗。正因如此，使得其在全球范围的过度使用问题变得越来越突出。有证据显示这种长期过度使用可导致接受治疗者胃内菌群过度生长，导致弯曲菌肠炎和假膜性肠炎的感染风险显著上升，肺炎的发病率亦因此上升。长期应用可能导致胃底腺息肉增生，虽然绝大多数情况下这是无害的。急性间质性肾炎和骨质疏松症虽不常见，亦需给予警惕。质子泵抑制药引起高胃泌素血症，动物研究发现长期大剂量应用可能导致胃黏膜肠嗜铬样细胞的过度增生并诱发胃类癌。此外，研究已提示接受质子泵抑制药治疗后，患者的 Hp 感染部位倾向于由胃窦转移至胃体，由此而致的全胃炎、胃黏膜萎缩是否因此增加，亦已成为临床研究的新热点。

（4）胃黏膜保护药：胃黏膜保护药可保护和增强胃黏膜的防御功能，部分品种尚能促进胃黏膜分泌、促进内源性 PG 合成、增加黏膜血流量等，加速黏膜的自身修复。黏膜保护药一般于餐后 2～3 h 服用。

①米索前列醇（喜克溃）：是前列腺素 E_1 的衍生物，能抑制胃酸和胃蛋白酶分泌，增加胃十二指肠黏膜分泌功能，增加黏膜血流量。临床研究表明米索前列醇对预防 NSAIDs 引起的胃肠道损伤有效。不良反应主要是痉挛性腹痛和腹泻，可引起子宫收缩，孕妇禁用。常用剂量为 200 mg 1 次 /d，4～8 周为 1 个疗程。

②铋剂：为经典的消化不良与消化性溃疡药物，常用剂型包括枸橼酸铋钾（CBS，如三钾二枸橼酸铋）和次水杨酸铋（BSS）。在酸性环境下效果佳，胃内 pH 升高可妨碍铋盐激活。铋剂可能通过螯合溃疡面蛋白质、抑制胃蛋白酶活性、促进 PG 合成、一刺激黏膜分泌及血供等作用促进溃疡愈合，其本身尚有杀灭 Hp 的作用。CRS 常用剂量 120 mg 1 次 /d 或 240 mg 2 次 /d。主要不良反应为长期应用可能致铋中毒，又以 CBS 较 BSS 为突出，故本药适合间断服用。铋盐与结肠内硫化氢反应生成氢化铋盐，可使粪便变为黑色。

③硫糖铝：是硫酸化多糖的氢氧化铝盐，在酸性环境下可覆盖胃黏膜形成保护层，并可吸附胆汁酸和胃蛋白酶，促进 PG 合成，并吸附表皮生长因子使之在溃疡处浓集。硫糖铝亦有部分抗 Hp 的作用。常用剂量为 1 g 1 次 /d，餐前口服。便秘较常见。主要临床顾虑为慢性铝中毒，应避免与柠檬酸同服，肾功能不全时应谨慎。铝剂可妨碍食物中磷的吸收，长期应用有导致骨质疏松、骨软化的风险。

④铝碳酸镁：市售品达喜为层状网络晶格结构，作用包括迅速中和胃酸、可逆而选择性结合胆汁酸、阻止胃蛋白酶对胃的损伤，上调表皮生长因子及其受体表达、上调成纤维细胞生长因子及其受体的表达、促进前列腺素生成等。常用剂量 0.5～1.0 g，3 次 /d。常见不良反应为腹泻。由于同为铝制剂，应用注意事项同硫糖铝。

⑤瑞巴派特（膜固思达）：可促进胃黏膜 PG 合成、增加胃黏膜血流量、促进胃黏膜分泌功能、清除氧自由基等。临床研究证明瑞巴派特可以使 Hp 相关性胃炎和 NSAIDs 引起的胃炎的组织学明显改善。常用剂量 100 mg 3 次 /d。不良反应轻微，包括皮疹、腹胀、腹痛等，多可耐受。

⑥替普瑞酮（施维舒）：萜类化合物，可增加胃黏膜分泌功能、增加内源性 PG 生成、促进胃黏膜再生、增加胃黏膜血流量等，从而减轻多种因子对胃黏膜的损害作用。国内外临床研究表明替普瑞酮可以促进溃疡愈合，提高溃疡愈合质量，并可防治门脉高压性胃病。常用剂量 50 mg，tid。不良反应轻微。

⑦吉法酯：市售品惠加强 –G 为吉法酯和铝硅酸镁的复方制剂，具有促进溃疡修复愈合，增加胃黏膜前列腺素，促进胃黏膜分泌，增加可视黏液层厚度，促进胃黏膜微循环等作用。常用剂量 400～800 mg，3 次 /d。偶见口干、恶心、心悸、便秘等不良反应。

其他胃黏膜保护药还包括 L- 谷氨酰胺呱仑酸钠、伊索拉定、蒙脱石散剂、表皮生长因子、生长抑素等，对一般患者除后二者外可选择应用。

（5）其他药物：包括促胃肠动力药物和抗胆碱能药物。对于伴有恶心、呕吐、腹胀等症状的患者，排除消化道梗阻后可酌情合用促动力药物，如甲氧氯普胺、多潘立酮、莫沙比利、伊托必利等，宜餐前服用。抗胆碱能药物能抑制胃酸分泌，解除平滑肌和血管痉挛，延缓胃排空作用，可用于十二指肠溃疡，如颠茄、溴丙胺太林等。由于副作用较大，目前已少用。促胃肠动力药物和抗胆碱能药物药理相悖，不宜合用。

4. 药物治疗的选择

对于Hp阳性的消化性溃疡患者，应首先根除Hp感染，必要时（尤其对于胃溃疡）在根除治疗结束后再续用抗溃疡药物治疗。Hp阴性患者直接应用抗溃疡药物治疗，主要药物首选标准剂量质子泵抑制药，次选H_2受体拮抗药或铋剂。胃黏膜保护药亦是有效的辅助药物，可选择1~2种合用。促动力药物等可酌情选用。通常治疗十二指肠溃疡和胃溃疡的疗程为4周和6~8周。

对消化性溃疡患者符合下列情况者，宜考虑维持治疗：不伴有Hp感染者；Hp未能成功根除者在再次根除Hp间期；Hp已根除但溃疡复发者；不能避免溃疡诱发因素（如烟酒、生活精神压力、非选择性NSAIDs药物应用）；有严重并发症而不能手术者。维持治疗方案包括：①正规维持治疗，适合于症状持久、反复发作、部分药物依赖者。可选择维持剂量质子泵抑制药、H_2受体拮抗药或胃黏膜保护药。长期治疗需充分考虑药物体内蓄积危险、与其他药物相互作用及其他潜在风险。②间歇治疗，即当症状发作或溃疡复发时，按初发溃疡给予全疗程标准治疗。③按需治疗，即当症状发作时给予标准剂量治疗，症状控制后停药，易导致治疗不彻底，甚至可能贻误病情。

5. NSAIDs溃疡的治疗和预防

首先应尽可能停用NSAIDs，必须使用时，应选用临床证明对胃肠黏膜损害较小的药物或选择性COX-2抑制药。合理应用外用型NSAIDs可有效减少包括胃肠道症状在内的全身不良反应。对于伴有Hp感染、长期服用NSAIDs的患者，应予根除Hp治疗。质子泵抑制药可有效对抗此类溃疡，故为临床首选，H_2受体拮抗药则疗效欠佳。米索前列醇是唯一能减少NSAIDs所致胃肠道并发症的预防性药物，而多种胃黏膜保护药与质子泵抑制药联用均可取得更巩固的疗效。

6. 难治性溃疡的鉴别诊断

随着消化性溃疡的药物治疗的飞速发展，真正的难治性溃疡已罕见。若消化性溃疡经质子泵抑制药正规治疗仍不能痊愈或反复发作者，在排除精神与生活习惯因素、Hp感染、服用NSAIDs药物史后，应警惕是否伴有其他基础疾病，如胃泌素瘤、甲状旁腺功能亢进或克罗恩病；亦应高度疑及溃疡本身性质。早期胃癌在抗溃疡药物的作用下可几乎完全愈合（假性愈合），经验丰富的内镜操作者常可辨别。这种情况下极易发生漏诊或误诊。少见但非常严重的情况是，BorrmannⅣ型胃癌（皮革胃）的原发病灶，胃体或胃底部小0~Ⅱc型凹陷灶，在抗溃疡药物作用下出现假性愈合。当再次被诊断时，肿瘤往往已进展至非常严重的程度。十二指肠反复不愈的溃疡也可能是恶性淋巴瘤或十二指肠腺癌。

7. 内镜下治疗

溃疡的内镜治疗通常仅限于紧急止血术。消化性溃疡出血是上消化道出血的最常见病因，其风险随着患者年龄增大而急剧增加。尤其合并严重基础疾病、手术的风险较大时，内镜下紧急止血是最核心的处理措施。较常用的方法包括内镜直视下喷洒去甲肾上腺素、5%~10%孟氏液（碱式硫酸铁溶液）、凝血酶；局部注射肾上腺素、硬化药、黏合剂；使用热探头、热活检钳、氩离子凝固术等电外科设备；使用钛夹钳夹止血等。

8. 手术治疗

外科治疗通常限于：胃泌素瘤患者；大量或反复出血，内科治疗无效者；急性穿孔；慢性穿透性溃疡；器质性幽门梗阻；癌溃疡或高度疑及恶性肿瘤，或伴有高级别上皮内瘤变；顽固性及难治性溃疡。术中应行冷冻切片查明病变性质，避免遗漏恶性肿瘤。

九、并发症

1. 上消化道出血

消化性溃疡所致消化道出血是其最常见并发症，也是上消化道出血的首要病因。发生率20%~25%。十二指肠溃疡发生概率多于胃溃疡。部分患者可以消化道出血为首发症状。

溃疡出血的临床表现取决于溃疡深度、出血的部位、速度和出血量。出血量大者同时表现为呕血和黑粪，出血量较少时则仅表现为黑粪或粪便隐血试验阳性。短时间内大量出血可引起头晕、心悸、晕厥、血压下降甚至急性失血性休克。发生出血前可因病灶局部充血致疼痛症状加剧，出血后疼痛反可好转。

根据典型病史和出血的临床表现，诊断不难确立。应争取在出血后 24～48 h 内进行急诊内镜检查，既可进行鉴别诊断，又可明确出血情况，还可进行内镜下治疗，详见上文。急诊出血量大、内科及内镜处理无效者应外科手术治疗。出血容易复发，对于反复出血的患者，按难治性溃疡再次进行鉴别诊断。

2. 穿孔

溃疡穿透胃壁浆膜层达游离腹膜腔即导致急性穿孔，好发于十二指肠和胃的前壁。由于胃和十二指肠球部后壁紧贴脏器和组织，故当溃疡穿孔发生时，胃肠内容物不流入腹膜腔而穿透入邻近器官、组织或在局部形成包裹性积液，称为穿透性溃疡，属于溃疡慢性穿孔。穿透性溃疡以男性患者为多，常见于十二指肠球部后壁溃疡；胃溃疡较少发生，一旦发生则多数穿透至胰腺。较少的情况是溃疡穿透至肠腔形成内瘘，此时患者口中可闻及粪臭。部分情况下后壁亦可发生游离性穿孔，若仅引起局限性腹膜炎，称为亚急性穿孔。穿孔可为溃疡的首发症状。

消化性溃疡急性穿孔为外科急腹症，症状表现为突发剧烈上腹痛，可累及全腹并放射至右肩，亦常伴恶心、呕吐。患者极度痛苦面容，取蜷曲位抵抗运动。体格检查可见腹肌强直如板状、腹部明显压痛及反跳痛等急性腹膜炎体征。实验室检查提示外周血白细胞总数及中性粒细胞明显增高，大部分患者腹部 X 线片均可见膈下游离气体。腹膜炎症反应累及胰腺时可出现血清淀粉酶升高。慢性溃疡穿透后原先疼痛性质、频率、对药物的反应出现改变，并出现新的放射痛，疼痛位置可位于左上腹、右上腹或胸、背部。溃疡向胰腺穿透常致放射性腰背痛，重症者伸腰时疼痛加重；溃疡穿透入肝、胆囊时，疼痛放射至右肩背部；穿入脾脏时疼痛放射至左肩背部；与横结肠粘连时，疼痛放射至下腹部。同时可伴粘连性肠梗阻征象。体检往往可有局部压痛，部分患者尚可触到腹块，易误诊为恶性肿瘤。

溃疡穿孔需与急性阑尾炎、急性胰腺炎、急性胆道感染、宫外孕破裂、附件囊肿扭转等外科急腹症鉴别，尚需与心肌梗死相鉴别。急性穿孔一般均需急诊外科手术，慢性穿透性溃疡可试行内科治疗，疗效不佳时应选择外科手术。

3. 幽门梗阻

多由十二指肠球部溃疡引起，幽门管及幽门前区溃疡亦可致。因急性溃疡刺激幽门引起的痉挛性，或由溃疡组织重度炎症反应引起的炎症水肿性幽门梗阻均属暂时性，胃肠减压、内科抗溃疡治疗常有效。由于溃疡愈合瘢痕挛缩引起的瘢痕性，以及周围组织形成粘连或牵拉导致的粘连性幽门梗阻均属器质性幽门梗阻，常需外科治疗。

幽门梗阻可引起明显的胃排空障碍，表现为上腹饱胀、嗳气、反酸、呕吐等症状。呕吐物为酸臭的宿食，不含胆汁，量大，常发生于下午或晚上，呕吐后自觉舒适。由于患者惧怕进食，体重可迅速减轻，并出现消耗症状及恶病质。反复呕吐可致胃液中 H^+ 和 K^+ 大量丢失，引起低氯低钾性代谢性碱中毒，出现四肢无力、烦躁不安、呼吸短促、手足搐搦等表现。晨起上腹部饱胀、振水音、胃型及胃蠕动波是幽门梗阻的特征性体征。

幽门梗阻应与食管排空障碍及肠梗阻相鉴别，并需排除恶性肿瘤。禁食、胃肠减压后行胃镜检查或口服水溶性造影剂后行 X 线摄片可确诊。器质性幽门梗阻和内科治疗无效的幽门梗阻应行外科手术。手术目的在于解除梗阻，使食物和胃液能进入小肠，从而改善全身状况。

4. 癌变

既往认为胃溃疡癌变的发生率 1%～3%，目前更倾向于认为消化性溃疡与胃癌是两种不同发展的疾病，真正由慢性溃疡在反复发生—修复的过程中癌变的病灶罕见。更多见的情况是癌黏膜表面易于受到破坏而反复发生消化性溃疡。早期胃癌的恶性循环理论较好地解释了这一现象。此外，在明显炎症背景上出现的异型腺体经常会给病理诊断带来困难，这也是癌溃疡经常难以诊断的原因。此类癌溃疡时常被延误诊断。

临床内镜操作中不仅应重视溃疡的形态，更应注重溃疡周边组织的色调、脆性、质地等征象，以及是否存在黏膜皱襞走行异常征象，并在这些部位进行追加活检。对于溃疡患者原发症状的改变，出现体质症状如发热、明显消瘦等，或持续粪便隐血试验阳性，均应引起注意。对于病程较长、反复就诊的患者，宜适当选择常规内镜、上消化道钡剂造影、超声内镜、腹部CT等检查方法的有机组合，避免检查方式单一造成的漏诊。

十、预后

随着消化性溃疡发病机制的愈加澄清以及治疗药物的不断发展，消化性溃疡已成为一种可治愈的疾病。部分患者可反复发作，真正的消化性溃疡极少癌变。

第四节 小肠吸收不良综合征

小肠吸收不良综合征（malabsorption syndrome）是指一种由各种原因所致的小肠营养物质消化和／或吸收功能障碍所引起的临床综合征。包括对脂肪、蛋白质、碳水化合物、维生素、矿物质及其他微量元素的吸收不足，以脂肪吸收障碍表现明显，各种营养物质缺乏可单一或合并存在。临床表现为腹泻、腹胀、体重减轻、贫血、皮肤色素沉着、关节痛等。

一、Whipple 病

whipple病又称肠源性脂肪代谢障碍综合征（intestinal lipodystrophy），是一种由 T，Whipple 杆菌引起的少见的吸收不良综合征。该病特点为在小肠黏膜和肠系膜淋巴结内有含糖蛋白的巨噬细胞浸润，临床表现为腹痛、腹泻、咳嗽、贫血、体重减轻等消化吸收不良综合征。病变可累及全身各脏器。若无有效治疗，患者可死于继发的严重的营养不良。

（一）流行病学

Whipple 于1907年首次报道本病，本病极其少见，至今全世界报告仅有2 000余例，我国自1990年首例报道以来，到目前为止仅报道了2例。多见于30～60岁男子，多为农民或与农产品贸易有关的商人。尚无人与人之间传播的证据。

（二）病因和发病机制

发病机制尚不清楚。现已明确本病与感染有关，病原体为Whipple杆菌，约2.0 μm宽，1.5～2.5 μm长，具有革兰阳性细菌的特征。病原体经口侵入，通过淋巴系统进入小肠固有层内繁殖，进而侵犯小肠绒毛及毛细血管，并可侵犯全身各个脏器。经长期抗生素治疗后，患者可得以恢复，细菌亦逐渐消失。

Whipple杆菌侵入人体组织后可导致大量的巨噬细胞集聚，产生临床症状。Whipple病患者存在持续或暂时性的免疫缺陷，提示可能与免疫反应有关。

（三）临床表现

本病症状无特异性，诊断较困难。多数患者表现为胃肠道症状，以普遍性吸收不良为突出表现，典型症状为腹泻，每天5～10次，水样便、量多、色浅，逐渐出现脂肪泻，伴腹痛、腹胀、食欲下降，可引起体重减轻。少数患者出现消化道出血。肠道外症状最常见的是长期的多发的反复发作的关节炎和发热，可先于典型胃肠症状数年发生。还可表现为慢性咳嗽、胸痛、充血性心力衰竭、淋巴结肿大、皮肤色素沉着等，累及中枢神经系统，可出现神经精神症状。

体征主要取决于受累及的器官，腹部可有轻度压痛，可有消瘦、皮肤色素沉着、舌炎、口角炎、杵状指、肢体感觉异常、共济失调、淋巴结肿大等。

（四）实验室检查及特殊检查

1. 实验室检查

主要与严重的小肠吸收不良有关，如贫血、血沉增快、电解质紊乱、凝血酶原时间延长等。木糖吸收试验提示小肠吸收功能减损，脂肪平衡试验提示脂肪吸收不良。

2. 影像学检查

超声、CT、MRI及小肠气钡对比造影可见肠黏膜皱襞增厚。中枢神经系统受累时，CT及MRI可见占位性稀疏区。肺部受累时，胸片可显示肺纤维化、纵隔及肺门淋巴结肿大及胸腔积液等。关节检查多无明显异常。

3. 活组织检查

小肠活组织检查是 Whipple 病确诊的最可靠依据。小肠黏膜或其他受侵犯部位活组织检查出现 PAS 染色阳性的巨噬细胞浸润，电镜证实有由 Whipple 杆菌组成的镰状颗粒的存在即可确诊。

（五）诊断和鉴别诊断

本病症状缺乏特异性。活检发现含有糖蛋白的泡沫状巨噬细胞，PAS 染色阳性，便可确立诊断。Whipple 病与肠道淋巴瘤、麦胶等引起的肠道疾病鉴别不难。临床上主要与下列疾病相鉴别：

1. 风湿系统疾病

Whipple 病在胃肠道症状出现之前即可有关节症状存在，但多无关节变形，血清学检查阴性，抗生素治疗可能有效，有助于鉴别。

2. 获得性免疫缺陷综合征（AIDS）

伴发鸟型分枝杆菌感染的 AIDS 临床表现与本病相似，Whipple 杆菌抗酸染色阴性是最基本的鉴别方法。

3. 其他疾病

如不明原因的发热、巨球蛋白血症和播散性组织胞浆菌病等。

（六）治疗

1. 一般治疗

加强营养，增强体质，注意营养物质、维生素及矿物质的补充，纠正营养不良和电解质紊乱，必要时可施行全胃肠外营养。

2. 药物治疗

有效的抗生素治疗可挽救患者生命并迅速改善症状。多种抗革兰阳性细菌的抗生素都有疗效，如氯霉素、四环素、青霉素、氨苄西林、柳氮磺氨吡啶等。

目前尚无研究表明什么治疗方案及治疗疗程最好。有一推荐的治疗方案：肌注普鲁卡因青霉素 G 120 万 U 及链霉素 1.0 g，每天 1 次，共 10~14 d；继之口服四环素 0.25 g，每天 4 次，共 10~12 个月。可显著改善临床症状，降低复发率。

中枢神经系统病变首次治疗宜选用可通过血－脑屏障的药物，且疗程应达到 1 年。有研究发现，脑脊液缺乏溶菌素和调理素活性，可应用抗菌活性高的第 3 代头孢菌素及喹诺酮类药物清除脑组织中的残存活菌。利福平也可取得满意疗效。

抗生素长期应用不良反应较多，合理的疗程设计非常重要。一般来说，临床症状完全消失，病原菌被彻底清除，即可停药。

3. 其他治疗

伴严重腹泻时，可适当给予止泻药，但减少肠蠕动的止泻药慎用。肾上腺皮质激素仅用于伴发肾上腺皮质功能减退和重症患者。

（七）预后

经有效抗生素治疗后，本病预后良好。但复发率仍高。

二、麦胶肠病

麦胶肠病（Gluten-induced enteropathy），是由于肠道对麸质不能耐受所致的慢性吸收不良性疾病。又称乳糜泻、非热带脂肪泻。通常以多种营养物质的吸收减损、小肠绒毛萎缩及在食物中除去麸质即有临床和组织学上的改善为特征。

（一）流行病学

麦胶肠病在国外人群发病率为 0.03%，主要集中在北美、欧洲、澳大利亚等地，各地发病率存在差异。男女比为 1∶1.3~1∶2，任何年龄皆可发病，儿童与青少年多见。在我国本病少见。

（二）病因和发病机制

本病与进食面食有关，目前已有大量研究表明麦胶（俗称面筋）可能是本病的致病因素。麦胶可被乙醇分解为麦胶蛋白，后者在致病过程中起主要作用。麦胶蛋白的发病机制尚不清楚，目前存在以下几种学说：

（1）**遗传学说**：本病有遗传倾向，在亲属中发病率远远高于一般人群，孪生兄弟的发病率为16%，一卵双生达75%，提示可能与遗传有关。

（2）**酶缺乏学说**：正常小肠黏膜细胞中有一种多肽水解酶，可将麦胶蛋白分解成更小分子而失去毒性。而在活动性麦胶肠病患者的小肠黏膜细胞，因此酶数量减少或活性不足，不能完全分解麦胶蛋白而致病，但经治疗病情稳定后此酶即恢复正常，故两者之间的因果关系尚有待进一步研究。

（3）**免疫学说**：本病的免疫病理研究发现，患者小肠黏膜层上皮淋巴细胞增多，主要是CD8淋巴细胞，这些细胞可分泌细胞毒素损伤黏膜，使绒毛丧失和隐窝细胞增生。此外，在患者的肠腔分泌物、血浆及粪便中可查出抗麦胶蛋白的IgA、IgG抗体增多，近来又有人检出抗网状纤维、抗肌内膜的IgA抗体。研究发现，患者在禁食麦胶食物一段时间后，再进食麦胶时，血中溶血补体及C_3明显下降，并可测出免疫复合物。

（三）临床表现

本病的临床表现差异很大，常见的症状和体征如下。

1. 症状

（1）腹泻、腹痛：大多数患者表现为腹泻，典型者为脂肪泻，粪便呈油脂状或泡沫样、色淡，常有恶臭。每天从数次到10余次不等。腹泻可引起生长迟缓、身材矮小、疱疹样皮炎或复发性溃疡性口炎。很多成人患者是以贫血、骨质疏松、浮肿、感觉异常等症状出现，并没有典型的消化道表现，常被漏诊。

（2）乏力、消瘦：几乎所有的患者都存在不同程度的体重减轻、乏力、倦怠，严重者可发生恶病质。主要与脂肪、蛋白质等营养物质吸收障碍及电解质紊乱有关。

（3）电解质紊乱与维生素缺乏：其症候群主要表现为舌炎、口角炎、脚气病、角膜干燥、夜盲症、出血倾向、感觉异常、骨质疏松、骨痛、贫血等。

（4）浮肿、发热及夜尿：浮肿主要由严重低蛋白血症发展而来。发热多因继发感染所致。活动期可有夜尿量增多。还可有抑郁、周围神经炎、不育症、自发流产等征象。

2. 体征

腹部可有轻度压痛。还可出现面色苍白、体重下降、杵状指、水肿、皮肤色素沉着、口角炎、湿疹、贫血及毛发稀少、颜色改变等。

3. 实验室检查及特殊检查

（1）实验室检查：可有贫血、低蛋白血症、低钙血症及维生素缺乏。粪便中可见大量脂肪滴。血清中补体C_3、C_4降低，IgA可正常、升高或减少。抗麦胶蛋白抗体、抗肌内膜抗体可阳性，麦胶白细胞移动抑制试验阳性。

（2）D木糖吸收试验：本试验可测定小肠的吸收功能，阳性者反映小肠吸收不良。

（3）胃肠钡餐检查：肠腔弥漫性扩张；皱襞肿胀或消失，呈"腊管征"；肠曲分节呈雪花样分布现象；钡剂通过小肠时间延缓等可提示诊断。此检查尚有助于除外其他胃肠道器质性病变引起的继发性吸收不良。

（4）小肠黏膜活组织检查：典型改变为小肠绒毛变短、增粗、倒伏或消失，腺窝增生，上皮内可见淋巴细胞增多及固有层内浆细胞、淋巴细胞浸润。

（四）诊断

根据长期腹泻、体重下降、贫血等营养不良表现，结合实验室检查、胃肠钡餐检查、小肠黏膜活检可做出初步诊断，而后再经治疗性试验说明与麦胶有关，排除其他吸收不良性疾病，方可做出明确诊断。

（五）鉴别诊断

（1）弥漫性小肠淋巴瘤：本病可有腹泻、腹痛、体重减轻等表现，是由于淋巴回流受阻引起的吸收障碍。如同时伴淋巴组织病，应怀疑本病可能，进一步行胃肠钡餐检查及小肠活检，必要时剖腹探查可明确诊断。

（2）Whipple病：由Whipple杆菌引起的吸收不良综合征，抗生素治疗有效，小肠活组织检查有助于鉴别。

（3）小肠细菌过度生长：多发生于老年人，慢性胰腺炎及有腹部手术史的患者，抗生素治疗可改善症状，小肠 X 线摄片及小肠活检可资鉴别。

（六）治疗

1. 一般治疗

去除病因是关键，避免各种含麦胶的饮食，如大麦、小麦、黑麦、燕麦等。多在 3～6 周症状可改善，维持半年到 1 年。

2. 药物治疗

对于危重患者或对饮食疗法反应欠佳及不能耐受无麦胶饮食者可应用肾上腺皮质激素治疗，改善小肠吸收功能，缓解临床症状。

3. 其他治疗

给予高营养、高热量、富含维生素及易消化饮食。纠正水电解质紊乱，必要时可输注入体白蛋白或输血。

（七）预后

本病经严格饮食治疗后，症状改善明显，预后良好。

三、热带脂肪泻

热带脂肪泻（Tropical sprue），又称热带口炎性腹泻，好发于热带地区，以小肠黏膜的结构和功能改变为特征，是小肠的炎症性病变。临床上表现为腹泻及维生素 B_{12} 等多种营养物质缺乏。

（一）流行病学

本病主要好发于热带居民及热带旅游者，南美、印度及东南亚各国尤多。任何年龄均可患病，无明显性别差异，成人多见。

（二）病因和发病机制

病因尚未完全明确，本病具有地区性、流行性、季节性，抗生素治疗有效的特点。现多认为与细菌、病毒或寄生虫感染有关，但粪便、小肠内容物及肠黏膜中均未发现病原体。尚有人认为是大肠杆菌易位所致。

（三）临床表现

本病常见症状为腹泻、舌痛、体重减轻三联征。可出现吸收不良综合征的所有表现，经过 3 个临床演变期：初期为腹泻吸收不良期，出现腹泻、乏力、腹痛及体重下降，脂肪泻常见；中期为营养缺乏期，表现为舌炎、口角炎、唇裂等；晚期为贫血期，巨幼红细胞贫血多见，其他期临床表现加重。以上三期演变需 2～4 年。

（四）实验室检查及特殊检查

右旋木糖吸收试验尿排出量减少可见于 90% 以上的病例。24 h 粪脂测定异常，维生素 B_{12}、维生素 A 吸收试验亦不正常，经抗生素治疗后，可恢复正常。白蛋白、葡萄糖、氨基酸、钙、铁、叶酸吸收均减低。

胃肠钡餐透视早期可出现空肠结构异常，渐累及整个小肠，表现为吸收不良的非特异性改变。小肠黏膜活检及组织学可见腺窝伸长、绒毛变宽、缩短，腺窝细胞核肥大，上皮细胞呈方形或扁平状，固有层可见淋巴细胞、浆细胞等慢性炎细胞浸润。

（五）诊断和鉴别诊断

依据热带地区居住史、临床表现，结合实验室检查及小肠活组织检查异常，可做出热带脂肪泻诊断。需与下列疾病鉴别：

（1）麦胶肠病：二者临床表现相似，但麦胶饮食、地区历史及对广谱抗生素的治疗反应不同，麦胶肠病最关键的是饮食治疗，有助于鉴别。

（2）炎症性肠病：溃疡性结肠炎及克罗恩病亦可有营养物质吸收障碍，但其各有特征性 X 线表现。

（3）肠道寄生虫病：如肠阿米巴病、贾第虫病等，大便虫卵检查及相关寄生虫检查可以鉴别，另外，也可给予米帕林或甲硝唑进行试验性治疗，或叶酸、维生素 B_{12} 及四环素口服，可资鉴别。

（4）维生素 B_{12} 缺乏：此病也可引起空肠黏膜异常，贫血纠正后吸收功能可恢复。

（六）治疗

1. 一般治疗

以对症治疗为主，给予富含营养的饮食，辅以补液，纠正水电解质平衡失调，必要时可行胃肠外营养。腹泻次数过多，可应用止泻药。

2. 药物治疗

维生素 B_{12} 及叶酸治疗需达 1 年，同时服用广谱抗生素疗效较好，可使病情明显缓解。如四环素 250～500 mg，4 次 /d，持续 1 个月，维持量为 250～500 mg，3 次 /d，持续 5 个月。磺胺药同样有效。

慢性病例对治疗反应很慢，症状改善不明显，治疗应维持半年或更长时间，热带居民在 5 年内可复发，而旅居热带者经治疗离开后一般将不再发生。

（七）预后

本病经积极治疗后预后较好，贫血及舌炎可很快恢复，食欲增强，体重增加。肠道黏膜病变减轻，肠黏膜酶活性增加。持续居住在热带的患者仍可复发。

第五章 肝感染性疾病

第一节 细菌性肝脓肿

细菌性肝脓肿是细菌所致的肝化脓性疾病,近年来,由于诊断技术的进步、有效抗生素品种增多及创伤性较小的经皮穿刺脓肿置管引流术的应用,治愈率有显著提高,预后也大有改观。

一、感染途径

1. 胆道感染

胆道逆行感染是细菌性肝脓肿的主要病因。如肝内、外胆管结石,化脓性胆管炎,肝内胆囊炎,急性胰腺炎。其中20%与胆总管、胰腺管、壶腹部恶性肿瘤,胆囊癌等疾病有关。多系分布于肝两叶的多发性脓肿。

2. 直接蔓延或感染

由胃、十二指肠溃疡或胃癌性溃疡穿透至肝,膈下脓肿、胆囊积脓直接蔓延至肝而发病。经肝动脉插管灌注化疗药物引起肝动脉内壁或肝组织损伤、坏死等也可引起。

3. 门静脉血源性感染

20世纪30年代以前,细菌性肝脓肿最主要原因是化脓性阑尾炎,细菌沿门静脉血流到达肝而引起,由此所致的肝脓肿现已少见。此外,多发性结肠憩室炎、Crohn病、肠瘘也可经门脉导致肝脓肿发生,但国内少见。

4. 肝动脉血源性感染

体内任何器官或部位的化脓性病灶、菌血症如金黄色葡萄球菌败血症都有可能经肝动脉而致细菌性肝脓肿。此种肝脓肿常被原发病掩盖而漏诊。

5. 转移性肝癌

胰腺癌、胆道癌、前列腺癌出现坏死时,经血道也可引起细菌性肝脓肿。

6. 腹部创伤

除肝直接受刀、枪弹伤外,肝区挫伤也可引致发病。既往腹部手术史。

7. 隐源性

约有15%的细菌性肝脓肿的起因为隐源性。

8. 其他因素

近年发现老年人细菌性肝脓肿有所增多,这可能与糖尿病、心血管疾病、肿瘤、胰腺炎等在老年人发病率高有关。

二、致病菌

从胆系和门静脉入侵多为大肠埃希菌、肺炎克雷白或其他革兰阴性杆菌;从肝动脉入侵多为革兰阳性球菌,如链球菌、金黄色葡萄球菌等;厌氧菌如微需氧性链球菌、脆弱杆菌、梭状芽孢菌也有发现。

在长期应用激素治疗免疫功能减退患者时,经化学治疗的肝转移癌患者中,也有霉菌引起的霉菌性肝脓肿。多数细菌性肝脓肿由单种细菌感染,20%由两种细菌甚至多种细菌混合感染。

三、临床表现与诊断

临床表现轻重不一,与脓肿的数量、体积、肝受累的范围、是否有并发疾病有关。发热、寒战最常见,体温多在38℃以上。呈稽留型、弛张型或不规则热,伴大汗。右上腹、肝区或右下胸部疼痛。多为持续性钝痛,可放射至右侧腰背部,于咳嗽或深呼吸时加剧。有恶心、呕吐、腹泻、食欲缺乏、消瘦、乏力、全身衰弱等脓毒症表现。多发性肝脓肿易出现黄疸。

肝增大,有叩击痛。有时似可触及非实性包块。胸部听诊偶可发现胸膜或心包摩擦音、肺部湿啰音或胸腔积液征象。部分伴有轻度脾增大。

贫血常见,白细胞增高,多 $> 10 \times 10^9/L$,中性粒细胞明显升高。50%患者转氨酶增高,可有总胆红素增高,90%患者碱性磷酸酶升高。不少患者清蛋白 $< 30\ g/L$,球蛋白增高。

胸部X线检查可见患侧膈肌抬高,运动受限,少量胸腔积液等。腹部超声可了解病变部位、大小、性质等。CT、能发现2 cm以上的病灶,为低密度不均匀,形态多样化,单发或多发边界较清楚的圆形病灶。MRI能发现1 cm以上的病灶,多微小脓肿可获早期诊断。对于不典型的肝脓肿进行肝穿刺活检,可提供重要的诊断线索。

四、治疗

(一)抗菌治疗

利用脓肿穿刺尽可能获得病原学结果。对穿刺标本进行常规及厌氧菌培养,细菌革兰染色涂片,还应依据临床加做真菌培养。根据菌种和药敏结果,选用抗生素。革兰阴性杆菌感染常用药物为碳青霉烯类、第三代头孢+酶抑制药;厌氧菌感染可选用替硝唑、哌拉西林等;肠球菌感染常用万古霉素、替考拉宁等;对致病菌尚未明确时,可针对革兰阴性杆菌及革兰阳性球菌进行联合治疗。

(二)经皮穿刺排脓或置管引流

穿刺排脓可以帮助确定诊断,并为置管引流做准备。先超声定位穿刺点,避开血管、胆道和重要器官,患者屏住呼吸,穿刺针在超声引导下进入脓肿内,置入导引钢丝,再在钢丝外套入猪尾巴导管,导管先端位于脓肿的最低部位后固定好导管。先抽脓后做闭式持续引流。脓液过于黏稠时用盐水或含抗生素液间断冲洗。脓腔过大、脓液过多影响排脓时换用管腔较大的导管,或在原引流导管附近再放置一导管。以后观察脓腔大小的改变直至闭合为止。对多发性脓肿可同时1次多处穿刺引流排脓治疗。

穿刺置管引流术的侵袭性小,较安全,在有效的抗菌治疗配合下,治愈率高。置管引流失败的原因有引流导管放置位置欠佳,引流不畅;脓液黏稠,堵塞导管或脓液过多,此时需换用较粗引流管进行排脓;脓腔多发,深部脓腔未能引流;或脓腔壁纤维化增厚以致脓腔不能塌陷闭合。

(三)手术切开引流

20世纪60年代前,细菌性肝脓肿主要采用手术切开引流,病死率高,可达40%。近年来认为对胆道有病变而直接种植引起的或已经置管引流而脓腔久治不愈合者,可考虑手术切开引流。切开引流术前应了解脓肿的数目及部位,并进行详细的超声检查以确定肝内、外胆道系统有无病变。无论采用前方或侧腹部切口,经腹膜腔或腹膜外途径,都应充分显露肝叶的前面及后面,才不致将深部小脓肿遗漏。对置管或切开引流效果较差的慢性厚壁性脓肿,或有出血危险的左叶脓肿,可做部分肝切除术。

第二节 阿米巴肝脓肿

人感染溶组织内阿米巴包囊后,阿米巴原虫侵入肠黏膜下层,随之进入黏膜下小血管和淋巴管,再随血流和淋巴液迁徙到肝形成肝脓肿。

阿米巴肝脓肿可仅数毫米至数厘米大,若治疗延迟脓肿体积可扩大,直径可达10 cm以上。脓肿中心为果酱色混浊黏稠液体，由液化溶解的肝细胞等组成，一般无气味。继发感染后，呈黄色脓样，有臭味。液体的周围为残存的肝基质。外层为脓肿壁及其周围的正常肝组织，可发现有阿米巴虫体侵蚀其间。多数脓肿位于右叶，左叶仅占15%左右。

一、临床表现

多见于青壮年男性农民。发病缓慢，多数无典型肠阿米巴病史，甚至无腹泻病史。

肝区疼痛或不适是最常见症状，多为钝痛，肝顶部脓肿疼痛可放射至右肩背部，呼吸、咳嗽时加重。肝增大，有压痛及叩击痛。右叶包膜下肝脓肿常致邻近肋间隙饱满，微隆起，肋间隙增宽，表面皮肤水肿，隆起最高处常压痛最明显。畏寒、发热，很少有寒战发作。热型多不规则，可呈弛张热，少数无发热或仅轻微体温升高。呼吸道症状可有刺激性咳嗽，咳白色黏痰；检查可见右下胸膜炎，右下肺呼吸音减低等。其他如恶心、食欲下降、腹胀、乏力等常见，黄疸少见，贫血和下肢水肿可见于重症患者。

实验室检查有白细胞及中性粒细胞增高，与细菌性肝脓肿相似，阿米巴肝脓肿继发细菌性感染时更高。肝功能试验大致正常，脓肿巨大时，人血清蛋白可明显降低。

二、病原学检查

1. 粪便检查

收集粪样的容器要洁净，应选择有黏液、脓、血的粪便取样送检，粪便检到溶组织内阿米巴包囊或滋养体时，只能作为带虫者或肠阿米巴病患者诊断依据，不能直接诊断为阿米巴肝脓肿。

2. 血清学检查

可用间接血凝试验、间接荧光抗体试验、酶联免疫吸附试验等。血清学检查阴性临床意义大，可排除阿米巴肝脓肿或现症阿米巴肠病感染，而阳性只能为阿米巴肝脓肿的诊断提供线索。

三、诊断

胸部X线检查可见右膈抬高，肝影增大，膈肌运动受限，其征象与细菌性肝脓肿不易区分。B超检查与细菌性肝脓肿超声图像也不易区分。脓液积聚时，阿米巴肝脓肿的脓腔中心为无回声区或低回声区。中心液体周围为一圈异常组织反应区，呈现边界不清晰不规则低回声区。脓腔壁毛糙不规则，并有不同程度后方增强。在B超引导下定位穿刺抽脓可确定诊断。典型脓液呈巧克力或果酱色，混浊液体，一般为无菌。显微镜下所见为细胞碎片或无定形物，不含或少含脓细胞。脓肿穿刺液标本中，较容易发现阿米巴滋养体。

四、治疗

1. 抗阿米巴治疗

甲硝唑是治疗阿米巴肝脓肿最安全而有效的药物。剂量是甲硝唑，0.4～0.6 g，每天3次。可连续服用3～4周，根据脓肿体积消长调整剂量。

2. 肝穿刺排脓

国外报道阿米巴肝脓肿无须经皮肝穿刺置管引流，而只用药物治疗即可痊愈，国内多认为肝穿刺排脓有加速愈合、缩短住院治疗天数的作用。但反复穿刺必须注意无菌操作，避免继发感染。对于巨大的肝脓肿，位于肝表浅的脓肿或有穿破先兆者，应行肝穿刺排脓，以预防严重并发症发生。

3. 手术

手术适应证为内科治疗无效，左叶脓肿，或脓肿破裂而诊断不能确定者。

第三节　肝结核

肺外结核病例中，肝结核实非少见，由于临床表现轻重程度相差很大，无特异征象，如无肺结核同时存在则临床诊断非常困难。国内尸检资料显示慢性结核病患者中肝结核的发生率为50%～80%，必须引起重视。

肝结核的基本病理变化为肉芽肿，分粟粒型和孤立型。粟粒型结节小，但分布广，可累及包膜；孤立型为小结节融合形成，结节大，中央往往有干酪样坏死，有时形成脓肿。

一、临床表现

（一）症状与体征

肝结核可能没有任何症状，已经确诊的病例，其症状与体征并无特异性。发热者为80%～98%，多为低热和弛张热，少数为稽留热，畏寒，少有寒战。可见消瘦，食欲缺乏，上腹胀痛，肝区痛，恶心、呕吐、盗汗等。10%～35%出现黄疸，黄疸高低与肝脏受损的严重程度相关，可发生阻塞性黄疸，个别病例还出现黄色瘤。无黄疸的病例自觉症状很少，而且较轻。肝大者76%～100%，多属轻度增大，个别病例肝大平脐，有的病例增大的肝可触到结节，多数病例增大的肝有触痛，1/4～1/2的病例脾大，其中有的并有触痛。还可出现门静脉高压，并因食管静脉曲张出血而死亡，以及脾功能亢进、出血倾向或昏迷。

（二）实验室检查

常有轻度贫血，白细胞计数多数正常或偏低，少数病例可能增高，个别病例出现类白血病反应。血沉多数加快，清蛋白减少，丙种球蛋白增多，絮状试验阳性，转氨酶升高，ICG潴留量增加，胆红素升高，淤胆患者血清ALP及γ-GT升高，胆固醇升高，约1/4的患者凝血试验异常。约9%的病例肝活检组织中可能发现结核菌，肝穿刺所抽吸的内容物培养可提高阳性率，或动物接种则可能引起典型的结核病变。

结核菌素试验（PPD）为结核患者体液免疫检测，肝结核患者结核菌素试验一般为强阳性，但阴性结果不能排除结核，因为重症病例、并发糖尿病、酒精中毒、营养不良及老年人均可出现假阴性，60岁以上的老年结核患者阳性率约80%，每增加10岁阳性率下降10%。如果原来阴性的病例以后转为阳性，则具有重要的诊断价值。

（三）影像学检查

胸部X线平片可发现大部分不同程度的肺结核现象，但有1/4～1/3的病例胸片正常，对胸片未见结核者应定期复查，在以后的胸片中可能发现肺结核。腹部平片可能发现肝内钙化灶。腹部CT或MRI联合应用可为诊断各型肝结核提供更准确的诊断依据。B超检查可确定肝大小，发现较大的结节、钙化灶和脓肿。胆道阻塞时，可发现阻塞的部位及其上游的胆管扩张。它还可以引导穿刺的部位和方向。

（四）腹腔镜检查

通过腹腔镜可见到肝表面有大小不等的结核结节呈乳酪色或白垩样白色，有时可见到突起的块物。通过腹腔镜还可收集腹腔积液标本，进行肝穿刺活检。

（五）细胞免疫检测

如特异性结核抗原刺激T细胞分泌γ干扰素试验，包括γ干扰素释放分析试验（IGRA）、释放γ干扰素的特异性T细胞检测（T细胞斑点试验，T-SPOT）等。IGRA和T-SPOT在鉴别结核分枝杆菌感染和卡介苗接种影响及非结核分枝杆菌感染方面比PPD皮试更有意义。体液免疫检测与细胞免疫检测结果可以互相补充，但不能互相替代。

二、诊断

肝结核的诊断很难，如无肺结核或其他肺外结核存在，诊断就更困难，特别是老年患者。因而误诊率很高，常误诊为肝炎、肝硬化、肿瘤、胆石症、胆囊炎、肺炎、败血症、白血病、伤寒、肝脓肿或结缔组织病等。以下情况为肝结核确诊提供了重要线索：①原因不明的发热，伴有消瘦、乏力、食欲缺乏、上腹部胀痛及盗汗。②肝大并有压痛，肝功能异常。③中等贫血，白细胞计数正常或稍低，血沉加快。④肺结核或其他肺外结核的检测中，结核菌素试验（PPD）为结核患者体液免疫检测，肝结核患者结核菌素试验一般为强阳性，但阴性结果不能排除结核。⑤结核菌素试验强阳性或由阴性转为阳性者。⑥细胞免疫检测结果阳性。⑦试验性抗结核治疗后，症状与体征有改善者。

最可靠的诊断依据是活检获得病理诊断，肝穿刺有禁忌证者，可经肝静脉途径活检，寻找组织学特征性变化，穿刺抽吸到的内容可能是干酪样坏死物质或脓液，干酪化本身为结核的特点，将抽吸到的内容物进行结核菌培养,或动物接种引起典型的结核病变,均支持结核的诊断。

三、治疗

(一)基础治疗

主要包括休息、增加营养、保护肝脏、避免加重肝损伤的因素,密切观察病情演变,防治并发症以及对症治疗。

(二)抗结核治疗

根据药物的作用分3级。

一级:为强有力的杀菌药(包括细胞内细菌),如异烟肼、利福平。

二级:虽有杀菌作用,但受细胞内、外菌群和血清药物浓度等的限制,影响疗效,如乙胺丁醇、链霉素、卡那霉素、卷曲霉素、吡嗪酰胺、乙硫异烟胺和环丝氨酸等。

三级:仅有抑菌作用而无杀菌作用,如对氨基水杨酸钠、氨硫脲等。

选用药物时,应当兼顾结核菌对药物的敏感性和患者的耐受性,以减少药物的不良反应。表5-1列举了抗结核药的用法、用量和主要的不良反应。

表5-1 抗结核药的用法、用量和主要的不良反应

药品	用法与用量	主要不良反应
异烟肼	300 mg/d,顿服或分次服	神经炎、肝炎
链霉素	0.75～1 g,每日或隔日肌内注射	听神经、前庭损伤,肾损伤
利福平	450～600 mg/d,分次服	肝炎
乙胺丁醇	前3个月25 mg/(kg·d),以后15 mg/kg;	视神经炎
吡嗪酰胺	1.5～2 g/d,1次或分3次服	肝炎,高尿酸血症
卡那霉素	1 g/d,1次或分2次肌肉注射	听神经及肾损伤
卷曲霉素	0.75～1 g/d,分2次肌肉注射	听神经及前庭神经损伤
乙硫异烟胺、丙硫异烟胺	0.5～1 g/d,分4次服	胃肠症状,肝损伤
紫霉素	0.5～1 g/d,肌肉注射	听神经及肾损伤
结核胺	100～150 mg/d,1次或分次服	胃肠症状,肝损伤,皮疹
环丝氨酸	15 mg/(kg·d),分3～4次服	中枢神经毒性反应
对氨基水杨酸钠	8～12 g/d,分次服	胃肠刺激、肝炎、皮炎和肾损伤

治疗用药最好是选择作用机制不同的两种以上的药物联用,可提高疗效,减少耐药。因为,大多数耐药菌只耐受一种药,同时两种以上药物耐药者少见。对肝结核以联合用三种药为宜,治疗1～2个月后病情好转,可考虑减少1种,继续用2种药,总疗程不宜少于18个月。治疗中应注意药物性肝损伤,严密观察病情,反复检查肝功能,如治疗中症状加重或出现黄疸,转氨酶超过200 U/L,则应停药;联合用药应当注意药物之间的相互关系,例如利福平具有广谱抗菌作用,还是诱导药,能促进药物代谢,与异烟肼同用可能增加对肝的毒性,利福平还进入肠肝循环,停药后还继续发挥作用。

(三)手术治疗

肝结核一般不需手术,具有下列情况之一者,可考虑手术:①肝结核瘤,即结核结节融合形成较大的干酪性脓肿,药物治疗不能消除或向胆系穿破引起胆道出血者。②并发门静脉高压食管静脉曲张出血,或有脾结核与脾功能亢进者。③肝门部淋巴结结核阻塞胆管者。④肠结核并发穿孔者。⑤诊断不明,必须剖腹探查时。

(四)其他治疗措施

1. 中医药

传统中医并无肝结核一词,但发热、黄疸、腹腔积液及肺结核等辨证方法可以借鉴。近代发现有些

中草药具有抗结核作用，如酒花素、石吊兰素、百部、狼毒、墨秀花、白花蛇舌草、卷柏、黄连、柴胡、防风、连翘、萑草、蒺藜等，可作为选方择药的参考。

2. 糖皮质激素

有报道加用糖皮质激素治疗肝结核取得较好效果，如患者毒血症状明显又无较严重的禁忌，可在有力的抗结核治疗的基础上慎重进行短程治疗。

3. 增强免疫力

结核患者细胞免疫功能降低，特别是老年患者可应用转移因子、胸腺素及维生素 C 等。实验证明白细胞介素-2、异丙肌苷（isoprinosine）及左旋咪唑（levamisole）等均有提高免疫功能的作用。中药黄芪、党参、灵芝等不仅有增强单核巨噬细胞系统的吞噬作用，而且能增强异烟肼、利福平等的作用。

第四节 肝肉芽肿病

肉芽肿病是由多种原因引起的一种增生性炎症反应病变，可发生于体内任何器官或组织，具有相似的病理改变。肝肉芽肿是肝组织的一种非特异性的病理反应。

一、病因

肝活检标本中肝肉芽肿发生率为 3%～10.5%，据报道引起肉芽肿的病因达 60 余种（见表 5-2）。其中以结核和结节病是最为重要的病因，占全部肉芽肿病例的 50%～70%。

表 5-2 肝肉芽肿病因

一、感染

细菌	结核、麻风、布鲁菌病、沙门菌感染、兔热病（土拉伦菌病）、腹肌沟肉芽肿、类鼻疽、李斯特菌病、惠特摩尔病
病毒	病毒性肝炎、单核细胞增多症、巨细胞病毒感染、性病性淋巴肉芽肿、鹦鹉热、猫抓热、流行性感冒、水痘
真菌	组织胞浆菌病、球孢子菌病、芽生菌病、奴卡（放射）菌病、隐球菌病、念珠菌病、放线菌病、酵母菌病、曲菌病、土壤丝菌病、囊球菌病
寄生虫	血吸虫病、弓形体病、蛔虫病、舌虫病、类圆线虫病、阿尔巴病、华支睾吸虫病、贾第虫病
立克次体	Q 热
螺旋体	梅毒（Ⅱ、Ⅲ期）

二、系统性疾病

结节病、霍奇金病、克罗恩病、溃疡性结肠炎、淋巴瘤、风湿性多发性肌病、系统性红斑狼疮、Wegener 肉芽肿、结节性动脉周围炎、嗜伊红细胞性胃肠炎、结节性红斑、过敏性肉芽肿

三、药物与外来物质

氟乙烷、青霉素、磺胺、别嘌醇、保泰松、氯丙嗪、奎尼丁、甲基多、肼苯达嗪、头孢菌素、苯妥英、普鲁卡因胺、避孕药、奎尼、妥卡因、卡巴西平、铍、锆、硅、金

四、肝胆疾病

慢性肝炎、坏死后肝硬化、门脉性肝硬化、原发性胆汁性肝硬化、自身免疫性肝炎

五、其他

空回肠搭桥、低 γ-球蛋白血症、各种癌、肉瘤

二、感染

不同疾病引起的肉芽肿常有地区性的变化，在美国结节病和结核是最重要的病因。麻风在墨西哥属地方病，因此成为肝肉芽肿的主要病因。亚太地区和东南亚诸国，包括我国在内是病毒性肝炎的高发流行区，由于肝炎患者多，病毒性肝炎成为肝肉芽肿的主要病因。

二、临床表现

肝肉芽肿可发生于任何年龄、性别的患者,临床表现无特异性,患者的表现取决于基础疾病。

1. 发热

为最常见的症状,见于结核病、结节病和其他感染性疾病引起的肉芽肿。热型依病因不同而异,结核病多为午后低热,霍奇金病常为持续高热,有的呈自限性发热,时间可长达10余年,也可短至数周不等。伴随发热的非特异性症状有夜间盗汗、乏力、体重减轻、肢痛和非特异性消化道症状,如恶心、食欲减退、腹胀等。

2. 肝、脾大

多数肉芽肿可扪及肝脾,肝质地韧或硬,有肝大者占77%,23%病例有脾大,肝脾均有增大者约22%。一般为轻至中度增大。患者可有肝区隐痛症状。

3. 淋巴结肿大

亦常见。多见于结节病、结核病、霍奇金病和梅毒。多为原发病表现之一。霍奇金病及癌肿时淋巴经常增大,扪之硬而有压痛。

4. 其他表现

结核病、结节病、麻风和梅毒可引起皮肤的结节性红斑。肝肉芽肿病黄疸不常见,出现黄疸提示结核或结节病,偶尔结节病患者有中至重度黄疸,与原发性胆汁性肝硬化所引起的黄疸难以鉴别。少数患者引起门静脉高压,出现脾大、腹腔积液、食管静脉曲张等,此种情况仅在慢性结节病、原发性胆汁性肝硬化、日本血吸虫病、酒精性肝病和结核病联合发生时出现。儿童慢性肉芽肿时腹腔积液少见。

三、实验室检查和特殊检查

肝肉芽肿时有非特异性肝功能试验异常。最多见为血清碱性磷酸酶呈中至显著增高,血清转氨酶轻度增高(为正常的2~8倍),也常见有轻度的血清总胆红素和直接胆红素增高,但前者很少超过51 μmol/L,除原发性胆汁性肝硬化和有些结节病外,常有BSP潴留试验异常。肝合成功能常能保持正常,凝血酶原和清蛋白水平改变常不明显。结节病性肝肉芽肿时γ-球蛋白增高,但其他肉芽肿很少增高。

血常规可有贫血,白细胞减少,血沉加快,嗜酸性粒细胞增高,常见于结节病、药物过敏、霍奇金病或寄生虫感染。系统性红斑性狼疮、克罗恩病、结节病和一些感染性疾病时血清免疫球蛋白增高。

B超可出现肝内实质性占位病变。核素扫描显示肝、脾大或核素分布有融合性充盈缺损。CT显示境界较清楚,为低密度的占位性病变,不易与原发性肝癌鉴别。腹腔镜检查可直接窥视肉芽肿表面并取组织检查,它和经皮穿刺肝活检可确诊。

四、组织和实验室诊断

(一)组织学诊断

首先应分清上皮样肉芽肿和非上皮样肉芽肿坏死。结核、结节病、麻风、慢性组织胞浆菌病、球孢子菌病和慢性布鲁分枝杆菌病多为上皮样肉芽肿,而Q热、急性布鲁分枝杆菌病、感染性单核细胞增多症、巨细胞病毒感染、伤寒、土拉伦菌病和药物所致肉芽肿多为非上皮样肉芽肿坏死。其他疾病如原发性胆汁性肝硬化和霍奇金病可伴有上皮样或上皮样肉芽肿坏死。

结节病为多叶肉芽肿。结核肉芽肿常在肝门静脉周围发现,小静脉周围少见。麻风肉芽肿含有大量泡沫组织细胞,如同上皮样细胞,且肉芽肿的大小和部位可有改变。结核、结节病、组织胞浆菌病和球孢子菌病肉芽肿可伴有干酪性坏死。

许多疾病肝活检可见成群的组织细胞或淋巴细胞,这种损害称为肉芽肿坏死,应与上皮样肉芽肿鉴别。见于单核细胞增多症、巨细胞病毒感染、病毒性肝炎、伤寒、沙门菌病和土拉伦菌病。结核病、结节病、Q热、布鲁分枝杆菌病可见典型的肉芽肿组织学改变。

（二）特殊组织学诊断

结核性肉芽肿干酪化后，用抗酸染色或荧光金丝雀黄染色可查到结核杆菌。在非干酪化上皮样麻风瘤样肉芽肿中常可发现大量的麻风分枝杆菌，也可通过抗酸染色或荧光金丝雀黄染色确认。组织胞浆菌病和球孢子菌病可用苏木精嗜酸性染色证实。Ⅱ期梅毒即梅毒性肝炎用 Levaditi 染色法或其他染色可确定肝螺旋体。

（三）皮肤试验

结核病精制结核菌素（PPD）皮肤试验常为阳性，而结节病阴性。一个新近的研究报道，结节病患者 < 50% 对 100 U 结核菌素呈阴性反应，少数结节病患者对结核菌素有高度的敏感。此外皮肤试验可估计细胞免疫功能。Kveim 试验是对结节病脾提取液，在注射部位产生延迟肉芽肿反应。结节病时有少数病例呈假阴性，这可能是由于抗原物质不足、疾病处于缓解期、缺乏淋巴结受累或用类固醇治疗所致。克罗恩病时此试验也可出现假阳性。

（四）血清学试验

血清凝集试验和补体结合试验用于布鲁分枝杆菌病、Q 热、单核细胞增多症、巨细胞病毒感染、球孢子菌病、组织胞浆菌病和芽生菌病的诊断。试验是否阳性取决于疾病持续的时间，为了解有无滴度增高可于 2 ~ 4 周后复查。梅毒血清学假阳性结果可用荧光密螺旋体抗体吸收，FTA-ABS）试验加以排除。日本血吸虫病也可用血清学试验诊断，活动性血吸虫病也可从粪便取样做诊断。

（五）辅助试验

大部分活动性结节病患者血清中血管紧张素转换酶水平升高，检眼镜和裂隙灯检查可发现结节病或结核病累及眼的表现。少数结节病患者血钙水平升高，其发生率报道悬殊，为 2% ~ 60%。高钙血症的发生与肠钙吸收增加、骨溶解增加及患者对维生素 D 敏感有关。结节病时血循环中 α_2 和 β 球蛋白增加，使蛋白结合钙增加，也可引起高钙血症。

五、治疗

（一）一般治疗

一般治疗对于改善患者的全身状况和提高病因治疗有重要作用。应重视饮食和休息，给予足够的热量，高糖、高蛋白、低脂饮食，同时注意各种维生素的补充和维持水、电解质的平衡。

（二）对症治疗

对于高热患者可给予物理或药物降温。不能进食者应加强支持疗法，一天液体量不能少于 2 500 ~ 3 000 mL，以等渗晶体液为主，也可适当加用高渗葡萄糖液静脉滴注，必要时补充复方氨基酸、血浆等，重症患者亦可采用静脉高营养疗法。低蛋白血症时给予静脉补充清蛋白。

（三）保肝治疗

肝功能损害时可用异甘草酸镁 150 mg（或甘草酸二胺 150 mg）、多烯磷脂酰胆碱 20 mL 或门冬氨酸钾镁（potassium-magnesium aspartatis）20 mL 加 10% 葡萄糖 250 mL 液体中静脉滴注。黄疸升高患者可加用还原型谷胱甘肽 1 200 ~ 2 400 mg，静脉滴注，每天 1 次，退黄药物还可选用前列腺素 E_1、腺苷蛋氨酸。病情较重者可加用维生素 K_1 20 ~ 40 mg 和促肝细胞生长素（hepatocyte growth promoting factor，pHGF）120 ~ 200 mg 加 10% 葡萄糖 100 mL 静脉滴注，以上药物均为每天 1 次。

（四）激素治疗

糖皮质激素对肉芽肿治疗有显著疗效。其治疗作用有：①抑制成纤维细胞的活力，减少透明质酸酶和硫酸软骨素的合成，使组织中可溶性胶原成分和组织已糖胺减少，故能阻止肉芽组织和结缔组织的形成，促进间质组织炎症的消退。②减轻炎症，消除水肿。通过其抗蛋白合成作用，抑制受损细胞产生炎症促进因子，使炎症反应减轻；通过降低毛细血管和细胞膜的通透性，抑制组胺、5-羟色胺等致敏物质的释放，减少渗出，使水肿消退。③提高血浆蛋白，改善肝功能，提高糖原在肝中的储存，增强肝解毒能力。④降黄作用。肝肉芽肿引起的黄疸为肝内胆汁淤积型黄疸，故用激素治疗有效。由于肝肉芽肿多呈慢性经过，放在用激素治疗时也主张长程用药，即 15 ~ 30 mg/d，持续应用半年以上。

（五）中医治疗

本病主要特征为长期发热、肝脾大等，可给清利湿热、调补气血，或疏肝理气、活血化瘀等方剂。

1. 桃红四物汤

当归9g，赤芍9g，生地黄15g，川芎3~9g，桃仁6~9g，红花3~9g。

2. 膈下逐瘀汤

五灵脂9g，当归9g，川芎6g，桃仁9g，牡丹皮6g，赤芍6g，乌药6g，延胡索3g，甘草9g，香附4.5g，红花9g，枳壳4.5g。

第五节　自身免疫性肝炎

AIH是一种累及肝实质的慢性特发性炎症性疾病。AIH可以发生在所有的种族及地域，在西欧和北美国家的人群中，AIH的患病率为（0.1~1.2）110万人，在日本为（0.015~0.08）110万人，我国尚未见有流行病学调查数据报道。AIH多见于女性，男女比为1:3.6。AIH可见于任何年龄的人群，但青少年相对多见，大约50%的患者年龄可介于10~20岁之间。

一、病因及发病机制

1. 自身免疫反应的改变

AIH患者血清中可以检测出多种自身抗体，血清中多克隆γ-球蛋白水平显著增高，这些自身免疫现象提示AIH的发生与自身免疫功能障碍有密切关系。当机体免疫耐受性出现障碍，体内的抑制性T细胞对B细胞失去调控作用，则B细胞就对肝细胞核的多种成分、细胞支架、肝去唾液酸糖蛋白受体（ASGPR）、细胞色素P450酶、可溶性肝抗原等自身组织成分产生抗体，这些自身抗体直接对多种肝的靶组织发生免疫反应，从而导致肝的损伤。另外由于免疫耐受的破坏，激活的$CD4^+$T细胞（包括Th1和Th2）通过T-B细胞膜的直接接触以及释放细胞因子刺激B细胞产生针对自身抗体，此外细胞因子还通过激活$CD8^+$T细胞介导ADCC效应杀伤肝细胞，激活TNF或Fas系统介导肝细胞凋亡，激活星状细胞促进肝纤维化的发生。

2. 遗传易感性

已知AIH的易感性与MHC编码HLA的基因有比较密切的关系。HLA-B8、HLA-DR3以及HLA-DR4是AIH的危险因子。在英国和美国的白种人AIH患者中，HLA-DR3或HLA-DR4患者占84%。在日本患者中，HLA-DR4的相关危险性最高。AIH患者伴有抑制性T淋巴细胞功能的缺陷，研究发现这种抑制性T淋巴细胞功能的缺陷与MHC基因位点也有连锁关系，即与HLA-A1、B8、DR3单体型有明显的相关性。

3. 潜在的激发因素

AIH的发生必须有抗原的激活，病毒（如HBV、HCV、EB病毒、麻疹病毒等）在激发免疫反应方面比较肯定。病毒抗原表位通过"分子模拟"和某些肝抗原具有相同的决定簇而导致交叉反应，导致自身免疫性肝病。如HCV感染的部分患者血清中可检测到多种非特异性自身抗体，据推测很可能HCV的感染刺激了肝细胞膜表面的某些分子表达，改变了肝细胞膜上的蛋白质成分所致。生物、物理或化学因素也能激发自身抗原的改变。有些药物作为一种半抗原，进入人体后与体内组织中的某种蛋白质结合而形成复合物，后者即可成为抗原，与自身组织产生相应的自身抗体而发生自身免疫反应，诱发组织的损伤。药物甲基多巴、呋喃妥因、双氯芬酸、米诺环素、干扰素、卡马西平等可以诱发自身免疫性肝损害，其肝组织病理改变类似于慢性活动性肝炎。

二、临床表现

1. 起病和病程

AIH常呈慢性迁延性病程，多数患者起病比较缓慢，随着病情的进展，晚期可出现肝硬化和门静脉高压，部分患者亦可急性起病，大约有25%的患者发病时类似急性药物性肝炎如发热、黄疸等，反复发作时才被诊断。多数起病时无特异性症状，易误诊为其他疾病，等到出现持续性黄疸，并经肝功能和血清自身抗体的检测后，才诊断本病。

2. 主要症状和体征

AIH患者症状与慢性肝炎相似，常见的症状有乏力、食欲减退、恶心、厌油腻食物、腹胀等，有时可伴间断发热、上腹或肝区疼痛、关节痛、肌痛，女性患者月经不调或闭经者比较常见。黄疸在AIH病程中比较常见，约1/3患者以急性黄疸性肝炎为表现，偶以暴发性肝衰竭为表现，黄疸多为轻度或中度，重度黄疸比较少见，约有20%的患者可以不出现黄疸。患者可伴有肝脾大、蜘蛛痣和肝掌，进展到肝硬化时，还可出现腹腔积液和下肢水肿等。

3. 肝外表现

AIH患者常伴有肝外的临床表现，这是与病毒性慢性肝炎的不同之处。AIH患者的肝外表现有以下几方面。①关节疼痛：受累关节多为对称性、游走性，可反复发作，但无关节畸形。②皮肤损害：可有皮疹、皮下出血点或瘀斑，亦可出现毛细血管炎。③血液学改变：常有轻度贫血，亦可有白细胞和血小板减少，其原因可能与脾功能亢进或产生抗白细胞和血小板的自身抗体有关。有些患者可能出现Coombs试验阳性的溶血性贫血，但并不多见。少数患者还可伴有嗜酸性粒细胞增多。④胸部病变：可出现胸膜炎、肺不张、肺间质纤维化或纤维性肺泡炎，亦出现肺动、静脉瘘或肺动脉高压。⑤肾病变：可出现肾小球肾炎和肾小管酸中毒。肾活检组织学检查时，除了显示有轻度肾小球肾炎外，在肾小球内还可见有免疫球蛋白复合物沉积，复合物中含有核糖核蛋白和IgG。⑥内分泌失调：患者可有类似Cushing病体征，如皮肤紫纹、满月脸、痤疮、多毛等。亦可出现桥本甲状腺炎、黏液性水肿或甲状腺功能亢进。还可伴有糖尿病。男性患者可以出现乳房增大，女性患者则常有月经不调。⑦风湿性疾病：AIH患者伴有风湿病者并不少见，如干燥综合征、系统性红斑狼疮、类风湿关节炎等。⑧部分患者可伴有溃疡性结肠炎。

三、分型

1. AIH1型

AIH1型为经典型AIH，此型在AIH中最为多见，占全部AIH的70%左右。70%患者为女性，发病年龄高峰为16~30岁，但是30岁以上的患者仍占50%左右。约48%的此型患者伴有其他与自身免疫有一定关系的疾病，如自身免疫性甲状腺炎、滑膜炎、溃疡性结肠炎等。血清中的自身抗体主要为抗核抗体（ANA）和（或）抗平滑肌抗体（SMA），同时可能伴有抗中性粒细胞胞浆抗体（pANCA）。AIH1型起病常较缓慢，急性发病者很少见，大约有25%的此型患者在确诊时已发展到肝硬化阶段。

2. AIH2型

此型比较少见，在西欧的AIH患者中此型约占20%，在美国AIH患者中大约只占4%。亦以女性患者为主，起病年龄较小，多见于10岁左右的儿童。常伴有糖尿病、白斑病、自身免疫性甲状腺炎、特发性血小板减少性紫癜、溃疡性结肠炎等肝外病变。自身抗体主要为抗肝肾微粒体抗体（LKM-1）和抗肝细胞溶质蛋白抗体（LC-1）。病情发展较快，急性重型肝炎比较多见，发展为肝硬化危险性高。

3. AIH3型

此型的患病率低于AIH_2型，大约只有10%，患者亦以女性为主，约占90%。起病年龄常介于20~40岁之间。此型血清中的自身抗体主要为抗可溶性肝细胞抗体（SLA）和抗肝胰抗体（LP），目前认为抗SLA抗体和抗LP抗体可能是同一种自身抗体，称之为抗SLA/LP抗体。

在上述三种亚型中，AIH1型和2型之间的区别比较显著，除了标记性抗体明显不同、互相很少重叠外，2型患者的发病年龄小，病情进展快，发展成肝衰竭及肝硬化的机会大，对肾上腺皮质激素的治疗反应不如1型明显。对于AIH3型的争议较多，其主要原因是此型的临床表现、血清中检出的自身抗体谱以及对药物治疗的效果均与AIH1型基本相同，因此不少学者认为AIH3型可归属于AIH1型。

四、实验室检查和辅助检查

1. 血生化检查

转氨酶水平持续或反复增高，常为正常值的 3～10 倍以上，急性期多为 ALT 水平高于 AST，慢性期多为 AST 水平高于 ALT。清蛋白水平正常或降低，γ-球蛋白水平增高更为突出，以 IgG 水平增高最为明显，其次为 IgM 和 IgA，血清胆红素水平常升高，多呈轻度或中度。碱性磷酸酶和 γ-谷氨酰转肽酶水平可轻度升高，肝合成功能严重受损时则表现为低蛋白血症和凝血酶原时间延长。

2. 免疫血清学检查

大多数患者有高丙种球蛋白血症，血清 IgG 水平明显升高。多种自身抗体阳性为本病特征。① ANA 阳性，见于 60%～80% 的 AIH 患者，而且抗体滴度较高，成人常常大于 1∶160，儿童大于 1∶80，但 ANA 对 AIH 的特异性不高，它也常可以出现于其他自身免疫性肝病（如 PBC）和其他结缔组织病（如系统性红斑狼疮）。② 抗 SMA 阳性：SMA 被认为是 AIH1 型的标记性抗体，对临床诊断有较大的意义，如果患者 ANA 和 SMA 阳性，而且滴度较高，同时伴有肝功能试验异常，则对 AIH1 型的诊断十分有利。与 ANA 一样，当免疫抑制药治疗而病情缓解后，SMA 滴度也常常随之降低，甚至消失。少数 PBC、病毒性肝炎、风湿病以及传染性单核细胞增多症患者亦可以出现低滴度的 SMA。③ LKM（肝-肾微粒体）抗体：95%～100% 的 AIH2 型患者 LKM-1 抗体阳性。④ LC-1（肝细胞溶质-1）抗体：被认为是 AIH_2 型的另一种标记性自身抗体。在 LKM-1 抗体阳性的 AIH_2 型患者中，LC-1 抗体的阳性率约为 50%。在 LC-1 抗体阳性的患者中，70% 左右的患者可以检出 LKM-1 抗体，显示 LC-1 和 LKM-1 抗体之间有密切的关系。LC-1 抗体多出现在年轻患者，患者的血清转氨酶水平往往较高，丙型肝炎病毒感染与 LKM-1 抗体有一定关系，但与 LC-1 抗体无关，因此对诊断 AIH，抗 LC-1 抗体的特异性优于 LKM-1 抗体。⑤ SLA/LP（肝-胰自身抗体）：抗 SLA/LP 抗体被认为是 AIH3 型的标记抗体。用 ELISA 法检测大约 75% 的抗 SLA/LP 抗体阳性的患者中，同时伴有 SMA 和 AMA 抗体，但不伴有 ANA 和 LKM-1 抗体。⑥ ANCA（抗嗜中性细胞浆抗体）：从 AIH1 型患者中检测的 pANCA 的靶抗原主要为组织蛋白酶 G，少数是乳铁蛋白。除 AIH 外，在韦格纳肉芽肿、PSC、系统性血管炎、溃疡性结肠炎等患者的血清中也可以检出 ANCA，所以，这一自身抗体对 AIH 并不特异。有人认为 pANCA 主要见于 AIH1 型患者，虽然在 AIH 患者可以伴有高滴度的 pANCA，但后者与患者血清转氨酶和 γ 球蛋白水平并不平行。还有人认为 ANCA 阳性的 AIH 患者，其病情往往较重。

3. 影像学检查

超声检查是最常用于检查 AIH 的影像学方法，其优点是简便无创、费用相对便宜，可动态观察肝的变化。AIH 发生肝纤维化时，肝呈弥漫性病变、肝包膜欠光滑、肝内血管显示不清晰、肝体积缩小、肝右叶斜径小于 110 mm、门静脉压升高、肝门静脉内径 ≥ 13 mm、脾可增大，胆管系统也常受累，胆囊壁可增厚、模糊，回声增强，胆囊腔内可见息肉或结石。

五、诊断

1999 年国际 AIH 小组（international auto-immune hepatitis group, IAIHG）对 AIH 诊断的描述性标准和诊断评分系统进行了修订，以更好地指导科研和临床工作。2008 IAIHG 推出了 AIH 简化的评分系统，此方法简便可行，主要用于临床工作，对伴有免疫学改变的 AIH 患者特异性高，对自身抗体阴性的患者容易漏诊。2010 年美国肝病研究协会（AASLD）制定了关于 AIH 描述性的诊断标准。明确诊断如下。① 肝组织学：中度或重度的界板炎症，伴或不伴小叶性肝炎，中央汇管区桥接坏死，同时不伴有胆管病变、肉芽肿或提示其他病因的主要变化。② 血清生化学：转氨酶异常，尤其在 AIP 轻微升高时，血清 α_1-抗胰蛋白酶、铜蓝蛋白正常。③ 血清免疫学方面：球蛋白、γ-球蛋白或 IgG 大于正常上限的 1.5 倍。④ 血清自身抗体：ANA 或 SMA 或 LKM-1 滴度大于 1∶80，较低滴度也许在儿童患者中有意义。⑤ 病毒标志物：HAV、HBV、HCV 现症感染的标志物阴性。⑥ 与其他病因相关的因素：每天饮酒量 < 25 g/L、近期未使用肝毒药物。

可能诊断如下：①肝组织学同上。②血清生化学与确诊诊断的描述性诊断相同，但是包括血清铜及铜蓝蛋白异常的患者，其条件是 Wilson 病通过其他检查排除。③血清免疫学：任何程度的球蛋白、γ-球蛋白或免疫球蛋白升高。④血清自身抗体：ANA 或 SMA 或抗 LKM-1 滴度大于 1 : 40（成人）或其他自身抗体阳性。⑤病毒标志物：与确诊诊断的描述相同。⑥与其他病因相关的因素：每天饮酒 < 50 g/L，近期未使用肝毒性药物。每天饮酒 > 50 g/L，或近期使用过潜在肝毒性药物的患者，若戒酒后或停用肝损害药物后，仍有持续性肝损害时，仍需考虑 AIH。对于临床、实验室、血清学或组织学表现较少或不典型的病例诊断困难，可以应用 AIH 诊断评分系统进行评估。

六、治疗

研究发现，未治疗的 AIH 患者 5 年、10 年的生存率分别为 50%、10%，不论有无典型的临床症状，治疗都必须早期给予。

1. 治疗指征

AIH 治疗的绝对指征为：①血清的 AST ≥ 5 ULN，同时 γ-球蛋白 ≥ 2 ULN。②持续的血清 AST ≥ 10 ULN。③组织学表现为桥接样坏死或多腺泡坏死。相对治疗指征：不同程度临床表现、血清生化学异常（转氨酶或球蛋白水平升高）及肝组织炎症坏死（界面炎），但未达到绝对治疗指征者。

2. 治疗药物

免疫抑制药是目前首选治疗 AIH 的药物，最常见的免疫抑制药为糖皮质激素，泼尼松或泼尼松龙治疗是 AIH 一种有效的治疗，主要作用机制为抑制细胞因子和黏附分子的产生而抑制淋巴细胞活性。可单独应用或联合硫唑嘌呤联合应用。80% 的 AIH 患者治疗 3 年内可获得临床、实验室、组织学的缓解，10 年和 20 年预期生存期延长超过 80%。79% 的患者肝纤维化程度减轻或肝纤维化进程被阻止，低于 5% 的 AIH 患者最终发展为静脉曲张、肝衰竭等终末期肝病需进行肝移植。但是 13% 的患者发生与治疗药物相关的严重不良反应，9% 的患者治疗失败，13% 的患者无完全应答，50%～86% 患者停药后复发。当标准化的治疗失败或产生药物耐受，可尝试采用替代性的治疗药物，包括新型的免疫抑制药，如环孢霉素-A[3～5 mg/（kg·d）]、他克莫司（3 mg，每天 2 次）、霉酚酸酯（1 g，每天 2 次）、FK-506、环磷酰胺及第二代糖皮质激素-布地奈德（3 mg，每天 3 次），但这些药物长期服用安全性和有效性需要进一步验证。

3. 治疗方案

初始标准治疗方案：单独应用口服泼尼松（或等剂量泼尼松龙），第 1 周剂量为 60 mg/d，第 2 周为 40 mg/d，第 3、4 周均为 30 mg/d，第 5 周到病情缓解治疗终点采用 20 mg/d 的剂量维持。联合硫唑嘌呤，硫唑嘌呤 50 mg/d，口服，泼尼松剂量为单独应用时的一半，即第 1 周剂量为 30 mg/d，第 2 周为 20 mg/d，第 3、4 周均为 15 mg/d。白细胞减少、孕妇、恶性肿瘤、硫唑嘌呤甲基转移酶缺乏的患者适合单独应用泼尼松治疗。老年人、孕妇、骨质疏松、脆性糖尿病、肥胖、痤疮、情绪不稳定、高血压、精神病患者适合联合硫唑嘌呤治疗以最大限度减少泼尼松用量，减少激素的不良反应。

4. 治疗转归

（1）持续应答：停药后肝功及肝组织学指标维持正常。大约 21% 的初治患者和 28% 停药后复发再次治疗的患者能获得持续应答。

（2）病情缓解：包括组织学在内的所有炎症参数恢复正常。65%～70% 在治疗 24 周后病情缓解，这些患者可以采用硫唑嘌呤（2 mg/d）维持治疗以减少泼尼松的不良反应，但观察发现仍有关节痛（53%）、肌肉痛（14%）、白细胞减少（57%）和骨髓抑制（6%）发生。

（3）治疗失败：在治疗过程中临床症状加重，血清生化学及肝组织学参数恶化。大约 10% 的患者对治疗无应答，对于这些患者首先要再次除外其他原因导致的慢性肝炎。此类患者可尝试性地选用替代药物治疗，若病情严重者最好早期行肝移植。

（4）病情复发：50% 的患者在治疗结束 6 个月内复发，80% 患者在停药后 3 年复发。

第六章 尿路感染性疾病

第一节 下尿路感染

膀胱炎常伴有尿道炎，统称为下尿路感染，占尿路感染总数的50%~70%，许多泌尿系统疾病可引起膀胱炎，而泌尿系统外的疾病（如生殖器官炎症、胃肠道疾病和神经系统损害等），亦可使膀胱受累。

正常膀胱不易被细菌侵犯，因膀胱黏膜表面有黏液素，可黏附细菌，便于白细胞吞噬。细菌很少能通过血液侵入膀胱，同时尿道内、外括约肌亦能阻挡细菌从尿道上行到膀胱。尿液经常不断地从输尿管进入膀胱，再经膀胱排出体外，这种冲洗和稀释作用，使膀胱内不容易发生感染。若尿液pH<6，尿素含量高，尿液渗透压偏高，也可以抑制细菌繁殖。

下尿路感染是指膀胱和尿道由细菌感染引发的炎症病变。又有膀胱炎、尿道炎之称。膀胱炎又分为急性膀胱炎和复发性膀胱炎。绝大多数是由革兰阴性菌引致，女性发生率是男性的10倍。

一、流行病学

国外资料显示性生活活跃的年轻女性膀胱炎的发生率最高；有25%~35%的20~40岁女性有过至少1次的尿路感染发作。国外的研究显示非复杂性膀胱炎在尿路解剖正常的健康女性的复发率是27%~44%；复发性膀胱炎更多发生于健康年轻女性，其近50%的非复杂性尿路感染在一年内可发生复发性尿路感染。有研究报道复发性感染中膀胱炎与肾盂肾炎的患病率之比为18:1~29:1。

成年男性，除非存在易感因素，一般极少发生尿感。直到50岁以后因前列腺肥大的发生率高，才有较高的尿感患病率，约为7%。总的来说，男性尿感的发病率远较女性低，男女之比约为1:8。

膀胱炎占尿路感染的60%，只有尿路局部表现，无全身感染症状。常有白细胞尿，30%有血尿。大肠埃希菌占75%，葡萄球菌占15%。

二、病因及发病机制

膀胱炎有多种因素引起：①膀胱内在因素，如膀胱内有结石、异物、肿瘤和留置导尿管等，破坏了膀胱黏膜防御能力，有利于细菌的侵犯。②膀胱颈部以下的尿路梗阻，引起排尿障碍，失去了尿液冲洗作用，残余尿则成为细菌生长的良好培养基。③神经系统损害，如神经系统疾病或者盆腔广泛手术（子宫或者直肠切除术）后，损伤支配膀胱的神经、造成排尿困难而引起感染。

膀胱感染的途径以上行性最常见，患病率女性高于男性，因女性尿道短，常被邻近阴道和肛门的内容物所污染尿道口解剖异常，如尿道口后缘有隆起的处女膜（称为处女膜伞）阻挡或者尿道末端纤维环相对狭窄，这些梗阻因素可引起尿道膀胱反流；女性尿道口与阴道过于靠近，位于处女膜环的前缘（称为尿道处女膜融合），易受污染。新婚期性交可诱发膀胱炎，因性交时尿道口受压内陷或者损伤，尿道远端1/3处的细菌被挤入膀胱；也可能因性激素的变化，引起阴道和尿道黏膜防疫机制障碍而导致膀胱炎。男性前列腺精囊炎，女性尿道旁腺体炎亦可引起膀胱炎。尿道内应用器械检查或治疗时，细菌可随之进入膀胱。下行性感染是指膀胱炎继发于肾脏感染。膀胱感染可由邻近器官感染经淋巴传播或直接蔓延所引起。

膀胱炎可分为细菌性和非细菌性两种。细菌性者以大肠埃希菌属最为常见，其次是葡萄球菌。

三、临床表现

急性膀胱炎可突然发生或者缓慢发生，主要表现有排尿时尿道有烧灼感、尿频、夜尿、下腹坠胀及排尿困难，往往伴尿急，严重时类似尿失禁。尿浑浊、尿液中有脓细胞，有1/3患者出现血尿，常在排尿终末明显。耻骨上膀胱区有轻度压痛。少数患者可有腰痛、发热（通常不超过38℃）单纯急性膀胱炎，无全身症状，不发热，女性患者急性膀胱炎发生在新婚期，称之为"蜜月膀胱炎"。急性膀胱炎的病程较短，如及时治疗，症状多在1周左右消失。40%膀胱炎为自限性，在7~10 d可自愈。膀胱炎治愈后可再发。再发的80%以上是重新感染。男性再发的原因多是因为存在慢性细菌性前列腺炎或者前列腺增生症。慢性膀胱炎有轻度的膀胱刺激症状，但经常反复发作。

四、辅助检查

（一）一般检查项目

1. 尿常规

一般来说，尿常规可作为门诊尿感的初步检查。肉眼观察尿色可清或浑浊，可有腐败气味，极少数患者（<5%）可有肉眼血尿；尿蛋白多为阴性或微量（±~+），如尿蛋白量较大，应注意有无肾小球疾病；镜下血尿见于40%~60%的急性尿感患者，尿红细胞数多为2~10/HP，对尿感诊断有较大意义的为白细胞尿（脓尿），指离心后尿沉渣镜检白细胞>5/HP，是尿感诊断的一个较为敏感的指标。

2. 尿细菌学检查

尿细菌学检查是诊断尿感的关键性手段。真性细菌尿和有意义细菌尿的含义略有不同，凡是清洁中段尿定量细菌培养≥10^5/mL均可称为有意义的细菌尿，真性细菌尿则除此之外，还要求确实排除了假阳性的可能，而且要求临床上有尿感的症状，如无症状者，则要求连续培养2次，且菌落计数均≥10^5/mL，而且2次菌种相同。

尿标本可取自清洁中段尿、导尿和膀胱穿刺尿，在门诊一般进行清洁中段尿定量培养。留取中段尿时必须注意操作的规范性，避免因操作的问题导致结果的误差。

对尿细菌培养的结果判断，必须结合临床表现，有时需要反复多次进行检查，假阳性结果的原因主要有：①中段尿收集不规范，尿液被粪便、白带等污染。②尿标本在室温放置超过1 h才接种。③接种和检验技术上的误差等。

假阴性结果可见于：①病者在近2周内曾用过抗生素。②尿液在膀胱内停留不足6 h，细菌没有足够的时间繁殖。③收集中段尿时，消毒药不慎混入尿标本内。④饮水太多，尿液内细菌被稀释。⑤感染灶与尿路不通，如血源性肾盂肾炎的早期或尿路梗阻时，这种情况罕见。⑥有些尿感的排菌可为间歇性。⑦某些特殊细菌，如腐生寄生菌等引起的尿感，尿含菌量可<10^5/mL。

3. 尿白细胞排泄率

是较准确检测脓尿的方法，多采用1 h尿细胞计数法，白细胞>30万/h为阳性，20万~30万/h者为可疑，应结合临床判断。

4. 血常规

急性肾盂肾炎患者，血白细胞计数可轻或中度增加，中性白细胞也常增多，有核左移。红细胞沉降率可加快。

5. 肾功能检查

急性肾盂肾炎可有尿浓缩功能障碍，于治疗后多可恢复。急性膀胱炎时，通常亦无上述改变。

6. 血生化检查

普通尿感的血生化检查多无明显异常。生化检查主要是排除一些引起尿感易发的代谢性疾病，如糖尿病、高尿酸血症、高钙血症和低钾血症等。

（二）特殊检查项目

一般情况下，普通的尿感经上述检查基本可以诊断。如果检查结果对诊断没有帮助或有可疑，或者已经诊断尿感且经过正规治疗后尿感仍然存在，则必须进行进一步检查，以寻找尿路复杂因素。

1. 膀胱穿刺尿细菌培养

如果连续2次清洁中段尿培养结果阴性，则可以考虑进行膀胱穿刺尿细菌培养。其他适应证还有：①疑为厌氧菌尿感。②中段尿结果是混合感染，但高度怀疑结果不可靠时。③临床上高度怀疑尿感，但尿含菌量低者。④高度怀疑尿感，而无条件做细菌定量培养时，可用膀胱穿刺尿定性培养来诊断。

2. X线检查

尿路X线检查的主要目的是了解尿路情况，及时发现引起尿感反复发作的不利因素如结石、梗阻、反流、畸形等。有些因素经适当的内或外科处理可以纠正。在女性，其适应证为再发性尿感或急性尿感经7～10 d抗菌治疗无效者对于首次发作的急性女性尿感患者，一般不需要进行尿路X线检查。对于男性尿感患者，无论是初发还是复发，均应进行尿路X线检查，以排除尿路解剖和功能上的异常。X线检查项目包括腹部X线平片、静脉肾盂造影、排尿期膀胱尿管造影等，必要时进行逆行肾盂造影。一般来说，在尿感急性期，不宜做静脉肾盂造影及逆行肾盂造影。

3. B超和（或）CT检查

尿路B超检查的目的与X线检查是一致的，尤其适用于急性期尿感患者。如X线和B超检查均不能明确病变的性质，可考虑进行CT检查，CT检查对细小病变的分辨率高于B超。

4. 其他病原体的培养和分离

虽然95%以上的尿感是由革兰阴性杆菌所引起的，但真菌、病毒、衣原体、支原体等都可引起尿感。因此，对于临床上高度怀疑尿感但多次细菌培养均呈阴性者，则应考虑进行其他病原体的培养或病毒的分离。

（三）尿路感染定位诊断方法

通过尿培养可以诊断尿路感染，真性菌尿表明尿路细菌感染存在，但并不能区别细菌是来自上尿路（肾盂肾炎）还是下尿路（膀胱炎），由于肾盂肾炎与膀胱炎的治疗及预后不同，因此，应用尿路感染的定位诊断方法对两者进行鉴别，具有重要的临床意义。

1. 临床表现定位

患者的临床症状有助予定位诊断，如有寒战、发热（＞38.5℃）、腰痛，肾区叩痛和（或）压痛等症状者常为急性肾盂肾炎的特征。此外，在临床治愈后，重新感染者，常为膀胱炎（重新感染是在治疗后细菌已消失，但停止治疗后与前次不同的致病菌重新引起感染，一般于停药6周后发生）；复发者，则常为肾盂肾炎（复发是指在治疗后细菌尿消失，但停药6周内复发，致病菌与前次相同）。一般来说，仅根据临床表现来进行定位常不够准确，因为上尿路感染与下尿路感染的临床症状多有重叠。

2. 实验室检查定位主要有以下数种方法。

（1）输尿管导管法：是一种直接的定位方法。通过膀胱镜插入输尿管导管，收集输尿道管尿行培养（Stnmey法）：该法不仅诊断准确性高，而且可以区分是哪一侧肾脏感染。但膀胱镜检查是创伤性检查方法，患者比较痛苦，操作复杂，临床上不能作为常规定位检查手段，目前仅偶用于需做患侧肾切除术，术前定位确定是哪一侧肾脏发生了感染。

（2）膀胱冲洗后尿培养法：也是一种直接的定位方法。该法比较简便和准确，近年常用。该方法与输尿管导尿法所得结果基本相符。

（3）静脉肾盂造影（IVP）：急性肾盂肾炎时IVP一般无异常发现或仅显示肾影稍大。对于慢性肾盂肾炎患者行IVP检查的概率虽高，但是阳性率不高。IVP对肾脏感染的诊断敏感性比较低。

（4）肾图：尿路感染肾图检查既可正常也可异常。肾图异常提示尿路感染或其基础病变在肾内，通过检查可了解病变的程度、部位及何处损伤较重等。

（5）肾显像：枸橼酸67镓静脉注入24 h后，正常肾区应基本无放射性物质存留，当发生肾盂肾炎、间质性肾炎等可以有肾内局部或弥散的放射性物质异常存留。急性肾盂肾炎的显像阳性率可达85%，但特异性不高,恶性肿瘤、急性肾小管坏死、急性肾衰竭、血管炎、结节病、淀粉样变等也可以有异常存留。一般不采用这种方法进行诊断。只有当尿培养阳性时,才采用该方法对肾内炎症病变进行定位。反复尿路感染,特别对小儿,肾图、肾显像和膀胱输尿管反流检查有助于了解有无泌尿系畸形、梗阻或尿液反流等病因的存在。

其他包括:抗体包裹细菌检查、尿酶测定[尿 β_2 微球蛋白测定、Tamm-Horsfall(TH)蛋白及抗体测定]、尿渗透压测定等。

五、诊断和鉴别诊断

(一)诊断

1. 尿感

从无症状的菌尿到各种类型的尿路感染,其临床表现多种多样,轻重不一,上、下尿路感染的临床表现常有重叠,一旦确诊为尿路感染,应尽可能明确感染部位。1985年第二届全国肾脏病学术会议确立的尿路感染的诊断标准为:①清洁中段尿(要求尿停留在膀胱中4~6h或以上)细菌定量培养,菌落数超过或等于 10^5/mL。②清洁离心中段尿沉渣白细胞数超过10/高倍视野,或有尿路感染症状者。具备上述①②可以确诊。若无②则应该再行尿菌落数计数复查,如仍超过或等于 10^5/mL,且两次细菌相同者,可以确诊。③膀胱穿刺尿培养,如细菌阳性(不论菌落数多少),也可以确诊。④尿菌培养计数有困难者,可用治疗前清晨清洁中段尿(尿停留膀胱4~6h或以上)正规方法的离心尿沉渣革兰染色找细菌,如细菌超过1/油镜视野,结合临床尿路感染症状,也可确诊。⑤尿细菌数在或超过 10^4~10^5/mL者,应复查,如仍为或超过 10^4~10^5/mL,应结合临床表现诊断或行膀胱穿刺尿培养确诊。

2. 尿路感染的定位

可以根据患者的临床表现和对治疗的反应判断。上尿路感染通常发热38.5℃以上,有寒战、明显腰痛、肾区叩痛和(或)压痛及毒血症症状。下尿路感染主要表现为膀胱刺激症状,即尿频、尿急、尿痛、白细胞尿,偶有血尿,甚至肉眼血尿和膀胱区不适。用单剂量抗生素治疗尿路感染患者,膀胱炎可全部治愈,治疗失败者多数为肾盂肾炎。1985年第二届全国肾脏病学术会议通过的上、下尿路感染的鉴别标准为:①尿抗体包裹细菌检查阳性多为肾盂肾炎,阴性者多为膀胱炎。②膀胱灭菌后的尿标本细菌培养阳性者为肾盂肾炎,阴性者多为膀胱炎。③参考临床症状,有发热38.5℃以上或者腰痛、肾区压痛及尿中有白细胞管型者多为肾盂肾炎(多在停药6周后复发)。④经治疗后仍有肾功能损害且能排除其他原因所致者,或肾盂造影有异常改变者为肾盂肾炎。

(二)鉴别诊断

急性细菌性膀胱炎与下述疾病鉴别:

1. 急性肾盂肾炎

除有膀胱刺激症状外,还有寒战、高热和肾区叩痛及治疗反应来判断。

2. 结核性膀胱炎

结核性膀胱炎发展缓慢,治疗的反应不佳,尿结核杆菌培养阳性;有泌尿系统结核病的影像学证据;膀胱镜检查有典型的结核性膀胱炎表现和(或)病理活检发现结核结节和(或)肉芽肿形成。

3. 间质性膀胱炎

间质性膀胱炎尿液清晰,极少有脓细胞,无细菌,膀胱充盈时有剧痛,耻骨上膀胱区可触及饱满而又压痛的膀胱。

4. 嗜酸性膀胱炎

嗜酸性膀胱炎的临床表现与一般膀胱炎相似,区别在于前者尿中有嗜酸性粒细胞,并大量浸润膀胱黏膜。

5. 腺性膀胱炎

腺性膀胱炎主要依靠膀胱镜检查和活体组织检查。

六、治疗

急性膀胱炎患者，需要卧床休息，多饮水，避免刺激性食物，热水坐浴可改善会阴部血液循环，减轻症状。用碳酸氢钠或者枸橼酸钾碱性药物，碱化尿液，缓解膀胱痉挛。根据致病菌属，选用合适的抗菌药物。经治疗后，病情一般可迅速好转，尿中脓细胞消失，细菌培养转阴。单纯膀胱炎国外提倡单次剂量或者三日疗程，避免不必要的长期服用抗生素而引起耐药菌产生，但要加强预防复发的措施。治疗主要用以下方法

1. 单剂抗菌疗法

大多数膀胱炎患者经大剂量单剂抗菌治疗后 1～2 d，尿菌就会转阴，因此目前国内、外学者均推荐用单剂抗生素治疗无复杂因素存在的膀胱炎。通常用磺胺甲噁唑（SMZ）2.0 g、甲氧苄啶（TMP）0.4 g、碳酸氢钠 1.0 g，顿服（简称 STS 单剂）。此外，也有报道用卡那霉素 1.0 g 肌内注射或阿莫西林 1.0 g 顿服治疗膀胱炎。单剂疗法的优点是：①方法简便，患者易于接受。②对绝大部分尿感有效。③医疗费用低。④极少发生药物副作用。⑤极少产生耐药菌株，并且有助于尿感的定位诊断。如无明显发热、腰痛、而以膀胱刺激征为主要表现的尿感，单剂抗菌疗法是较佳的选择方案，但必须于治疗后追踪 6 周，如有复发，则多为肾盂肾炎，应给予抗菌药 2～6 周。复发患者多数在停药 1 周后复发。单剂疗法不适用于妊娠妇女、糖尿病患者、机体免疫力低下者、复杂性尿感（即尿路有器质性或功能性梗阻因素）及上尿路感染患者。此外，男性患者也不宜应用此疗法。

2. 三天抗菌疗法

据国外的报道。采用 STS（即成年人每次口服 SMZ 1.0 g，TMP 0.2 g 及碳酸氢钠 1.0 g，每天 2 次）、阿莫西林或诺氟沙星 3 d 疗法对膀胱炎的治愈率与较长疗程治疗相似，但副作用少。其适应证、禁忌证与单剂抗菌疗法相同国内也有报道，对于首次发生的下尿路感染可给予单剂疗法，对有多次尿感发作者，应给予 3 d 疗法，后者对于预防再发有帮助。

应该指出的是，从现有的资料来看，3 d 疗法总体优于单剂疗法，不管是甲氧苄啶+磺胺甲噁唑还是喹诺酮类，只要对致病菌敏感，两种疗法在清除膀胱内感染的效果是相同的。但是单剂疗法在清除阴道和肠道内的致病菌方面就明显不如 3 d 疗法有效，这就是单剂疗法容易复发的重要原因。

短程疗法主要用于治疗表浅黏膜感染。因此，短程疗法不能用于以下高度怀疑深部组织感染的患者如男性尿感患者（怀疑前列腺炎者）、肾盂肾炎患者、留置尿管的患者、高度怀疑耐药菌感染的患者。

3. 女性急性非复杂性膀胱炎的处理

健康妇女以急性非复杂性膀胱炎常见，病原体明确，病原体对药物较敏感，短程疗法为副作用少，效果好，效价比高的治疗方法，可减少实验室检查和就诊率。对有尿频、尿痛（无阴道炎证据）的患者首先选择短程疗法。如果已经留了尿标本，可以进行白细胞酯酶测定，敏感性为 75%～96%。完成疗程后，如果患者没有症状，无须进一步处理。如果患者仍有症状，应做尿常规和细菌培养。如果有症状的患者，尿常规和细菌培养阴性，无明确的微生物病原体存在，应注意尿路局部损伤、个人卫生、对某些物质如衣服染料过敏以及妇科疾病的因素。如果患者有脓尿而无菌尿，考虑衣原体感染，尤其是性生活活跃、有多个性伴侣的女性。如果经过短程疗法后患者有症状性菌尿（非耐药菌株），应考虑隐匿性肾感染，须行长程治疗，初始 14 d，如有必要可延长。如果是非耐药菌株，氟喹诺酮类或甲氧苄啶+磺胺甲噁唑是有效的药物。

七、并发症

少数女孩患急性膀胱炎伴有膀胱输尿管反流，感染可上升而引起急性肾盂肾炎，成年人中较少见。少数糖尿病患者因留置尿管而引起膀胱炎，有时可并发气性膀胱炎，膀胱内气体多为产气杆菌所引起。

八、随访

复诊时处理：无尿路刺激征，也应做尿培养。①尿培养阴性：1 个月后再复诊 1 次。②尿培养阳性：

若为同一种致病菌，为尿感复发。可能是隐匿性肾盂肾炎，予以 14 d 疗程，据药敏用药。若症状不消失，尿脓细胞继续存在，培养仍为阳性，应考虑细菌耐药或有感染的诱因，要及时调整更合适的抗菌药物，以期早日达到彻底治愈。感染控制后，尤其对久治不愈或反复发作的慢性膀胱炎，则需要做详细全面的泌尿系检查，解除梗阻，控制原发病灶，使尿路通畅。

九、预后

要注意个人卫生，使致病细菌不能潜伏在外阴部。由于性生活后引起的女性膀胱炎，建议性交后和次晨排尿；若同时服用磺胺药物 1 g 或呋喃妥因 100 mg，也有预防作用。

急性膀胱炎经及时而适当治疗后，都能迅速治愈。对慢性膀胱炎，如能清除原发病灶，解除梗阻，并对症治疗，大多数病例能获得痊愈，但需要较长时间。

第二节 急性肾盂肾炎

急性肾盂肾炎是指肾盂黏膜及肾实质的急性感染性疾病，主要由大肠埃希菌引起。多为急性起病，临床症状短期内出现，其病情轻重不一。有些患者可能有明显的诱因，所以在采集病史的时候应注意询问其近期有无尿路器械使用史（包括膀胱镜检查、逆行肾盂造影、导尿和留置尿管等），妇科检查史等。肾盂肾炎多由上行感染所致，故多伴有膀胱炎，患者出现尿频、尿急、尿痛等尿路刺激症状。尿液浑浊，偶有血尿全身症状包括寒战、发热，体温可达 38℃以上，疲乏无力、食欲减退，可有恶心、呕吐，或有腹痛。局部体征·一侧或两侧肾区疼痛，脊肋区有叩击痛及压痛。原有糖尿病或尿路梗阻者并发急性肾盂肾炎，可发生急性肾乳头坏死，患者除有败血症样严重全身症状及血尿、脓尿之外，有时由于坏死乳头脱落引起肾绞痛，部分患者还出现少尿或尿闭及急性肾衰竭。

一、流行病学

急性肾盂肾炎发病率无确切报道，美国和韩国估计女性每年的发病率分别为 0.276% 和 0.367%。以人口为基数，加拿大 Manitoba 省统计 1989—1992 年急性肾盂肾炎患者住院率，任何年龄组急性肾盂肾炎住院率为 10.9/10 000（女性人群），>60 岁年龄组则为 175/10 000（女性人群）；任何年龄组男性急性肾盂肾炎住院率为 3.3/10 000。

成年男性，除非存在易感因素，一般极少发生尿感。直到 50 岁以后因前列腺肥大的发生率高，才有较高的尿感发病率，约为 7%。总的来说，男性尿感的患病率远较女性低，约为 1∶8。

二、病因及发病机制

肾盂肾炎是由各种病原微生物感染直接引起肾盂黏膜和肾实质的炎症。主要为非特殊性细菌，其中以大肠埃希菌为最多（占 60%~80%），其次为变形杆菌、葡萄球菌、粪链球菌、少数为铜绿假单胞菌；偶为真菌、原虫、衣原体或病毒感染。

绝大多数尿感由细菌上行感染引起，即细菌经尿道上行至膀胱，乃至肾盂引起感染。细菌进入膀胱后，有 30%~50% 可经输尿管上行引起肾盂肾炎。有些学认为，某些致病菌的纤毛可附着于尿道黏膜，而上行至肾盂。致病菌反流至肾盂后，可从肾盂通过肾乳头的 Bellini 管，沿着集合管上行播散，由于肾髓质血流供应较少，加上高渗和含氨浓度高，影响了吞噬细胞和补体的活力，局部的杀菌功能较差，故细菌容易在肾髓质生长，造成感染。

机体的防御功能，机体对细菌入侵尿路有一系列的防卫机制，如尿路的冲洗作用，膀胱天然的黏膜防御机制，尿液及其成分的抗菌活性，男性前列腺液具有抗革兰阴性杆菌的作用，尿道括约肌的天然屏障作用。当这些自身的防卫功能受到损伤后会增加肾盂肾炎的机会。

一些常见的易感因素也会增加肾盂肾炎的发生，如尿路梗阻，膀胱输尿管反流及其他尿路畸形和结构异常，尿路器械的使用，妊娠，近期使用免疫抑制药等。

三、临床表现

常发生于生育年龄的妇女，临床表现有两组症状群：①泌尿系统症状：包括尿频、尿急、尿痛等膀胱刺激征，腰痛和（或）下腹部痛、肋脊角及输尿管点压痛，肾区压痛和叩痛。②全身感染的症状：如寒战、发热、头痛、恶心、呕吐、食欲下降等，常伴有血白细胞计数升高和血沉增快。一般无高血压和氮质血症。必须指出，有些肾盂肾炎患者的临床表现与膀胱炎相似，且两者的临床症状多有重叠，故仅凭临床表现很难鉴别，需进一步做定位检查方能确认。

不典型尿感的临床表现可多样化，较常见的有以下几种：①以全身急性感染症状为主，如寒战、发热、恶心、呕吐等为主要表现，而尿路局部症状，如尿频、排尿困难、腰痛等不明显，易误诊为感冒、伤寒、败血症等。②尿路症状不明显，而主要表现为急性腹痛和胃肠功能紊乱的症状，易误诊为阑尾炎、胆囊炎、急性胃炎等。③以血尿、轻度发热和腰痛等为主要表现，易误诊为肾结核。④无明显的尿路症状，仅表现为背痛或腰痛。⑤少数人表现为肾绞痛、血尿，易误诊为尿路结石。⑥完全无临床症状，但尿细菌定量培养，菌落≥10^5/mL，常见于青年女性、尿路器械检查后或原有慢性肾脏疾病并发尿感者。

四、辅助检查

1. 一般检查项目

见下尿路感染章节。

2. 特殊检查项目

见下尿路感染章节。

3. 定位诊断

见下尿路感染章节。

五、诊断和鉴别诊断

（一）诊断要点

1. 病史询问

（1）尿路感染相关症状，如有膀胱刺激症状，即尿频、尿急、尿痛，白细胞尿，偶可有血尿，甚至肉眼血尿，膀胱区可有不适。寒战、发热（>38.5℃）、腰部胀痛，肾区叩痛和（或）压痛等症状的特点、持续时间及其伴随症状。

（2）既往史，药物史及相关病史等（如是否留置导尿管或近期有无尿道腔内操作史、有无糖尿病或免疫抑制疾病、有无尿道功能或解剖结构异常等），以排除复杂性尿路感染。

（3）患者的一般情况，如睡眠、饮食等。

2. 实验室检查

尿感的诊断不能单纯依靠临床症状和体征，而要依靠实验室检查。

（1）有真性细菌尿者，均可诊断为尿感。

（2）实验室检查定位：①膀胱冲洗后尿培养法是尿感的直接定位方法。简便和准确。②尿沉渣镜检如能发现白细胞管型则是肾盂肾炎的有力证据。

3. 影像学检查

当治疗效果不理想时，可考虑行静脉尿路造影、B超或CT等，以发现可能存在的尿路解剖结构或功能异常。

（二）鉴别诊断

1. 急性细菌性膀胱炎

急性细菌性膀胱炎是成年女性尿路感染的主要类型，占尿路感染总数的50%~70%。发病诱因多为性生活，妇科手术，月经后及老年妇女外阴瘙痒以及妇科疾病等。致病菌以大肠埃希菌多见，约25%年轻女性患者由葡萄球菌引起。主要表现为膀胱刺激征，即尿频、尿急和尿痛，以及膀胱区不适。偶可见到肉眼血尿。一般无全身症状，偶有腰痛和低热。

2. 发热性疾病（如流感、疟疾、败血症、伤寒等）

如急性肾盂肾炎患者发热等全身感染症状突出，而尿路局部症状不明显时，易与发热性疾病混淆，约占误诊病例的40%。但如能详询病史，注意尿感的局部症状，并做尿沉渣和细菌学检查，不难鉴别。

3. 腹部器官炎症（如急性阑尾炎、女性附件炎等）

有些肾盂肾炎患者无明显的尿路刺激症状，而表现为腹痛、恶心、呕吐、发热和血白细胞增多等，易误诊为急性胃肠炎、阑尾炎及女性附件炎等。详细询问病史，及时行尿常规和尿细菌学检查，可资鉴别。

4. 急性尿道综合征

急性尿道综合征主要表现为下尿路的刺激症状，如尿频、尿急、尿痛或排尿不适、膀胱区疼痛等。对仅有尿路刺激症状，而无脓尿及细菌尿的患者，应考虑为无菌性尿道综合征。此外，如患者同时有尿白细胞增多，但尿液普通细菌培养阴性，还应注意排除感染性尿道综合征（衣原体或支原体感染）的可能。

5. 肾结核

下列情况应注意肾结核的可能：①慢性膀胱刺激症状，抗生素治疗无效，病情呈进行性加重者。②脓尿、酸性尿，普通细菌学检查阴性。③有肾外结核的证据，尿镜检有红细胞尿者。④附睾、精索或前列腺结核。⑤尿路感染经有效的抗生素治疗，普通细菌培养转阴，但脓尿仍持续存在者。应高度注意肾结核存在的可能性，并做相应检查。

有下列3项之一者可确立肾结核的诊断：①临床表现+尿结核菌培养阳性。②X线片典型的肾结核表现。③膀胱镜检查有典型的结核性膀胱炎。

六、治疗

急性肾盂肾炎常累及肾实质，有发生菌血症的危险性，应选用在尿液及血液中均有较高浓度的抗菌药物。对于轻、中度患者可通过口服给药。对发热超过38.5℃、肋脊角压痛、血白细胞升高等或出现严重的全身中毒症状、疑有脓毒症者，首先应予以胃肠外给药（静脉滴注或肌内注射），在退热72 h后，再改用口服抗菌药物（喹诺酮类、第二代或第三代头孢菌素类等）完成2周疗程，疗程结束后如尿菌仍阳性，此时应参考药敏试验选用有效的和强有力的抗生素，治疗4～6周。其治疗原则是：①控制或预防全身脓毒症的发生。②消灭侵入的致病菌。③预防再发。

七、并发症

1. 肾乳头坏死

肾乳头坏死是肾盂肾炎的严重并发症之一，常发生于严重肾盂肾炎伴有糖尿病或尿路梗阻以及妊娠的肾盂肾炎患者。可并发革兰阴性杆菌败血症，或导致急性肾衰竭。

2. 肾脓肿和肾周脓肿

有统计数据显示肾脓肿占住院患者的（1～10）/万人。患者除原有肾盂肾炎症状加剧外，常有持续发热、寒战、明显的单侧腰痛和压痛，有个别患者可在腹部触到肿块。肾周脓肿者向健侧弯腰时，可使疼痛加剧。腹部X线平片、肾盂造影和肾断层照片有助于诊断。

3. 肾盂肾炎并发感染性结石

变形杆菌等分解尿素的细菌所致之肾盂肾炎常引起结石（占结石病因的15.4%），称感染性肾石。常呈鹿角形，多为双侧性，结石的小裂隙常藏有致病菌。因抗菌药不易到达该处，易导致尿感治疗失败。感染加上尿梗阻，易导致肾实质较快破坏，肾功能损害。

4. 革兰阴性杆菌败血症

尿感是革兰阴性杆菌败血症的主要原因之一，多发生于尿感，使用膀胱镜检查或使用导尿管后（长期留置导尿管者更容易发生），严重的复杂性尿感，特别是并发急性肾乳头坏死者更易发生革兰阴性杆菌败血症。偶可见于严重的非复杂性肾盂肾炎。革兰阴性杆菌败血症来势凶险，突然寒战、高热，常引起休克，预后差，病死率高达50%。但某些有老年前列腺肥大或全身衰竭的患者，症状可不典型，临床

第六章 尿路感染性疾病

上可无发热和白细胞升高，应予以注意。其治疗同一般革兰阴性杆菌败血症。

导致肾盂肾炎死亡的短期独立危险因素包括：年龄 > 65 岁、败血症休克、久病体弱者及应用免疫抑制药。存在慢性肾脏病、糖尿病及应用免疫抑制药可使预后恶化。

八、随访

急性肾盂肾炎患者服用抗菌药物（喹诺酮类、第二代或第三代头孢菌素类等）完成 2 周疗程，用药期间，每 1～2 周做尿培养，观察尿菌是否转阴；若经治疗仍持续发热，则应注意是否存在并发症如肾盂积脓、肾周脓肿等，必要时做肾脏 B 超检查；疗程结束和停药后第 2、6 周要分别做尿细菌定量培养，以后每月复查 1 次，共随访 1 年。随访过程中发现尿路感染复发应及时再治疗；急性期、感染症状重者应卧床休息，鼓励患者多饮水，勤排尿；膀胱刺激症状明显者可给予碳酸氢钠 1.0 g，每天 3 次口服，以碱化尿液，增强氨基苷类等抗生素、青霉素类、红霉素及磺胺类药物的疗效。

九、预后

急性肾盂肾炎患者一定要积极治疗，直至痊愈，防止反复感染。急性期不要因症状消失而中断治疗。日常生活中注意多喝水，勤排尿，不要憋尿，并要注意个人卫生，预防泌尿系感染的发生。急性肾盂肾炎选用敏感有效的抗生素治疗是可以痊愈的。需要注意足够的治疗疗程并在痊愈后注意预防，避免复发或迁延成慢性。

第三节 慢性肾盂肾炎

慢性肾盂肾炎（chronic pyelonephritis）多由反复或持续感染导致肾脏结构和功能受损，并以肾盂肾盏形成瘢痕为重要特征。目前主要分三个类型：①伴有反流的慢性肾盂肾炎（反流性肾病）。②伴有阻塞的慢性肾盂肾炎（梗阻性慢性肾盂肾炎）。③比例较少的特发性慢性肾盂肾炎。

一、流行病学

慢性肾盂肾炎为临床常见病、多发病。国外文献报道，对 18 万人健康普查结果统计，肾盂肾炎发病率为 0.92%，多见于女性。欧洲透析和移植协会数据报道，22% 的终末期肾病成年人患有慢性肾盂肾炎。Schwartz 等对 95 个肾移植前行肾切除标本进行大体、显微镜和细菌学检查后发现，慢性肾盂肾炎阳性率为 11%。Kincaid 等对 147 个移植前肾切除的肾标本系列研究发现 30 侧（20%）患者有慢性肾盂肾炎。

二、病因及发病机制

慢性肾盂肾炎的病因很多：部分患者在儿童时期曾有过急性尿路感染史，经治疗后，症状消失，但仍有"无症状菌尿"，到成年时逐渐发展为慢性肾盂肾炎。部分急性肾盂肾炎患者治愈后，经尿道器械检查后而再次诱发感染。细菌引起的尿路感染未得到有效治疗，迁延进展。另外尿流不畅和膀胱输尿管反流也是导致慢性肾盂肾炎的主要原因。

慢性肾盂肾炎的发生机制：目前认为主要涉及细菌致病力、机体抵抗力、炎症和免疫反应等方面。致肾盂肾炎大肠埃希菌或尿道致病性大肠埃希菌含有 P 菌毛，可产生较强的尿道黏膜上皮黏附力，而 L 细菌可在髓质高渗环境长期存活并产生持续性细菌抗原，介导慢性肾损伤的发生。慢性肾盂肾炎患者自身尿路抵抗力常由于各种因素遭到削弱，其中，以膀胱输尿管反流和尿路梗阻最为常见。肾间质的炎症细胞浸润可能通过释放细胞因子及超氧化物造成肾组织损伤，参与了慢性肾盂肾炎病理改变的形成。因此在有尿路梗阻、畸形及机体免疫功能低下等易感因素存在下，抗菌治疗未能彻底控制急性肾盂肾炎期形成的肾盂黏膜下的炎症或小脓肿，引起持续免疫炎症反应，可留下小瘢痕，最终导致慢性肾盂肾炎发生和发展。

三、临床表现

慢性肾盂肾炎起病可很隐匿，临床表现主要有以下两方面。

1. 尿路刺激症状及非特异表现

仅少数患者可间歇性出现尿急、尿频、尿痛；多数患者尿路感染症状并不太明显，表现为间歇性无症状细菌尿，和（或）轻度尿频、排尿不适、腰痛，腹痛、伴乏力、间歇性低热、恶心、厌食等。

2. 慢性肾小管间质浓缩稀释功能受损表现

多尿、夜尿增多、低渗和低比重尿、肾小管性酸中毒、高血压等。上述肾小管间质病变表现通常在血肌酐 200～300 μmol/L 时已出现，与肾功能损害的程度不平行。

四、辅助检查

1. 血常规

红细胞计数和血红蛋白可轻度降低。急性发作时白细胞计数和中性粒细胞比例可增高。

2. 尿液检查

可发现白细胞尿、低渗尿、低比重尿。尿酶、尿钠升高等。部分患者可有少量蛋白尿。若 24 h 尿蛋白含量 > 3.0 g，提示非本病诊断的可能若发现白细胞管型有助于诊断，但非本病特异性表现。

3. 尿细胞计数

近年多应用 1 h 尿细胞计数法，其评判标准：白细胞 > 30 万/h 为阳性，< 20 万/h 为阴性，20 万～30 万/h 需结合临床判断。

4. 尿细菌学检查

急性发作时，清洁中段尿细菌培养同急性肾盂肾炎，可有真性细菌尿，但阳性率较低，一次尿检阴性和细菌培养阴性不能排除慢性肾盂肾炎的可能。

5. 肾功能检查

一般无肾功能障碍，晚期则出现不同程度血清肌酐和血尿素氮升高。

6. 影像学

①静脉肾盂造影（IVP）见肾脏体积变小，形态不规则，肾盂肾盏扩张、变钝，肾乳头收缩。皮质的瘢痕常位于肾脏的上、下极。②排尿性膀胱尿路造影：有些患者可见不同程度膀胱输尿管反流。③膀胱镜：可观察输尿管开口位置和形态改变，有助于膀胱输尿管反流的诊断。④超声波：可以显示双肾大小不等，有瘢痕形成，并可发现结石等。

五、诊断和鉴别诊断

（一）慢性肾盂肾炎的诊断

（1）病史中常有超过半年以上且持续有细菌尿或频繁尿感复发；泌尿系统存在功能性或器质性异常；全身性疾病或病理、生理状态致全身或尿路局部免疫功能低下。

（2）早期即有肾小管功能减退，经治疗症状消失后，肾小管功能仍未恢复（浓缩功能差、尿比重低等），晚期表现为慢性肾衰竭。

（3）静脉肾盂造影发现肾盂肾盏变形、扩张，肾实质变薄，输尿管扩张，位于肾脏上下极的瘢痕对慢性肾盂肾炎的诊断具有特征性意义。

（4）肾外形凹凸不平，两肾大小不等。

（二）慢性肾盂肾炎的鉴别诊断

1. 下尿路感染

如尿蛋白、Tamm-Horsfall 蛋白、β_2 微球蛋白等增高，尿沉渣抗体包裹细菌阳性，白细胞管型及肾形态和功能异常，均支持慢性肾盂肾炎。必要时可行膀胱冲洗灭菌培养，若膀胱冲洗灭菌 10 min 后留取的膀胱尿菌数极少，则为膀胱炎；如菌数与灭菌前相似，则为肾盂肾炎。

2. 尿道综合征

好发于中青年女性，以明显的尿路刺激征为主要表现，容易反复发作，尿中白细胞偶可轻度增多，常被误诊为不典型慢性肾盂肾炎而长期盲目应用抗菌药物治疗，须予以鉴别。最有效鉴别依据是尿道综合征多次中段尿定量培养，无真性细菌尿、排除假阴性可能，并排除厌氧菌、结核菌和真菌感染后可确定为尿道综合征。

3. 肾、泌尿道结核

肾、泌尿道结核患者50%以上有肾外结核病史或病灶存在，膀胱刺激症状显著而持久，常伴有结核中毒症状。尿液检查常有血尿和脓尿，尿沉渣涂片可发现抗酸杆菌，尿普通细菌培养阴性，尿结核菌培养阳性，X线检查有时可见肾区有结核病灶钙化影或虫蚀样破坏性缺损区等可资鉴别。必要时可行静脉肾盂造影及膀胱镜检查。

4. 慢性肾小球肾炎

隐匿性肾小球肾炎，其临床表现和全身感染症状与尿路刺激症状不明显的不典型慢性肾盂肾炎相似，特别当慢性肾小球肾炎患者并发尿路感染，或晚期两病均出现慢性肾功能不全时，较难鉴别。全身水肿，无明显膀胱刺激征；尿蛋白含量较多、以中分子以上蛋白为主，白细胞少；肾小球滤过功能受损早于且重于肾小管功能受损；以及肾X线检查显示两肾对称性缩小，外形光整，无肾盂肾盏变形等考虑慢性肾小球肾炎诊断。而病程中尿路刺激症状明显；尿液检查白细胞升高明显，可有少量蛋白尿、以小分子为主；中段尿细菌培养阳性；肾小管功能损害早于且重于肾小球功能损害，以及肾X线检查两肾大小不等、外形不平、肾盂肾盏变形等支持慢性肾盂肾炎。

5. 非感染性慢性间质性肾炎

多起病隐匿，临床表现多样，尿常规和肾功能检查与慢性肾盂肾炎相似，易混淆。但非感染性慢性间质性肾炎多有较长期尿路梗阻或接触肾毒性物质史；肾小管功能障碍为突出表现；轻度肾小管性蛋白尿。而慢性肾盂肾炎主要表现为尿路刺激症状，病史或细菌学有支持尿路感染证据；静脉肾盂造影有慢性肾盂肾炎征象。若仍难以鉴别，可考虑行肾活检。

6. 高血压病

对于以高血压为主要表现的慢性肾盂肾炎，其临床表现无明显泌尿系统症状，应与原发性高血压相鉴别。仔细询问过往病史和现在临床症状，特别注意泌尿系统症状、体征，全面完善相关各项检查，反复尿常规和细菌学检查，必要时行肾X线检查或静脉肾盂造影，常可鉴别。

六、治疗

慢性肾盂肾炎的临床过程反复、迁延进展。延误诊断及治疗不恰当会最终导致终末期肾衰竭。故一旦诊断明确，应积极控制感染，缓解症状，并尽可能纠正和去除患者存在的泌尿系统功能和解剖异常。

（一）一般治疗

注意适当休息，增加营养，提高机体防御能力。多饮水、勤排尿，以降低髓质渗透压，提高机体吞噬细菌的能力，并冲刷掉膀胱内的细菌，以减轻排尿不适症状。若膀胱刺激症状明显可给予碳酸氢钠1g，3次/d，碱化尿液，缓解症状。

（二）纠正和去除复杂因素

认真寻找复杂因素，积极去除反流、结石、梗阻、畸形等功能或解剖病因。对有严重膀胱输尿管反流的患者宜选择外科治疗以纠正尿液反流，定期排空膀胱，"二次排尿"，必要时可给予长程小剂量抑菌治疗。对糖尿病、其他肾脏病等慢性疾病，须积极治疗。

（三）抗感染治疗

急性发作时根据急性肾盂肾炎处理原则治疗。对于反复发作者，治疗前应通过尿细菌培养确定病原菌，明确复发或再感染。根据病情、尿细菌培养和药敏结果，选择最有效且毒性小的抗生素。常用药物有喹诺酮类、磺胺类、β-内酰胺类、大环内酯类、呋喃妥因等。多采用两种药物联合使用的方法，疗程至少维持2~3周。若用药3~5d或以后症状无改善，应考虑更换其他抗生素。也可依据药敏结果，将数种抗生素分为 2～3 组，轮流使用，每组使用 1 个疗程，停药 1 周，再开始下一组药物治疗。对于 1 年内尿感发作 3 次及以上的复发性尿感，可采用长疗程低剂量抑菌治疗：每晚临睡前排尿后口服 1 片复方磺胺甲噁唑或 50 mg 呋喃妥因或低剂量的喹诺酮类，可持续用 1 年或更长时间，以控制复发，约 60% 患者菌尿转阴。对菌尿转阴 6 周后，另一种与先前不同的致病菌侵入引起的再感染，可按照首次发作的治疗方法处理，同时全面检查有无易感因素存在并予以纠正。对细菌耐药性产生、病变部位瘢痕形成明显、局部血供差、病灶内抗菌药物浓度不足的情况，可使用较大剂量杀菌类敏感抗生素，如加有酶抑制药的青霉素类制剂，疗程 6 周。对于无症状性菌尿是否需要治疗，意见尚不统一，一般主张使用抗菌药物单次大剂量治疗，如复方磺胺甲噁唑 2.5 g，或呋喃妥因 0.2 g 或阿莫西林（羟氨苄青霉素）3 g，一次顿服。

（四）保护肾功能

对病程晚期已出现慢性肾衰竭者，应给予低蛋白饮食、控制高血压、纠酸及使用 ACEI/ARB 等延缓肾功能受损的措施。禁用有肾脏毒性的药物。

七、并发症

（1）肾乳头坏死。
（2）肾周围脓肿。
（3）感染性结石。
（4）革兰阴性杆菌败血症。
（5）高血压。
（6）慢性肾衰竭。

八、随访

慢性肾盂肾炎多在停药后 2 个月内复发，因此，在尿菌转阴停药后的 2 个月内要追踪观察，每月复查尿常规和尿细菌培养，若尿菌持续阴性，可停药继续追踪观察。

九、预后

慢性肾盂肾炎的预后很大程度上取决于患者是否有导致发病的易感因素。另外与是否及时、有效治疗有关。若无明显的易感因素，急性期易被治愈，慢性期也可获得较好疗效而不易再发；反之，如有明显的易感因素，急性期则难以治愈，慢性期疗效更差，且常再发，影响肾功能而预后不良。

第七章 外科感染性疾病

第一节 外科感染

外科感染是指需要手术治疗的感染性疾病和发生在创伤或手术后的感染,外科领域常见,约占外科疾病的 1/3 至 1/2。它是致病微生物(主要是细菌)引起的机体炎症反应,在外科中占重要地位。

一、病因

外科感染是否发生,取决于机体抵抗力和病原菌数量以及细菌毒力等综合因素的影响。

(一)机体抗御感染的能力削弱

主要包括局部抵抗力和全身抵抗力两方面。

1. 局部抵抗力

当皮肤及黏膜屏障被破坏或局部组织血供障碍时,局部抵抗力降低,极易发生感染。导致局部抵抗力降低的常见原因:①皮肤或黏膜的屏障作用破坏:如各种开放性损伤、烧伤、胃肠道破裂、手术、穿刺等,使细菌易于入侵。②管腔阻塞,致使内容物淤积、压力升高,造成黏膜受损,病原菌滞留并繁殖侵袭组织。如乳腺导管阻塞致乳汁淤积所发生的急性乳腺炎;粪石或寄生虫阻塞阑尾腔所发生的急性阑尾炎等。③局部组织血供障碍或组织水肿、积液等,从而削弱机体局部防御和修复能力。④留置体腔内或血管内的导管处理不当,为病原菌入侵开放了通道。⑤皮肤或黏膜本身存在原发病变,如足癣常继发淋巴管(结)炎或丹毒,口腔溃疡继发的细菌或真菌感染。

2. 全身抵抗力

①严重的创伤、大面积烧伤或休克,使机体抗感染能力降低。②糖尿病、尿毒症、肝功能损害等,可降低机体免疫力。③长期使用免疫抑制剂、肾上腺皮质激素以及抗癌的化疗药物和放射疗法等,均可抑制和削弱抗感染的能力。④长期营养不良、维生素缺乏、贫血和低蛋白血症,以及白细胞减少症等易遭受感染。⑤高龄老人、婴幼儿免疫力不足,属易感染人群。⑥先天性或后天获得性免疫缺陷(艾滋病)等极易发生各类感染。

(二)致病菌因素

在外科感染的发生及发展中,致病菌起着主导作用。一般来说,侵入机体致病菌的种类越多、数量越大、毒力越强,感染的机会也就越高。其病原菌包括化脓性感染的病原菌和特异性感染的致病菌等两大类。现将常见的致病菌分述如下:

1. 葡萄球菌

呈革兰染色阳性,定植于人的鼻、咽部黏膜和皮肤及其附属腺体上。其中金黄色葡萄球菌的毒力最强,能产生多种毒素和血浆凝固酶,损害人体的防御功能,故而可引起多种感染。其特点是感染易于局限化,脓液为黄色、稠厚、无臭,若致全身性感染常伴有转移性脓肿。表皮葡萄球菌为条件致病菌,但在医院内的感染力很强,并对多种抗生素耐药,常引起尿路感染或全身性感染。

2. 链球菌

呈革兰染色阳性，广泛定植于人体的皮肤、上呼吸道、消化道、女性外生殖道等部位。链球菌的种类较多，根据其溶血与否和溶血的性质，将其分为溶血性链球菌、绿色链球菌和粪链球菌等三种。①溶血性链球菌的毒性最强，可产生溶血素和多种酶，如透明质酸酶、链激酶等，能溶解破坏细胞间质的透明质酸和纤维素，故使感染不易局限而迅速扩散。其脓液稀薄、量多、淡红色。常见的感染是急性蜂窝织炎、丹毒、淋巴管炎等。也可引起全身性感染，但一般不并发转移性脓肿。②绿色链球菌为条件致病菌，常引起急性扁桃体炎和亚急性心内膜炎，也可成为胆道感染或腹腔感染的病原菌。③粪链球菌（肠球菌），一般无致病性，但可成为肠道或阑尾穿孔后所致的混合感染的病原菌之一。

3. 大肠埃希菌

大肠埃希菌呈革兰染色阴性，大量存在于肠道内，参与维生素 K 合成。单独致病力并不大。单纯由大肠埃希菌感染所产生的脓液，黄色稠厚，并无臭味。但常和其他致病菌（如类杆菌、粪链球菌等厌氧菌）一起造成混合感染，此时脓液稠厚，并有特殊的粪臭。

4. 铜绿假单胞菌

铜绿假单胞菌呈革兰染色阴性，常存于肠道内和皮肤上。有极强的耐药性，故常为继发性感染的主要致病菌。常致大面积烧伤的创面感染和脓毒症。脓液的特点是淡绿色，有特殊的甜腥味。

5. 变形杆菌

变形杆菌呈革兰染色阴性，常广泛分布于周围环境中，并定植于人体肠道和前尿道。常为尿路感染、急性腹膜炎和大面积烧伤感染的病原菌之一。因其有广泛的耐药性，故在应用抗生素治疗混合感染后，可转变为单纯的变形杆菌感染。脓液具有特殊的恶臭。

6. 厌氧类杆菌

以类杆菌为主，属革兰染色阴性无芽孢专性厌氧菌。广泛存在于口腔、胃肠道和外生殖道。厌氧类杆菌是人体内源性感染最主要的致病菌，常与其他需氧细菌一起形成混合感染，为阑尾穿孔和胃肠道手术后感染的重要致病菌，亦可引起浅表感染和深部脓肿，或化脓性血栓性静脉炎和全身性感染等。脓液特点为灰褐色、较稠厚、有恶臭，涂片检查可见细菌，但普通培养则无细菌生长。

7. 破伤风杆菌

为革兰染色阳性厌氧性芽孢杆菌。侵入局部伤口内生长繁殖，产生毒素而致病，属特异性感染。

8. 产气荚膜梭状芽孢杆菌（气性坏疽杆菌）

产气荚膜梭状芽孢杆菌为一类革兰染色阳性厌氧性梭状芽孢杆菌。该类病菌的毒性很强，一般侵入深部创口后可引起严重的局部感染和全身中毒症状。其特点是肌肉广泛坏死，并有水肿和产气，分泌物恶臭。常伴有全身中毒表现。

9. 结核杆菌

典型的病理特征为结核结节的形成和干酪样坏死，液化后可形成寒性脓肿（不发热、局部无压痛）。

10. 真菌

真菌主要有放线菌、白色念珠菌等，前者常引起软组织慢性化脓性感染，其特征是常形成窦道或瘘管，并排出硫黄样颗粒；后者多因使用广谱抗生素或联合使用抗生素造成菌群失调或人体抵抗力降低时常见的继发性感染（二重感染或菌群交替症），常引起皮肤和黏膜浅部的感染。其典型表现是病程迁延，持续发热，口腔黏膜出现霉斑，一般抗生素治疗无效。

一、病理生理

人体组织接触致病菌，仅属污染，并不都发生感染。人体具有局部和全身防御功能，这些功能如有损坏或不足或致病菌数量、毒力过大时，才会发生感染。

1. 感染的发生经过

（1）局部组织的损害构成致病菌入侵的门户。随着致病菌的侵入，人体即产生防御反应，在致病菌进入人体组织处发生炎症反应来局限致病菌。

（2）细菌的毒素、细胞和血浆蛋白释放出来的组胺、激肽和血管活性物质等的作用，使毛细血管和微静脉内血流缓慢、压力增加，并发生扩张，血管通透性和血浆蛋白渗出增加；白细胞感染性疾病的诊断与综合治疗黏附在受损的血管内皮细胞上，并从内皮细胞连接处游出至血管外组织。

（3）渗出的血浆蛋白中有抗体、补体等。抗体和细菌表面的抗原相结合，形成抗原抗体复合物，使补体激活，引起一系列的酶反应，释放趋化因子，改变细菌的表面性质，使它们容易被中性白细胞和大单核细胞所吞噬。

（4）吞噬作用能很快将入侵的细菌消灭，则炎症停止发展，组织逐渐修复，可无明显的临床感染出现。如果入侵的细菌量大，毒性强，则炎症反应剧烈，出现红、肿、热、痛等临床感染的表现。

（5）感染灶处，巨噬细胞和调理素的集中，均有赖于血管系统的参与。如果组织灌流减少或炎性反应的发生受到阻止，则巨噬细胞和调理素的释放均会不足，使人体容易遭受感染。

2. 病程演变

外科感染受到下列因素影响。

（1）致病菌的毒力：因致病菌的种类、菌株、数量、繁殖速度和毒素的性质而定。

（2）局部抵抗力：与局部组织结构、血液循环和局部受伤情况有关。伤口的大小、深浅、有无异物、无效腔、血肿和坏死组织等，与局部抵抗力有密切关系。

（3）全身抵抗力：与年龄、营养、一般情况有关。

（4）及时和正确的治疗：对控制感染的发展，起重要的作用。

3. 感染的结局

（1）局限化、吸收或形成脓肿。

（2）转为慢性感染，人体抵抗力与致病菌毒力处于相持状态。

（3）感染扩散，引起严重的全身性感染。

三、分类

外科感染的致病菌种类较多，可侵及人体不同部位的组织器官而引起多种病变。临床可按照致病菌种类、病变性质、病程及发生情况进行分类。

（一）按致病菌种类和病变性质分类

1. 非特异性感染

非特异性感染又称化脓性感染或一般感染，外科感染大多数属于此类。常见的有疖、痈、丹毒、手部感染和急性淋巴结炎等。多由金黄色葡萄球菌、溶血性链球菌、大肠杆菌、变形杆菌和铜绿假单胞菌（绿脓杆菌）等非特异性致病菌引起。感染可由单一病菌引起，也可由数种病菌共同致病引起混合感染。通常先有急性炎症反应，继而形成局部化脓。

2. 特异性感染

是由结核杆菌、破伤风杆菌、产气荚膜杆菌、炭疽杆菌、白色念珠菌等特异性致病菌引起的感染。特点是一种致病菌仅引起一种特定性的感染，由不同菌引起的感染病程演变和防治措施各有特点。

（二）按感染病程分类

1. 急性感染

病变以急性炎症为主，病程在3周以内的外科感染。大多数非特异性感染属于此类。

2. 慢性感染

病程超过2个月的外科感染。部分急性感染迁延不愈可转为慢性感染。

3. 亚急性感染

病程介于急性与慢性感染之间，除由急性感染迁延形成外，还常因致病菌毒力虽弱但却有相当地耐药性或宿主抵抗力较弱而致。

（三）其他分类

1. 按病原体入侵时间分

由伤口直接污染引起的感染为原发性感染；在伤口愈合过程中发生的感染为继发性感染。

2. 按病原体来源分

病原体由体表或外环境侵入人体造成的感染为外源性感染；由原存体内的病原体引起的感染为内源性感染。

3. 按发生感染的条件分

通常条件下为非致病菌或致病力低的病菌，由于数量多和毒力增大或机体免疫力下降而引起的感染为条件性感染，又称机会性感染；在医院内因致病菌侵入人体引起的感染为医院内感染。

四、临床表现

1. 局部表现

急性炎症有红、肿、热、痛、功能障碍的典型表现。体表与浅表处感染可出现肿胀、肿块或硬结，有局部疼痛和触痛，皮色发红、皮温升高；脓肿形成后，触之可有波动感。深部感染局部表现多不明显。若有伤口、创面或破溃处，应注意脓液、肉芽的性状。慢性炎症表现不典型。

2. 全身表现

轻重不一。轻者可无全身表现；较重者出现全身感染中毒表现，如发热、头痛、全身不适、乏力、食欲减退及体温、脉搏、呼吸、血压的改变等；严重感染者甚至出现感染性休克和多器官功能障碍或衰竭。

3. 特殊表现

特异性感染出现其特有的临床表现，如破伤风病人有强直性肌痉挛的表现；气性坏疽和其他产气菌感染，可出现皮下捻发音等。

五、辅助检查

1. 实验室检查

血常规检查示白细胞计数及中性粒细胞比例增加，若白细胞计数大于 $12\times10^9/L$ 或低于 $4\times10^9/L$ 或发现未成熟白细胞，常提示感染严重。血生化检查有助于明确病人营养状况和各器官功能状态。血、尿、痰、分泌物、渗出液、脓液或穿刺液作涂片、细菌培养及药物敏感试验，可明确致病菌。

2. 影像学检查

超声波检查可用于探测肝、胆、胰、肾等部位的化脓性病灶及胸、腹腔和关节腔内的积液。X线摄片、CT、MRI 有助于诊断胸腹部或骨关节等处的病变，也可了解有无膈下游离气体等。

六、治疗

外科感染的治疗原则：消除感染病因和毒性物质（脓液、坏死组织等），增强人体的抗感染和修复能力。具体措施包括局部和全身疗法两个方面。一般轻症感染者仅用局部疗法便可治愈，但对于重症感染则需两者并重的综合治疗。

（一）局部疗法主要包括以下几方面

1. 保护患部和制动休息

保护患部不受挤压损伤，局部制动、抬高、休息，必要时加以固定，能减轻疼痛和减少毒素吸收，更有利于炎症消散或局限化。

2. 物理疗法

有改善局部血液循环，增强局部抵抗力，促进炎症吸收或局限化的作用。可酌情采用热敷、红外线、超短波等治疗。

3. 外敷药物

有改善局部血液循环、消炎止痛、加速感染局限化，以及促进肉芽组织生长等作用。该方法大多适用于浅部感染者，但有时也可用于部位深在的感染，并要尽早应用。常用方法：①新鲜蒲公英、紫花地丁、马齿苋、败酱草等捣烂外敷，在浅部感染初期有效。②硫酸镁溶液湿敷，可用于蜂窝织炎、淋巴结炎等。③金黄散、玉露散、双柏散等用醋调外敷，适用于浅部或稍深的感染初期或中期。④鲫鱼膏、千捶膏或鱼石脂软膏，适用于疖等较小的感染中期。⑤已破溃后，可用八二丹、生肌玉红膏、红油膏等。

4. 局部封闭或注药

某些急性化脓性感染的初期，如急性乳腺炎可采用普鲁卡因加抗生素溶液，于病灶周围和乳房后封闭；急性化脓性关节炎，可于关节腔穿刺抽脓后注入抗生素；对于寒性脓肿者，可于局部潜行穿刺抽脓后注入抗结核药物。

5. 手术疗法

（1）脓肿切开或穿刺置管引流术：急性化脓性感染，一旦形成脓肿应及时切开引流；某些位置较深在的脓肿，可在B型超声波或X线引导下穿刺置管引流；脓肿虽已破溃，但引流不畅者可行扩大引流术；对于颈部或肢体的感染，若虽未成脓，但局部炎症剧烈，扩展迅速或全身中毒症状明显者，可行切开减压以减轻局部或全身症状。

（2）病灶切除术：将炎变或坏疽的脏器切除，常为控制外科感染的关键环节。③病灶清除术：多用于骨髓炎和结核病等。

（二）全身疗法

适用于感染较重，特别是全身性感染的病人。主要包括改善病人的全身情况和应用抗菌药物控制感染等两个方面。

1. 支持疗法

目的是改善病人的全身情况和增强抗病能力。主要有：①保证病人有充分的休息和睡眠，必要时用镇静、止痛药物。②高热量和易消化的饮食，补充多种维生素，尤其是维生素B、C。③高热病人，宜用物理降温法（冷敷、冰袋、酒精擦浴）或针刺曲池穴降温，以减少身体的消耗。④不能正常进食的病人，应经静脉输液，补充机体所需的热量，并纠正水、电解质代谢和酸碱平衡失调。⑤有贫血、低蛋白血症或全身性消耗者，应予输血。特别是败血症时，多次适量的输入鲜血，可补充抗体、补体和白细胞等，对增强抵抗力、恢复体质有很大帮助。⑥有条件时，严重感染的病人可给予胎盘球蛋白、丙种球蛋白或康复期血清肌肉注射，以增加免疫力。⑦对严重感染，可考虑应用肾上腺皮质激素，以改善病人的一般情况，减轻中毒症状。但肾上腺皮质激素有使感染扩散的危险，并可掩盖临床症状，使用时必须同时给予足量有效的抗生素，并进行严密观察。

2. 应用抗菌药物

正确合理的应用抗菌药物是治疗和预防外科感染的重要措施。应用抗菌药物必须有一定的适应证，如使用不当，不仅使耐药菌株增加，还可引起过敏、中毒以及二重感染等严重并发症。对炎症较轻或较局限的感染，一般可不用抗菌药物。对炎症较重、范围广或有扩展的感染，才需全身用药。需强调的是抗菌药物不能取代外科治疗的基本原则。

（1）适应证：①治疗性用药：通常用于全身性感染、深部感染或较重的感染而无局限趋势者，以及配合手术治疗。如急性蜂窝织炎、丹毒、急性淋巴管（结）炎、手部感染、急性化脓性骨髓炎与关节炎、急性腹膜炎、肝脓肿、脓毒症、气性坏疽等。对某些轻微或局部的感染而无全身症状者，可不用抗菌药物。②预防性用药：其适应证包括严重创伤或创口污染严重；空腔脏器破裂穿孔或严重烧伤；大肠手术前的肠道准备；急症手术病人而身体其他部位有化脓性感染者；营养不良、免疫功能低下以及全身情况极差或正在使用激素、抗癌化疗药物而需手术治疗的病人；重大手术可能被细菌污染者；人造物植入术、心脏换瓣以及器官移植等手术。而对于大多数无菌手术的病人，预防性的使用抗菌药物是不必要的。

（2）抗菌药物的选择：①目标治疗：一般应根据细菌培养和药物敏感实验的结果，有针对性地选择有效药物，才能确切消除病因而获得最佳效果。②经验性用药：如无条件作细菌培养或培养尚无结果时，可根据临床表现、脓液特点、感染来源和脓液涂片检查等来判断致病菌的种类，并根据药物的抗菌谱来选择有效的抗菌药物。如经治疗2～3d效果仍不明显者，应考虑更换抗生素种类，并检查引流是否畅通以及有无其他病灶存在。同时还应重视抗菌药物的吸收、体内分布和排泄特点，副作用以及药物间相互影响和病人的全身情况等。一般情况下，可单用者不联合用药；可用窄谱者不用广谱。还应考虑药源充足，价格低廉和有效抗菌药物。

（3）给药方法：①给药时间：一旦确定外科感染，则应尽早给药。②给药剂量：一开始即应给以足够的剂量。如剂量不足，不仅疗效差，而且可导致细菌产生耐药性；但剂量过大，不仅造成药源浪费，还可增加抗菌药物的毒性反应。③给药途径：一般感染可通过口服或肌注途径给药；对于重症感染，应从静脉途径给药。④停药指征：急性感染一般宜在症状、体征消失，体温和白细胞计数恢复正常后3 d酌情停药。

第二节　毛囊炎

毛囊炎是由金黄色葡萄球菌或表皮葡萄球菌感染而引起的毛囊浅部的急性化脓性炎症。搔抓引起的损伤，皮肤的浸渍以及各种原因导致的抵抗能力低下可诱发本病。

一、临床表现

（1）皮疹好发于头皮、颈部、胸背部、臀部、外阴部等处，也可发生于其他部位。

（2）皮疹散在分布，数目多少不等。开始为针头大的红色丘疹，丘疹顶部迅速形成一黄白色小脓点，中央可见一条毛发穿过，周围绕以红晕。数日后脓头干涸或破溃，结成黄痂，痂皮脱落后痊愈，愈后不留瘢痕。

（3）可自觉轻度痒痛。一般无全身症状。

（4）部分患者可反复发作，病程迁延。

二、治疗

1. 局部治疗

局部以杀菌、消炎、干燥为原则，可剪去毛发后外涂含抗菌药物的酊剂或软膏，可用2.5%碘酊、0.5%氯醋或用莫匹罗星膏，每天3～4次。单纯性的毛囊炎通过局部治疗即可治愈。

2. 全身治疗

（1）确定有无导致毛囊炎反复发作的基础性疾病，如糖尿病、贫血等，若有应给予相应治疗。患者应禁食辛辣刺激性的食物。

（2）病情反复发作的毛囊炎可注射丙种球蛋白，肌内注射，每次3 mL，隔日1次，共5～7次。或自家菌苗，具体方法为：取毛囊处脓疱作细菌培养，将培养出的葡萄球菌灭活后用生理盐水制成菌液，浓度为每毫升含108个细菌，在上臂三角肌处皮下注射菌苗，第一次0.5 mL，以后每次1 mL，每周注射1次，5次为1个疗程，如有效可连续注射2～3个疗程。注射后局部有轻度红肿反应，若红肿严重则应减少注射量并缓慢递增，如初始量为0.1 mL，以后每次递增0.1～0.2 mL。自家疫苗有一定疗效，但需要一定条件，费时费力。多价金葡菌菌苗对各种皮肤金葡菌有相对特异性，且疗效较好，可成批制备，无明显不良反应。其具体注射方法同自家菌苗。

第三节　疖、痈

一、疖

疖是指单个毛囊和周围组织的急性化脓性感染。

1. 病因及病理

疖最初为毛囊口脓疱或局部呈圆锥形隆起的炎性硬块，有红、肿、痛。2～3 d内，炎症继续发展，硬结增大，疼痛加剧。随着炎症中央的组织坏死、溶解和形成脓肿，硬结逐渐变软，疼痛减轻，中央出现黄白色脓头。脓头大多能自行破溃，破溃或经切开引流后，脓腔塌陷，逐渐为肉芽组织所填满，最后形成瘢痕而愈合。有时感染扩散，可引起淋巴管炎、淋巴结炎。

2. 临床表现

早期局部出现红、肿、热、痛的小硬结，仅 2 cm 左右。2～3 d 后渐增大，肿块中央组织坏死、软化，触之稍有波动，中心处出现黄白色小脓栓。而后脓栓脱落、破溃流脓，炎症逐渐消散吸收，即可愈合。

疖一般不引起全身症状。面部"危险三角区"疖，即鼻、上唇及周围的疖，受挤压时细菌可经内眦静脉逆流进入颅内，引起化脓性海绵状静脉窦化炎，出现颜面部充血、肿胀，并有寒战、高热、头痛、呕吐、昏迷等感染中毒症状，病情严重，死亡率很高。

部分患者可在身体不同部位出现多个疖，或一段时间内反复出现疖，称疖病，常见于营养不良的儿童和抵抗力低下者，如糖尿病、肾炎患者。

有发热时应做血常规检查；疖病者应测血糖，做脓液细菌培养及药敏试验。

3. 诊断

（1）好发于头面、项背及臀部等处。

（2）四季皆可发生，但夏（暑）秋多见。

（3）以病变部位初起疮形突起根浅、红肿而痛，肿势局限，范围在 3～6 cm，脓出即愈为其特点。

（4）一般血液中白细胞计数正常，当有发热等全身症状时可升高。

4. 鉴别诊断

（1）颜面疔疮：颜面初起有粟粒脓头，但根部较深，状如钉，肿势散漫，多伴有全身症状，出脓日期较晚而有脓栓。

（2）痈：痈多单个发生，不常发生在头面，局部顶高色赤，表皮紧张光亮，初起无脓白点，肿势范围较大，有明显的全身症状。

（3）有头疽：有头疽的红肿范围多超过 9～12 cm，溃后状如蜂窝，病程较长。

（4）囊肿型粉刺（囊肿性痤疮）：囊肿型粉刺初起为粟丘疹，可挤出白色粉样物质；反复挤压形成大小不等的结节。

5. 治疗

治疗原则为力争尽早消退炎症，成脓者及时排除脓液，切忌挤压，防止感染扩散。疖以局部治疗为主。早期局部可采用热敷或其他物理疗法，外敷鱼石脂软膏或中草药制剂等，以促进炎症吸收消退。已有脓头时，可在其顶部点涂石炭酸烧灼，并用针头或刀尖将脓栓剔出；若有脓肿形成应切开引流，但面部疖应尽量避免作切开引流；切忌挤压病灶部位，以免造成感染扩散。面部疖或有全身症状的疖病患者，均应给予抗菌药物治疗。如有糖尿病或免疫力低下者应同时积极治疗。

二、痈

痈是发生于皮肤肌肉的急性化脓性疾病。多发生在夏秋季节，以中老年人、男性患者多见。临床特点是初起皮肤上即有粟粒样脓头，继则焮热红肿胀痛，易向深部及周围扩散，脓头相继增多，溃后状如蜂窝。常发生在皮肤较厚的坚韧之处，如项后、背部。

（一）病因及病理

感染常从毛囊底部开始，由于皮肤厚，感染只能沿阻力较弱的皮下脂肪柱蔓延至皮下组织，沿着深筋膜向四周扩散，侵及附近的许多脂肪柱，再向上传入毛囊群而形成具有多个"脓头"的痈。常见于身体比较衰弱或糖尿病患者，因为他们的白细胞功能不良，游走迟缓。

（二）临床表现

初发时皮肤表面呈现大片暗红色炎症浸润区、略高出皮肤、质地坚韧、界限不清、水肿及触痛明显。继而在中心部位出现多个脓栓，破溃后状似蜂窝。进而中央部皮肤坏死溶解、塌陷形成溃疡，形似火山口状，溢出脓血性分泌物。患处剧痛，区域性淋巴结肿大，全身症状也较为明显。炎症扩散极易并发全身性感染。发生在颈部和上唇的痈危险性更大，可发展为致命的颅内感染。

(三)诊断

(1)成年人多见,常发生在颈项、背部。

(2)初起时局部红肿疼痛,界限不清,在中央部表面有多个粟粒状脓栓,破溃后呈蜂窝状。

(3)全身症状明显,血白细胞计数增高。

(四)鉴别诊断

1. 疖

本病的病损范围小而多呈高突,界限清楚,虽有个别病例其红肿范围较大,但溃后仅有一个脓头。全身中毒症状也轻。

2. 急性蜂窝织炎

本病起病急骤,皮色潮红,扩展迅速。有时会出现组织坏死,但不会出现多个脓头,故无莲房之外观。

3. 急性脓肿

急性脓肿可由局部化脓性感染引起,转移性脓肿常继发于脓毒血症;注射感染引起的脓肿多伴有肌内注射病史。脓肿表浅者可有明显波动感,深在者波动不易查出,但穿刺时可抽出脓汁。必要时可做超声波检查。

(五)治疗

1. 一般治疗

加强营养支持,可补液、输少量新鲜血,及时使用抗生素如青霉素、复方新诺明,或根据细菌培养和药物敏感试验结果选用抗生素。糖尿病者予以降血糖药或胰岛素治疗,以控制血糖。

2. 西医治疗

(1)初期时局部用50%硫酸镁湿热敷或鱼石脂软膏敷贴,同时静脉给予抗生素。

(2)当呈紫褐色浸润病灶,其上出现多个脓点,或已破溃成脓性坏死感染灶,宜在局部浸润麻醉,或静脉麻醉下作"+"字或"++"字切开引流,深达深筋膜,通畅引流,清除坏死组织,填塞凡士林纱布压迫止血。24 h后更换敷料,创面可用呋喃西林纱布换药,或使用生肌散,以后每天换药。若创面过大,待肉芽组织生长后予以植皮。对于唇痈禁忌手术治疗,局部应用3%过氧化氢溶液或0.1%氯已定液等湿敷,保持局部皮肤清洁,夹除脓栓和游离的坏死组织,忌挤压,静脉滴注抗生素。

3. 中医论治

(1)辨证论治:

①火毒凝结证:

证候:初起在患处起一肿块,上有粟粒状脓头,肿块渐向周围扩大,表皮焮红、灼热疼痛;进而创面破溃,状如蜂窝,脓液黄稠;伴有恶寒发热、头痛泛恶、食欲缺乏。舌红,苔薄白或黄,脉滑数。

治法:清热泻火,和营解毒。

方药:仙方活命饮加减。有寒热者,加荆芥;便秘者,加生大黄、枳实;溲赤者,加萆薢、泽泻、车前子;胸闷呕恶者,加藿香、佩兰、厚朴等。

②阴虚火旺证:

证候:多见于糖尿病患者。局部肿势平塌,根盘散漫,皮色紫滞,脓腐难化,脓水稀少或带血水;全身发热烦躁,口渴多饮,大便燥结,小便短赤。舌红,苔黄燥,脉弦数。

治法:滋阴生津,清热解毒。

方药:竹叶黄芪汤加减。

③气虚毒滞证:

证候:局部肿势平塌散漫,疮色晦暗,化脓迟缓,脓水稀少,腐肉难脱;全身畏寒,高热或身热不扬,精神萎靡,面色少华,小便频数。舌淡红,苔白或微黄,脉数无力。

治法:扶正托毒。

方药:托里消毒散加减。

（2）外治疗法：

①敷贴法：金黄散或玉露散用温开水调成糊状外敷患部，每天换药1次。用于初期。

②切开排脓：适用于有头疽肿块边缘较硬，而中央坏死区变软、压之溢脓者。

操作可在按之波动最明显处行"+"字或"++"字切开，并在皮下浅筋膜层稍加锐性分离，以能通畅引流为度。但须注意避免不必要的过多、过重的骚扰，以防脓毒扩入营血而生变。切开后，根据伤口情况外用中药，脓腐多时撒以祛腐散或九一丹、八二丹，疮面部分外敷生肌玉红膏。当脓腐大部脱落、肉芽生长时，撒以珠母粉，外敷生肌象皮膏，至伤口愈合。

（3）中成药：

①牛黄化毒片：

功能主治：解毒消肿，散结止痛。适用于疮疡、有头疽、疔疮、红肿疼痛等症。

用法用量：口服，每次8片，小儿酌情减量，每天3次。

注意事项：孕妇应遵医嘱服用。

②梅花点舌丹：

功能主治：消肿，解毒，止痛。适用于疔毒恶疮，痈疽发背，乳痈乳癌，初起红肿、疼痛，心烦等症。

用法用量：口服，每次3粒，每天2次；外用时，以醋化开涂患处。

注意事项：孕妇慎用。

第四节　丹毒

丹毒指皮内淋巴管网的急性感染。

一、病因病理

本病的病原菌为β-溶血性链球菌，是常从皮肤、黏膜的细小伤口处侵犯皮内网状淋巴管所致的炎症，很少扩展到真皮下。患者鼻、口腔等处的感染病灶常诱发面部丹毒；足癣、小腿溃疡或外伤等常诱发下肢丹毒。其他如过度疲劳、营养不良等均可为本病的诱发因素。

二、临床表现

好发于足背、小腿、面部等处，多为单侧性。起病急剧，典型皮损为水肿性红斑，界限清楚，表面紧张发亮，迅速向四周扩大。可有附近淋巴结肿大及不同程度的全身中毒症状。病情多在4~5d达高峰，消退后局部可留有轻度色素沉着及脱屑。在红斑基础上发生水疱、大疱或脓疱者，分别称为水疱型、大疱型和脓疱型丹毒；炎症深达皮下组织并引起皮肤坏疽者，称为坏疽型丹毒。皮损一面消退，一面发展扩大，呈岛屿状蔓延者，称为游走型丹毒；若于某处多次反复发作者，称为复发型丹毒。下肢丹毒反复发作可致皮肤淋巴管受阻，淋巴液回流不畅，致受累组织肥厚，日久形成象皮肿。

三、诊断与鉴别诊断

1. 诊断

（1）发病急剧，常有畏寒、发热等全身症状，出疹后症状可持续存在。

（2）好发于颜面及小腿。

（3）皮肤损害。典型损害为鲜红、触痛、灼热和边界清楚的硬肿性红斑。红肿处可出现水疱、大疱、脓疱或坏疽。也可在原发损害处屡次发作（复发性丹毒）。

（4）多次复发者，淋巴管受阻，日久可形成象皮肿，多见于小腿。

（5）局部淋巴结肿大。

（6）常可发现致病的原发灶，如小腿常见足癣，面部常见鼻腔黏膜损害等。

2. 鉴别诊断

（1）接触性皮炎有接触史，有痛痒而无触痛，无全身症状。

（2）蜂窝织炎红肿境界不清，肿胀明显，局部常有化脓及组织坏死。

（3）血管性水肿好发于组织疏松部位，损害为水肿性，边缘不清，无触痛。

四、治疗

（一）一般治疗

去除病因，积极治疗病灶，如预防和治疗足癣；卧床休息，多饮开水；下肢丹毒应抬高患肢 30°～40°；避免和纠正挖鼻等不良习惯。

（二）西医治疗

应用磺胺药或青霉素，感染严重者可选用头孢菌素类，并在全身和局部症状消失后仍继续应用 3～5 d，以免丹毒再发。局部用 50% 硫酸镁湿热敷。

（三）中医论治

1. 辨证论治

（1）风热毒蕴症：

证候：发于头面部，皮肤焮红灼热，肿胀疼痛，或有水疱，眼胞肿胀难睁；兼见恶寒发热。舌质红，苔薄黄，脉浮数。

治法：清热解毒，疏风消肿。

方药：普济消毒饮加减。若大便干结，加生大黄、芒硝泻热通腑；咽痛，加生地清热养阴。

（2）湿热毒蕴证：

证候：发于下肢，局部皮肤红赤肿胀，灼热疼痛，或有水疱、紫斑，甚或皮肤坏死，反复发作，可形成大脚风；伴发热，口渴少饮，便结或便溏臭秽，小便黄。舌质红，苔黄腻，脉滑数。

治法：清热利湿，活血解毒。

方药：五神汤合萆薢渗湿汤加减。

（3）胎火蕴毒证：

证候：发于新生儿，多见于臀部，局部红肿灼热，可呈游走性；伴壮热烦躁。舌质红，苔黄。

治法：清热凉血解毒。

方药：犀角地黄汤合黄连解毒汤加减。

2. 外治疗法

（1）将金黄散或玉露散用冷开水或金银花露调敷。

（2）将鲜蒲公英、紫花地丁、芙蓉叶、马齿苋等捣烂湿敷。

（3）皮肤坏死者，若有脓可在坏死部位切一两个小口，以引流脓液，掺九一丹。

（4）外敷药：将大黄、皮硝各 15 g 研成细末，加柏叶汁调涂患处，每天 1 次。

3. 中成药

（1）清热利湿合剂

功能主治：清热利湿，凉血解毒。适用于痈疮疖肿、丹毒之湿热下注者。

用法用量：口服，每次 100 mL，每天 2 次。

（2）牛黄化毒片：功能主治：解毒消肿，散结止痛。适用于疮疡、乳痈、疔疮、红肿疼痛等症。
用法用量：口服，每次 8 片，小儿酌减，每天 3 次。注意事项：孕妇应遵医嘱服用。

第五节 急性蜂窝织炎

急性蜂窝织炎是指发生在皮下、筋膜下、肌间隙或深部疏松结缔组织的急性化脓性感染。

一、病因及病理

致病菌主要是溶血性链球菌，其次为金黄色葡萄球菌，亦可为厌氧性细菌。炎症可由皮肤或软组织损伤后感染引起，亦可由局部化脓性感染灶直接扩散或经淋巴、血流传播而发生。溶血性链球菌引起的急性蜂窝织炎，由于链激酶和玻璃酸酶的作用，病变扩展迅速，有时能引起脓毒症。由葡萄球菌引起的蜂窝织炎，比较容易局限为脓肿。

此外，厌氧性或腐败性细菌感染，化学性物质刺激如药物注射不当或异物存留于软组织内继发感染，也能导致急性蜂窝织炎。病变的中心区如坏死较严重，液化后可形成脓肿。

二、临床表现

1. 皮下浅表蜂窝织炎

病人大多先有局部皮肤损伤、感染，继而局部出现红、肿、热、痛，红肿边界不清；病变加重时可有水泡，或破溃流脓，邻近淋巴结常有肿痛。常伴畏寒、发热和全身不适，或意识改变。

2. 深层蜂窝织炎

病变局部红、肿、热、痛常不明显，但局部有水肿、压痛，病人全身中毒症状较重。

3. 颌下蜂窝织炎

小儿多见，初起口底部感染，炎症扩展迅速，波及咽喉易致喉头水肿，压迫气管，表现为高热、呼吸困难、吞咽困难、甚至窒息，检查颌下肿胀，口底肿胀；颜面部感染除颜面红肿外，炎症向下可扩散到颈阔肌内结缔组织，影响吞咽和通气。

4. 厌氧菌性皮下蜂窝织炎

大多由厌氧菌如肠球菌、变形杆菌、拟杆菌或产气荚膜梭菌等引起，多发生在皮肤损伤污染严重的情况下。初起局部红肿，继而炎症发展迅速，触诊皮下捻发音，破溃后有恶臭，全身症状严重，恶化快。

5. 新生儿皮下坏疽

多因皮肤擦伤、不清洁，致病菌侵入皮下组织所致；致病菌为金黄色葡萄球菌感染，好发于背、臀等受压部位，初起皮肤红、肿、硬，以后范围渐扩大，中心部位皮肤变暗、软，触诊皮下空虚、浮动感，严重时皮肤大片坏死、破溃。患儿有发热、拒绝进食、哭闹不安或昏睡等全身严重中毒症状。

三、辅助检查

1. 血常规检查

血常规示白细胞计数和中性粒细胞比例增高。

2. 脓肿穿刺或脓液涂片检查

穿刺抽取脓液或分泌物作涂片检查或细菌培养及药物敏感试验可明确致病菌种类。

3. 血细菌培养

疑有菌血症时，抽血作细菌培养和药物敏感试验，以明确诊断及治疗。

4. 影像学检查

有助于了解深部组织的感染情况。

四、诊断与鉴别诊断

1. 诊断

（1）局部红肿热痛，边界不清，病变中央易发生坏死。

（2）病变部位较浅、组织松弛者，肿胀明显，疼痛较轻；病变部位组织致密者，肿胀不显，疼痛较剧。

（3）伴有全身症状。

（4）血白细胞计数及中性粒细胞增高。

2. 鉴别诊断

（1）痈：早期虽表现为蜂窝织炎外观，但溃后有多个脓栓。

（2）丹毒：病变处呈片状潮红，边界清楚，扩展较快，但在病变扩展时，中央部分炎症消退，始终不化脓。

（3）接触性皮炎：有接触过敏物质史；局部红肿热痛，病变部位红斑、水疱，边界明显，瘙痒，无疼痛。

（4）深部脓肿：皮色正常或微红，肿胀不明显，与组织致密处蜂窝织炎难以鉴别。脓肿成熟时，穿刺抽取脓液可确诊。

五、治疗

局部制动休息，防止受压，炎症早期热敷或物理疗法，酌情外敷中西药膏，以促进炎症吸收或局限。加强全身支持，使用足量有效的抗菌药物控制感染。如经上述处理无效，病变迅速扩散或全身症状不断加重者，应及时作广泛的切开减压及引流。

值得注意的是，口底、颌下、颈部的急性蜂窝织炎，若经短期内积极治疗无效者，应及早切开减压，以防发生喉头水肿或压迫气管；对捻发音性蜂窝织炎应及早作广泛的切开，彻底清除坏死组织，并用3%过氧化氢溶液或甲硝唑溶液冲洗或湿敷伤口。

六、预防

注意皮肤清洁卫生；重视治愈皮肤疾病，避免皮肤或黏膜损伤；在诊疗或手术中严格遵循无菌操作规则；注意增强机体的抗病能力。

第八章 血管内及播散性感染

第一节 败血症

败血症是指各种病原菌（致病菌和条件致病菌）侵入血液循环生长繁殖并释放毒素和代谢产物引起严重毒血症的全身性感染综合征。病原菌首先侵入人体的皮肤和黏膜，在该处引起不同程度的局部炎症反应，称原发局部感染，轻者可自愈或治愈。仅少数情况病原菌侵入血流发生败血症。临床出现高热、寒战、全身无力等毒血症表现，重者可发生中毒性休克或迁徙性炎症，如有多处脓肿形成者称脓毒血症。

菌血症在国外文献中，常与败血症通用，意指菌血症常有毒血症。在国内文献中，菌血症指少量细菌侵入血液循环，血培养阳性，但迅即被人体免疫功能所清除，未引起毒血症的一过性菌血症。

有些传染病的病程中也可有败血症期或型，但不包括在败血症之中，因已习用其传染病病名，如鼠疫、炭疽、流行性脑脊髓膜炎、伤寒与副伤寒和钩端螺旋体病等。条件致病菌致病力不强，在人体免疫防御功能降低的条件下才引起局部炎症，以至败血症，传染性不大，不易引起流行。引起败血症的条件致病中最重要的为金葡菌、人大肠埃希菌、克雷伯菌与铜绿假单胞菌等。

一、病原学

（一）败血症的常见病原菌种类

文献资料颇不相同，因影响因素较多，如报告年代、地区、医院条件、患者种类、疾病情况、细菌培养时间与次数、抗菌药物治疗等。医院感染的败血症较多，且复杂而严重，医院感染的资料对临床诊治的参考价值较大。

1. 革兰氏阳性球菌

在国内院内感染资料中约占30%以上。其中以金葡菌为主（约20%），表葡菌次之（近10%）。肺炎链球菌与溶血性链球菌败血症国内报告已很少，肠球菌属也较少。肺炎链球菌败血症，在纽约的社区感染中仍占优势；在香港的社区感染中也较多，患者多为小儿，成人者少。

2. 革兰氏阴性杆菌

革兰氏阴性杆菌约占60%。其中大肠埃希菌最多（约20%），其次为克雷伯菌（约15%），铜绿假单胞菌较常见（约9%）。其他有肠杆菌属、变形杆菌属、沙雷杆菌属与不发酵杆菌如不动杆菌属、摩拉杆菌属与黄杆菌属等。

3. 无芽孢厌氧菌

无芽孢厌氧菌约占5%，主要是类杆菌属与消化链球菌等。

4. 真菌

真菌主要是念珠菌属，约占3%。

（二）败血症常见病原菌的微生态学特点

1. 条件致病菌

它们存在于外界环境中与人体皮肤和黏膜上，包括呼吸道、胃肠道和泌尿生殖道的黏膜上。其生命力强，但致病力不强，在一般情况下不致病，仅在人体皮肤与黏膜受损或免疫功能不全时，才引起感染。

2. 多属人体正常菌群

有些细菌长期在人的皮肤与黏膜（呼吸道、胃肠道和泌尿生殖道黏膜）上存在，呈共生状态，对人体无害，而且可能对抗外来菌的定植。

3. 抵抗力强、耐药菌多

它们对外环境的抵抗力较强，对常用抗菌药的耐药菌较多。常见的金葡菌与铜绿假单胞菌的耐药性很强，甚至为多重耐药。

4. 可发生菌群失调或微生态失调

正常菌群受抑制而减少，某种菌过度生长而增多，成优势菌而致病。易发生复数菌感染与多部位感染。

（三）病原菌的毒素

各种病原菌可产生一定的代谢产物和毒素。毒素分为外毒素和内毒素。外毒素主要为革兰氏阳性菌所产生，成分为蛋白质和酶，大多不耐热，其毒力较强，能选择性地损害神经或内脏器官等。内毒素系在细菌破坏后从细胞壁内释出，主要由革兰氏阴性杆菌所产生。成分为脂多糖，大多耐热，其毒力较强，可引起广泛性血管或内脏损害和循环障碍。

二、发病机制和病理

（一）发病因素

病原菌侵入人体是否引起原发局部炎症，以及是否进入血液循环引起败血症，要受病原菌的毒力与数量，患者的免疫防御功能和医疗措施三方面因素及其相互关系的影响。

1. 病原菌方面

病原菌是否引起感染与细菌的种类、毒力、数量，以及侵入门户和人体的免疫防御反应都有关。金葡菌与大肠埃希菌等条件致病菌虽都能产生较强的毒素，但它们可在人体皮肤与黏膜上长期存在并不引起感染，而只有在皮肤黏膜屏障受损伤和人体免疫防御功能不全时才引起感染。这些条件致病菌先在皮肤或黏膜（包括呼吸道、胃肠道与泌尿生殖道）引起原发局部炎症，即原发感染灶，轻者多可自愈或治愈。但如其感染未得控制，细菌数量增多，毒力加大，则可侵入血流引起败血症。原发局部炎症与败血症的发生、发展、诊断和治疗都有密切关系。

2. 患者的防御免疫方面

（1）皮肤黏膜屏障的损伤：完整的皮肤和黏膜是防止细菌侵入的第一线天然屏障。皮肤与黏膜之下还有内部屏障作为第二道防线，包括单核—巨噬细胞系统和非特异的体液屏障作用。因此轻的皮肤黏膜损伤可以自愈，如损伤较重或反复损伤则可引起局部炎症反应。

（2）全身健康与免疫功能不良：可分生理因素和基础疾病两个方面。

生理因素：如新生儿与婴幼儿免疫功能发育不全、老年人免疫功能减退等。

基础疾病：包括慢性疾病与严重疾病或恶性疾病等。如：①肺、心、肝、脾、肾与骨髓的严重慢性疾患与功能不全。②营养不良、贫血与某些血液疾病等。③糖尿病等代谢性疾病。④结缔组织疾病，如系统性红斑狼疮等需长期应用免疫抑制剂。⑤恶性疾病，如白血病、恶性淋巴瘤和各种恶性肿瘤等。这些患者又常需长时间应用免疫抑制剂治疗。

3. 医疗措施方面

诊治疾病的措施也可能带来或引起感染。在医院环境中接触（直接与间接）病原菌的机会较多。有创性的医疗诊治技术可直接破坏机体的正常屏障，甚至直接将病原菌带入人体。应用免疫抑制剂与放射治疗，使机体免疫力下降，更易发生感染。此外，抗菌药物（抗生素与合成抗菌药）的应用不当或过度可引起菌群失调或微生态失调，使病情加重与复杂化。

（二）发病部位与过程

1. 原发局部炎症

侵入部位的炎症，即原发感染灶。表现为局部炎症反应，重者亦可有发热等全身毒血症反应。

2. 败血症

败血症病原菌侵入血液循环生长繁殖产生毒素引起败血症。

3. 迁徙性炎症

病原菌经血流播散到全身组织与器官引起继发性炎症病灶，成为脓毒血症。金葡菌常易引起迁徙性化脓性炎症，如肺脓肿与其他部位的脓肿。

（三）败血症的病理改变

随病原菌种类而不同。主要是原发局部炎症和有无迁徙性炎症的不同，以及共同的毒血症引起的中毒性炎症改变，如心、肺、肝、脾、肾等脏器可呈混浊肿胀，细胞变性与灶性坏死和炎症细胞浸润。脾脏常充血肿大，脾髓高度增生。

三、临床表现

各种条件致病菌败血症无一定的潜伏期，因从病原菌侵入到原发局部炎症，从后者到发生败血症的时期是不定的。

（一）各种败血症的基本表现

1. 原发局部炎症

各种病原菌的原发局部炎症与各菌在人体经常存在的部位有关，主要发生在皮肤与黏膜（呼吸道、胃肠道与泌尿生殖道）。多数败血症患者都有不同程度的原发局部炎症，表现为局部红、肿、热、痛和功能障碍。重者可有不同程度的毒血症表现，如发热、畏寒、乏力或有皮疹等。但应注意仍有相当比例的败血症患者，未能查出其侵入部位的原发病灶。

2. 败血症

败血症指病原菌在血液中繁殖引起的严重毒血症。常有高热、寒战，多呈弛张热，亦有持续高热或不规则发热。寒战发作时间不规则，可有出汗，但出汗后中毒症状无缓解。全身软弱乏力，卧床不起，不思饮食。脉搏与呼吸均加速，可出现皮疹。病情日益加重。少数患者有恶心、呕吐等消化道症状。严重者可出现中毒性心肌炎或中毒性脑炎的表现。病情严重者可发生感染性休克，表现为脉搏快速细弱，甚至扪不清，血压下降，烦躁不安，面色苍白，四肢发冷、发绀，或有皮肤花斑样青紫，以至神志不清。部分病例可发生弥散性血管内凝血的现象。

3. 迁徙性炎症

随病原菌的种类与病情轻重而不同。

（二）各种细菌败血症的特点

1. 革兰氏阳性球菌败血症

（1）金葡菌败血症：①原发局部炎症，多为皮肤黏膜的化脓性炎症，如疖、痈、蜂窝织炎，或五官与口腔的炎症，或为原发性肺炎（多为小叶性，偶呈大叶性），表现为高热、咳嗽、脓性痰，可带血性，可有寒战。②部分患者有荨麻疹或猩红热样皮疹。少数可发生感染性休克。③迁徙性炎症或脓肿形成为其特点，常有血源性金葡菌肺炎（实为双侧多发性小脓肿形成），咳嗽多较轻，痰少，非脓性。肺部可有少量湿啰音，常伴有渗出性胸膜炎，甚至自发性气胸。此外尚可有心包炎、化脓性关节炎，以化脓性髋关节炎为最常见，表现为关节疼痛、活动受限，常可抽出脓液。皮肤表浅性小脓疱（或称脓点），散见于躯干，直径仅 1 mm 左右，一般只几个至十几个。软组织脓肿形成，见于四肢软组织较多，表现为红、肿、热、痛，有压痛，甚至波动感。此外还可有骨髓炎、肝脓肿与化脓性脑膜炎。有多处脓肿形成者称脓毒血症。

金葡菌败血症还可引起急性金葡菌心内膜炎，患者多先有心脏瓣膜损害，但也发生于正常心瓣膜，如在静脉吸毒者中，可发生右侧心瓣膜感染。临床表现为治疗后发热不退，反复出现栓塞现象，包括皮肤或黏膜菌栓性瘀点，小便中查见红细胞等。如血培养反复阳性与进行性贫血更支持诊断。进一步做超声心动图检查心脏瓣膜的赘生物对诊断有较大帮助。

（2）表葡菌败血症：表葡菌指凝固酶阴性葡萄球菌（CNS），其致病力比金葡菌低，但在医院感染中表葡菌感染与表葡菌败血症的发病率相当高，表葡菌是目前血培养中的常见病原菌之一，有报告达10.4%。该菌是患者皮肤常见的正常菌群成员，在有严重基础疾患患者进行手术或静脉插管等措施则可引起该菌侵入发生败血症。加之表葡菌能产生大量黏质，有利于该菌黏附在塑料管上并包埋在黏质中和阻碍正常的宿主免疫应答，故可在下列情况下发生感染，如静脉导管、心瓣膜置换、脑脊液分流与骨关节移植后的感染。

（3）肺炎链球菌败血症：现在已少见，其原发局部感染多为肺部感染。还可并发肺炎链球菌脑膜炎。

（4）肠球菌败血症：近来发病率有增加，主要是医院感染，其原发炎症多为胃肠道感染、腹腔感染与泌尿道感染。该菌对多种抗生素耐药，甚至已有报道耐万古霉素的肠球菌引起的心内膜炎，成为临床治疗的难点。

2. 革兰氏阴性杆菌败血症

革兰氏阴性杆菌败血症约占败血症的60%。其病原菌种类很多，临床表现复杂。尤其为医院内感染的主要病原菌。其侵入途径广泛，包括胃肠道、胆管、泌尿生殖道以及呼吸道黏膜。虽其原发感染灶常较明显，但多无迁徙性炎症病灶。

（1）大肠埃希菌败血症：在国内很常见，约占20%。其原发感染灶多为化脓性胆管炎、肝脓肿、肠炎、化脓性腹膜炎、急性肾盂肾炎、产道感染等。除原发感染的临床表现外，主要是严重的毒血症，如高热、寒战，感染性休克发生较多且出现较早，较易出现弥散性血管内凝血。

（2）肺炎克雷伯菌败血症：其发病率与大肠杆菌相近（约15%）。此菌有荚膜，毒力强，能较快适应人体内环境而生存，对多种抗生素易产生耐药性。病情与大肠杆菌引起者相似，但多较重，可发生休克和多处迁徙性薄壁脓肿，发生于肺、小肠、结肠、肝、肾、腹膜和脑部等。周围血象白细胞高，可达（10~30）×10^9/L，病死率高，一般在37%~50%。

（3）铜绿假单胞菌败血症：发病率近9.5%。多发生于有严重基础疾患患者或接受广谱抗生素治疗与手术治疗者，因此多为医院内感染。该菌不仅产生内毒素还产生外毒素，它在外界环境生活力很强，抵抗力强，对多种抗生素耐药。其侵入途径多，皮肤伤口、呼吸道、胃肠道与泌尿生殖道都可发生原发感染。该菌还可产生蛋白质水解酶使皮肤发生出血坏死性病变，中心坏疽性皮疹，先成小疱，而后成为中心发黑的坏死性溃疡，少数可呈大疱型损害，局部可查出该菌。还可并发肺炎、心内膜炎与脑膜炎。病死率高达63%~90%。

3. 厌氧菌败血症

厌氧菌败血症占败血症的8%~26%不等，主要为人体内正常菌群引起的内源性感染。厌氧菌病原菌最常见的是脆弱类杆菌，其次为消化球菌、真杆菌和产黑色素类杆菌等。厌氧菌败血症可为多种厌氧菌的复数菌感染或与需氧菌混合感染。因在原发局部炎症中需氧菌感染消耗局部氧有助于厌氧菌的繁殖而致病。其入侵的原发感染为胃肠道与腹腔、女性生殖道、肺部与褥疮等。病情轻重不一，重者有畏寒、发热、寒战、大汗，可发生感染性休克和弥散性血管内凝血；也可发生中毒性肝脏损害出现黄疸。还可发生脓毒性血栓性静脉炎和血栓脱落形成的迁徙性化脓灶，其脓液有特殊腐臭甜味。

4. 真菌败血症

真菌败血症发病率近年来有明显增加，主要在医院内感染。多发生于：①有严重基础疾病的患者，特别是老年体弱者与小儿。②应用免疫抑制剂治疗者。③特别是应用广谱抗生素过度或不当引起呼吸道、胃肠道菌群失调，真菌过度生长者。

常见的真菌主要为假丝酵母菌（念珠菌），特别是白假丝酵母菌，其临床表现特点有以下几方面。

（1）有原发的呼吸道或消化道感染，治疗未愈或有加重者。

（2）发热的基础上出现阵发性高热疑有细菌性败血症者；或仅中度发热，全身毒血症表现不重，但精神萎靡，日益衰竭，且常被基础疾患表现所掩盖。

（3）全身内脏可有多发性小脓肿。确诊主要靠血培养，还可用B超以至CT检查肝脏，脾与肾有无多数小脓肿形成，以助诊断。

（三）特殊类型败血症

1. 烧伤后败血症

常为复数菌混合感染或先后感染。常见病原菌为金葡菌、大肠埃希菌、铜绿假单胞菌，以及其他条件致病菌或真菌。烧伤创面大，程度重者创面感染也较重，其发生的败血症也较多较重。临床表现弛张高热、寒战或不规则热。常有感染性休克，中毒性肠麻痹与胃扩张。迁徙性炎症与脓肿等并发症。

2. 老年人败血症

老年人全身免疫功能欠佳，常有某些慢性肺部疾患，较易发生败血症。常见病原菌有金葡菌、大肠埃希菌、铜绿假单胞菌与其他革兰氏阴性杆菌和假丝酵母菌属以及厌氧菌。呼吸道感染常为其原发炎症。其病情轻重与年龄大小和全身健康有关。临床特点为发热可高或不高，症状常不显著，多以精神萎靡不振，全身衰竭为主要表现。一般病情严重，预后不良。

3. 新生儿败血症

新生儿是指出生后28 d以内的婴儿。因其免疫功能不全，较易发生败血症。常见病原菌为大肠埃希菌、B组溶血性链球菌、金葡菌、表葡菌、克雷伯菌与假丝酵母菌等。其原发炎症可以是分娩时吸入性肺部感染，脐带或皮肤黏膜感染，也可无明显的原发炎症。败血症早期症状不典型，发热可不高，甚至无发热。常有精神萎靡、不吸奶、呕吐、腹泻、烦躁不安。重者可发生惊厥。也可有迁徙性肺炎、骨髓炎与化脓性脑膜炎等。

4. 输液所致的败血症

可分为液体污染和留置导管有关的败血症两种。

（1）液体污染，常见的病原菌为克雷伯菌、阴沟肠杆菌与成团泛菌等，亦可为真菌如假丝酵母菌。如污染其他不致病的真菌，输入菌量不多，可不发生严重败血症，而仅表现一般发热等输液反应。

（2）留置导管有关的败血症：来源于插导管处的蜂窝织炎、感染性血栓性静脉炎或导管内或壁细菌定植，特别是表葡菌较易黏附在各类导管上，从而引起败血症。

四、实验室和特殊检查

（一）血象

白细胞总数大多显著增高，一般为$(10 \sim 30) \times 10^9/L$。中性粒细胞多在80%以上，呈核左移。中性粒细胞中常有中毒性颗粒。大肠埃希菌与其他革兰氏阴性杆菌败血症的白细胞总数多升高，甚至超过$20 \times 10^9/L$，仅有小部分患者入院时白细胞在正常范围或稍低，但其中性粒细胞也多增高。红细胞与血红蛋白在重症患者常减低。

中性粒细胞的四唑硝基蓝试验（nitro blue tetrazolium test, NBT）常呈阳性，细胞阳性率在20%以上（正常值在8%以下）。此试验在细菌感染时呈阳性，而病毒性感染与非感染性疾病者为阴性，有助于鉴别。当败血症或细菌感染被控制后，NBT即转为阴性。

（二）细菌培养

1. 血培养与骨髓培养

血培养有病原菌生长是确诊败血症的主要依据。但只做一次血培养不一定能获得阳性结果，故最好连续取2~3次血培养。并注意每次血量不少于10 mL（儿童不少于5 mL）可增加培养阳性率。在高热寒战时做血培养的阳性率较高。如已用抗生素治疗者，其抽血培养时间最好避开血中抗生素的高峰浓度时间，以免影响血培养的阳性率。或在培养基中加适当地可以破坏抗菌药物的药物，如青霉素酶、硫酸镁、对氨苯甲酸等。骨髓培养的阳性率较血培养高，其阳性结果与血培养有相同意义。如血培养2次有相同病原菌生长则更可靠。

2. 脓液或渗出物的培养

原发炎症的脓液或渗出物培养出的病原还不能用以确诊败血症，但有助于判断败血症的病原菌。迁徙性炎症的脓液或渗出物培养出的病原菌则有助于确定败血症及其病原菌。

3. 抗菌药物敏感试验

将从患者的血或脓液中培养出的病原菌进行有关的抗生素与合成抗菌药的敏感试验，有助于选择有效的抗菌药物及其应用剂量的大小。药敏试验临床常规用纸片法，此法简便易行，对临床选用抗菌药物有参考价值，必要时可做试管双倍稀释法，可以测定各抗生素对该株细菌的最低抑菌浓度（MIC），其结果比纸片法更准确，但操作麻烦，不便常规应用。

（三）血清学试验

1. 金葡菌磷壁酸抗体测定

金葡菌磷壁酸抗体是该菌的特异性抗体，在金葡菌严重感染、败血症和有迁徙性脓肿者的阳性率与效价均较高，而表葡菌败血症则为阴性，故它有助于判断金葡菌败血症及其迁徙性脓肿。用对流电泳法测定结果不低于 1：4 为阳性。ELISA 法较敏感，用血量少。对流电泳法检测操作简便，便于在医院推广应用。

2. 鲎溶解物试验（Limulus lysate test，LLT）

可检测血清内革兰氏阴性细菌的内毒素，有助于判断革兰氏阴性杆菌败血症。

（四）X 线摄片检查

有助于判断金葡菌肺炎、骨髓炎与化脓性关节炎等。

（五）B 型超声波检查

有助于了解腹腔及其内脏深部的脓肿或积液、胸腔积液与脑脓肿等。

（六）CT 检查

必要时可补充 B 型超声波检查的不足。

五、诊断和鉴别诊断

（一）诊断依据

1. 临床表现

凡有下列情况之一者均应考虑败血症的可能性。

（1）皮肤或黏膜有局部炎症存在时，出现症状加剧，伴有高热、寒战等全身中毒症状。

（2）急性高热，不规则寒战，病情较重，白细胞显著增高，而原因不明者。

（3）急性发热与休克，原因不明者。

（4）急性高热、寒战，出现局部化脓性炎症，又无局部皮肤创伤者一，如化脓性关节炎、骨髓炎、软组织脓肿或皮肤小脓瘤等疑为迁徙性病灶者。

2. 血象

白细胞总数 20×10^9/L，与中性粒细胞显著增高，或白细胞总数不太高而中性粒细胞仍在 80% 以上者，应考虑严重细菌性感染包括败血症。

3. 细菌培养

血培养检出病原菌是确诊败血症的主要依据，骨髓培养结果也有相同意义，但还须结合临床表现以做决定。如血培养或骨髓培养有条件致病菌生长，尚须区别与排除污染的可能性。如两次血培养相同的细菌生长则较可靠。血培养阴性不能排除败血症，因血培养阳性率一般仅 30% 左右。如血培养阴性而从迁徙性炎症中培养出病原菌，可有助于推断该患者曾患有该菌败血症。如临床表现提示败血症的可能性，而常规血培养反复阴性者还须考虑是否有 L 型细菌或厌氧菌败血症，应同时做相应的培养。

（二）鉴别诊断

根据败血症的主要特点，须分别与有关疾病鉴别。

1. 高热伴寒战者应与下列疾病鉴别

（1）疟疾：间日疟为规则的间日发作，表现突起寒战、高热继以大汗以及明显的间歇缓解期，恶性疟的发热、寒战多不规则，但白细胞总数与中性粒细胞均不高，全身中毒症状较轻，确诊靠在血片或骨髓涂片查见疟原虫。

（2）急性肾盂肾炎：可有高热与寒战，但常有腰痛与肾区叩痛，尿中可查见白细胞与脓细胞。尿培养有病原菌生长，血培养为阴性。

（3）化脓性胆管炎：可有高热、寒战，但有胆绞痛史、黄疸、血清胆红素增高，胆管区有明显压痛与叩痛，血培养阴性。

（4）肺炎链球菌肺炎：急起高热，可有寒战，但有咳嗽、胸痛、铁锈色痰，肺部可有实变体征。X线胸片显示肺大片炎变。痰培养可有肺炎链球菌生长。血培养阴性。

后三种疾病，如血培养有病原菌生长，则表明已经并发了败血症。

2. 高热伴细胞显著增高者应与下列疾病鉴别

（1）脑膜炎球菌脑膜炎：急性高热，头剧痛、呕吐、颈强直、凯尔尼格征阳性。皮肤可有瘀点与瘀斑。脑脊液呈化脓性，涂片染色镜检可见革兰氏阴性双球菌，血培养可能也有该菌生长，常流行于冬春季。

（2）流行性乙型脑炎：急起高热，意识障碍，轻度脑膜激惹征，脑脊液为非脓性，轻度白细胞增高，流行季节为夏秋。

（3）钩端螺旋体病：急起高热，腹股沟淋巴结肿大，压痛，腓肠肌疼痛与压痛，有一定地区性与季节性和疫水接触史。青霉素早期治疗的疗效好。

（4）流行性出血热：有地区性、季节性，先有发热，多不太高，数日后退热，但继以病情反而加重，出现低血压休克期，继以少尿期，甚至无尿与肾衰竭。如病情好转还可出现多尿期。早期呈酒醉貌，皮肤黏膜出血点，结膜水肿，蛋白尿。白细胞与中性粒细胞显著增高，可达（10～30）×10^9/L以上，甚至可呈类白血病反应。血培养阴性。

（5）成人斯提尔病：其临床表现的发热与白细胞增高，极似败血症。发热可持续数月之久，全身中毒症状较轻。可反复出现少数短暂性皮疹。血培养反复阴性。抗生素治疗无效。吲哚美辛类药物有一定退热效果。肾上腺皮质激素有效。

3. 高热与白细胞减低者应与下列疾病鉴别

（1）伤寒与副伤寒：起病较缓，发热多呈梯形上升，1周后呈持续高热，可有玫瑰疹，听力减低。白细胞显著减低。丙型副伤寒可有迁徙性炎症。肥达反应阳性，血培养或骨髓培养可有伤寒或副伤寒沙门菌生长。

（2）急性粟粒型结核：起病较缓，持续高热。可无明显咳嗽，血培养阴性。起病2周后X线胸片可显示粟粒型肺结核影像。

（3）恶性组织细胞增多症：持续发热，多呈弛张热或不规则热，经久不退，常出现贫血，消瘦。白细胞减少。血培养多次阴性。抗生素治疗无效。血涂片、骨髓涂片与淋巴结活检可查到恶性组织细胞而确诊。

六、治疗

（一）病因治疗

1. 抗菌药物的合理应用

这是败血症治疗的关键措施。要求及时有效地控制病原菌的繁殖，扭转败血症的发展，同时还须避免抗菌药物引起的菌群失调等不良反应。败血症的病原菌种类很多，病情复杂严重，其抗菌药物的合理应用须注意以下要点。

（1）抗菌药物的选用依据应考虑：①病原菌方面：病原菌种类、特点与药敏试验结果。②患者方面：原发局部炎症与迁徙性炎症，患者的生理特点，基础疾患，治疗的影响等，白细胞总数与分类和肝肾功能等。③抗菌药物方面：抗菌活性与其药动学特点，如吸收、分布与排泄特点，血药浓度高低，半减期长短，血清蛋白结合率高低与毒副作用等。

（2）抗菌药物的选用步骤：①经验性治疗，即在尚无病原菌培养结果时，则根据临床经验估计病原菌，结合患者情况，选药施治，观察疗效与不良反应，酌情调整。②凭检验结果治疗：即获得细菌培养结果与药敏后，结合病情检验结果，酌情选用或调整抗菌药物治疗，以后还须继续观察疗效与不良反应，应注意检测细菌的变化决定是否再调整。

（3）抗菌药物的联合应用：抗菌药物联合应用的目的是希望提高疗效，但也可引起菌群失调。特别是广谱高效的抗菌药物联合应用引起的菌群失调更为常见，反而使病情复杂化，增加治疗的困难。从实践的经验来看，对于败血症或其他严重感染，如果根据前述的选择办法，特别是根据病原菌的药敏结果，选用敏感的抗菌药物单一应用，已可达到强有力的治疗，并能治愈败血症。因此，最好避免不必要的抗菌药物联合应用。

（4）常用抗菌药物的选用参考：包括一般成人的每天剂量，分为3次，静脉滴注，1次/8 h。可根据病原菌选用抗菌药物。

革兰氏阳性球菌败血症：①金葡菌与表葡菌败血症：苯唑西林9 g，头孢噻肟6 g，头孢唑啉6～9 g或阿米卡星1.2 g。②耐甲氧西林金葡菌与表葡菌败血症：去甲万古霉素1.2 g或替考拉宁0.4～0.8 g。③肺炎链球菌与溶血性链球菌败血症：青霉素720万～960万U或头孢唑啉6 g。④肠球菌败血症：青霉素960万U，氨苄西林9 g，头孢唑啉9 g或去甲万古霉素1.2 g。

革兰氏阴性杆菌败血症：大肠埃希菌、克雷伯菌或肠杆菌属等败血症，哌拉西林9 g，头孢噻肟6 g，头孢唑肟6 g或头孢曲松2 g。

铜绿假单胞菌败血症：哌拉西林9 g，头孢哌酮6～9 g，头孢拉定6 g，环丙沙星0.75 g，亚胺培南/西司他丁3 g或拉氧头孢3 g。

厌氧菌败血症：甲硝唑1.5 g，哌拉西林9 g，克林霉素1.2～1.8 g，或青霉素960万U（但对脆弱类杆菌无效）。

假丝酵母菌（念珠菌）败血症：氟胞嘧啶6 g或氟康唑0.4 g。

2. 原发局部炎症的处理

这是败血症的侵入来源。如为脓肿者应予切开引流。有的还是原发的疾病，均应做适当的治疗。

3. 基础疾病的治疗

败血症可在某些基础疾病患者发生，如糖尿病、肝硬化、慢性肾炎、严重贫血、营养不良、结缔组织疾病、白血病或恶性肿瘤等。对这些基础疾病仍应继续治疗，如须用肾上腺皮质激素者，其剂量应酌减。

（二）对症治疗

1. 卧床休息

加强营养，补充足量维生素。加强护理，注意口腔卫生，以免发生念珠菌口腔炎。病情严重者应定时翻身，防治继发性肺炎和褥疮等。

2. 高热者给以物理降温

烦躁不安者给以地西泮（Diazepam，安定）等镇静剂，以减轻症状和减轻痛苦。

3. 维护生理功能

（1）输液：补充必要的水分、热量与电解质，以维持水、电解质和酸碱平衡以及外周循环和代谢废物的排泄。输液同时提供了静脉给药的通道。

（2）维护重要脏器的功能：应特别注意呼吸、心血管、肝、肾和中枢神经系统的功能。如保持呼吸道通畅与吸氧，必要时给强心剂以维持外周循环和肾血流，适量的葡萄糖以保护肝脏功能。

4. 调整机体反应性

（1）有高热等严重毒血症症状者特别是并发感染性休克时，在给以有效抗生素的基础上可应用氢化可的松100～200 mg静脉滴注，根据病情缓解情况可重复使用，一般疗程为3～5 d。

（2）贫血、消瘦与全身衰竭者可酌给输鲜血100～200 mL。

（3）对白细胞减少患者发生的败血症，可同时采用粒细胞集落刺激因子或巨噬细胞集落刺激因子，可改善血象从而缓解临床病情和降低病死率。

5. 并发症的防治

（1）感染性休克。

（2）迁徙性化脓性炎症或脓肿：应及时进行有效引流，如软组织脓肿、化脓性髋关节炎的切开引流，化脓性胸膜炎的积液或积脓需反复的抽液或安置闭式引流等。迁徙性炎症或脓肿不能引流或引流不畅者，如金葡菌肺炎、肝脓肿、心包炎、化脓性脑膜炎等则应加强抗菌药物治疗，即加大剂量和延长疗程。

七、预后

败血症系病原菌在血液循环中繁殖播散，很难自愈。虽经各种抗菌药物的治疗其病死率仍相当高（平均30%~40%）。如为院内感染败血症，患者已有严重基础疾病，则病死率更高。

各种病原菌的病死率也不相同，金葡菌败血症的病死率为10%~20%，革兰氏阴性杆菌者40%左右，铜绿假单胞菌者最高，可达80%以上，真菌60%以上。患者的基础疾患愈重者，病死率也愈高。

应该指出，近年来，抗菌药物发展很快，广谱、耐酶、高效、低毒的抗菌药物不断增加，其他诊断治疗条件也不断改善，如能及时合理选用抗菌药物与正确的治疗基础疾病，认真仔细地治疗与观察，各种败血症的病死率有可能降低。

八、预防

注意劳动保护、防止外伤。如有创伤应及时消毒包扎。原发局部炎症的及时抗菌治疗，严禁挤压，防止细菌扩散。医院内的各种诊疗技术操作应认真执行严格消毒与无菌技术。加强医院内的消毒隔离制度，预防交叉感染。合理应用抗菌药物和肾上腺皮质激素，以免引起菌群失调和降低患者免疫力。

第二节　布氏杆菌病

布氏杆菌病又称波浪热，是由布氏杆菌引起的人畜共患的全身性传染病。以长期发热、多汗、关节疼痛及肝脾肿大为临床特征，易转变为慢性，复发率高。

一、病原学

本菌属初次分离培养时多呈微小球杆状，经传代培养渐呈杆状，革兰染色阴性。菌体无鞭毛，不形成芽孢。细菌死亡或裂解时释出的内毒素，是重要的致病物质。布氏杆菌属分为6个种，即羊种、牛种、猪种、绵羊附睾种、沙林鼠种和犬种。临床上以羊、牛、猪3个种意义最大，这3个种又分为16个生物型，其中羊布氏杆菌致病性最强，对人畜危害最大。布氏杆菌在自然环境中存活力强，在病畜皮毛、乳汁及乳制品、死畜内脏中能生存4个月左右。耐低温，在0℃下可生存数月。对光、热和常用的消毒剂敏感，加热60℃或日光照射10~20 min可杀灭，3%含氯石灰（漂白粉）澄清液数分钟也可杀死。

二、流行病学

（一）传染源

目前已知有60多种家畜、野生动物是布氏杆菌的宿主，与人类关系密切的传染源主要是患病的绵羊和山羊，其次是牛、猪及犬。病畜的分泌物、排泄物、流产物及乳类含有大量病菌。患者一般不成为传染源。

（二）传播途径

1. 皮肤黏膜

如直接接触病畜的排泄物、分泌物，或在屠宰、加工皮毛等过程中未加防护，经皮肤伤口或眼结膜而受染。

2. 消化道

进食被病原菌污染的水、食物或病畜的生奶、未熟的肉或内脏而受染。

3. 呼吸道

病原菌污染环境，形成气溶胶吸入受染。

4. 其他

如性传播、母婴垂直传播、苍蝇携带等方式传播。

（三）人群易感性

人类普遍易感，感染后可获得一定免疫力，不同种布氏杆菌有交叉免疫，再次发病者只有2%~7%。

（四）流行特征

本病遍布全球，以欧洲疫情最重。国内发病以内蒙古、西北等牧区为主，大城市可见散发病例。本病全年均可发病，以春末夏初家畜繁殖季节为多。患病与职业有密切关系，兽医、畜牧者、屠宰工人、皮毛工人等发病率明显高于一般人群。发病年龄以青壮年为主，男多于女。

三、发病机制

布氏杆菌经皮肤或黏膜侵入人体被吞噬细胞吞噬，部分牛种菌可被杀死，而羊种菌不能被杀死。被吞噬但未被杀死的细菌随淋巴液进入局部淋巴结，若人体免疫功能强，细菌数量少、毒力低，局部淋巴结内的布氏杆菌可被杀灭，不出现临床症状而成为隐性感染者；如免疫功能低下，细菌数量多、毒力强，繁殖到一定数量后的布氏杆菌可冲破淋巴屏障侵入血流，并释放内毒素，引起菌血症和毒血症状。病原菌随血流播散至全身各部位，主要在肝、脾、骨髓、淋巴结等处寄生、繁殖，形成多发性病灶，其中部分被消灭，部分又释放入血，在血流中生长、繁殖，临床呈明显的败血症。感染病灶内的细菌生长、繁殖，可多次进入血流引起临床症状加重，导致复发，使发热呈波浪型，故该病又称波浪热。

本病病变广泛，可侵犯全身多个器官和组织，以肝、脾、淋巴结、骨髓等单核－吞噬细胞系统、骨关节系统、神经系统等常见，还可侵犯血管、内分泌、生殖系统。可损伤间质细胞、实质细胞，其中以单核－吞噬细胞系统的病变最为显著。急性期可见组织细胞变性坏死，炎性细胞渗出；单核/吞噬细胞炎症引起细胞弥漫性增生，形成结节；慢性期由于细菌特异性抗原刺激机体，引起变态反应，导致肉芽肿病变，病灶里可见由上皮细胞、巨噬细胞、淋巴细胞和浆细胞组成的肉芽肿。部分患者肉芽组织发生纤维硬化性变，最后造成组织器官硬化，临床出现后遗症。

四、临床表现

本病临床表现复杂多变，轻重不一，可呈多器官病变或局限于某一局部。潜伏期一般1~3周。

（一）急性期

多数（70%~80%）缓慢起病，可有全身不适、食欲不振、头痛、肌痛、烦躁或抑郁等前驱症状。典型表现有以下几个方面。

1. 发热

以不规则热型多见，典型病例呈波浪热，已不多见。初起体温逐日升高，达高峰后缓慢下降，其发热期平均为2~3周，间歇3~5d至2周后发热再起，如此循环起伏呈波浪型。发热前多有寒战或畏寒，高热时可无明显不适，体温下降后自觉症状反而加重。这种发热与其他症状相矛盾的现象，有一定辅助诊断意义。

2. 多汗

多汗是本病的突出症状之一，多于夜间或凌晨热退时大汗淋漓，甚至不发热时亦有多汗，有酸臭味。大汗后软弱无力，甚至发生虚脱。

3. 骨关节和肌肉疼痛

关节疼痛多发生于大关节如膝、腰、髋等关节，单个或数个关节同时受累，局部红肿，不对称，急性期可呈游走性，与发热并行。全身长骨如胫骨、肱骨等处常有剧痛，呈锥刺样，患者常辗转呻吟。两侧臀部及大腿肌肉常呈痉挛性疼痛。

4. 泌尿生殖系统症状

男性患者可发生睾丸炎或附睾炎导致睾丸肿痛，多为单侧，也可发生精索炎、前列腺炎等。女性患者可发生卵巢炎、输卵管炎或子宫内膜炎，偶可导致流产。少数患者可有肾炎、膀胱炎。

5. 神经系统症状

由于神经根或神经干受累可导致坐骨神经痛、腰骶神经痛、肋间神经痛、三叉神经痛等。少数患者可发生脑膜炎、脊髓炎，表现为剧烈头痛和脑膜刺激征。

6. 肝脾及淋巴结肿大

约半数患者可有肝、脾肿大。淋巴结肿大多与感染方式有关，常见于颈、颌下、腋窝和腹股沟等处，一般无明显压痛，可自行消散，偶见化脓和破溃。

（二）慢性期

慢性期指病程超过1年者。由急性期发展而来，也可缺乏急性病史由无症状感染者或轻症患者逐渐转变为慢性。症状多不明显，主要表现为长期低热或无热、乏力、多汗、头痛、有固定或反复发作的关节和肌肉疼痛，常伴有失眠、注意力不集中等精神症状。

五、实验室及其他检查

（一）血象

白细胞计数正常或轻度减少，淋巴或单核细胞相对或绝对增多。红细胞沉降率在各期均增快。可有血小板减少。

（二）病原菌培养

可取血液或骨髓做培养，骨髓培养阳性率高于血液培养。其他如乳汁、滑囊液、尿液均可做培养，但阳性率相对低。此菌生长缓慢，需10 d以上方可获阳性结果。

（三）血清学检查

1. 血清凝集试验（Wright试验）

多在病程第二周呈阳性反应，效价达1∶100（++）以上有诊断意义。急性期患者80%呈阳性反应。双份血清抗体效价呈4倍以上升高意义更大。

2. 酶联免疫吸附试验（ELISA法）

可检查各类Ig抗体，敏感性强。

3. PCR技术

应用PCR技术检测布氏杆菌DNA，有助于早期诊断。

六、诊断要点

根据流行病学资料，包括在流行地区、职业、有病畜接触史、饮用未消毒的牛奶、羊奶等；有临床症状和体征，在急性期有发热、多汗、关节疼痛、神经痛和肝、脾、淋巴结肿大，慢性期有骨关节损害、精神神经症状；病原菌培养阳性或PCR阳性即可确诊。血清学检查阳性时，可结合流行病学资料和临床症状做出诊断。

七、鉴别诊断

急性期需与风湿热、伤寒、痢疾、败血症、结核病等鉴别。慢性期主要与骨、关节损害疾病，如风湿性关节炎、结核性关节炎、多发性骨髓瘤、神经官能症等鉴别。

八、治疗要点

（一）急性期

1. 一般治疗和对症治疗

患者卧床休息，补充B族维生素和维生素C，多饮水，进易消化食物。高热患者用物理降温，剧烈头痛、关节痛者用镇痛剂，有明显中毒症状和睾丸炎者可短期内用肾上腺糖皮质激素。

2. 病原治疗

因布氏杆菌在细胞内繁殖，药物难以到达，故疗效慢，易复发。因此，应选择能进入细胞内的抗菌药物。采用多疗程、联合用药，可以减少复发，防止耐药菌株的产生，提高疗效。WHO推荐多西环素200 mg/d和利福平600～900 mg/d联用，疗程6周。另外多西环素200 mg/d，6周与链霉素1 g/d肌内注射2周联合应用效果亦佳。复方磺胺甲噁唑（SMZ-TMP）能渗透到细胞内，对急性期高热患者能迅速退热，可与链霉素同用。对布氏杆菌脑膜炎患者，可以应用第三代头孢菌素如头孢噻肟等与利福平联用。

（二）慢性期

1. 病原治疗

急性发作型、慢性发作型、慢性活动型、具有局部病灶或细菌培养阳性的慢性患者，均需病原治疗。同急性期治疗方法。

2. 菌苗治疗

适用于慢性患者，可使敏感性增高的机体脱敏，减轻变态反应。应用布氏杆菌菌体菌苗，应从小剂量开始，进行皮下、肌内或静脉脱敏疗法，能使致敏 T 细胞少量多次释放细胞因子，避免激烈的组织损伤而又消耗致敏 T 细胞。

3. 对症治疗

可以应用理疗等。

九、预防

预防包括隔离患者、治疗病畜；加强畜产品的卫生监督，做好个人防护和职业人群防护；对有可能感染本病的易感者进行布氏杆菌冻干活菌苗预防接种。家畜亦可进行菌苗免疫。

第三节　流行性出血热

流行性出血热（hemorrhagic fever with renal syndromes，HFRS）是由病毒引起，鼠类传播的自然疫源性疾病。本病的主要病理变化是全身小血管和毛细血管广泛性损伤，临床以发热、低血压、出血和肾脏损害等为特点。

一、病原学

流行性出血热病毒属布尼亚病毒科，汉坦病毒属，现统称汉坦病毒。本病毒为有膜 RNA 病毒，形态有圆形、卵圆形和长形三种，病毒核心为基因组 RNA 和核壳，外层为脂质双层包膜，表面是糖蛋白，直径 70～210 nm。

病毒的核酸为单股负链 RNA，分为 L、M、S 三个片段。HFRS 病毒具有四种蛋白组成，即 N、G_1、G_2 和 L。N 为核蛋白，由 S 片段编码，其主要功能是包裹病毒 RNA 的三个片段，该蛋白免疫原性强，可诱导机体产生非中和抗体，在免疫保护中起一定作用。G_1 和 G_2 均为糖蛋白，由 M 片段编码，上面有中和抗原位点和血凝活位点，糖蛋白可能是产生中和抗体、血凝抑制抗体、细胞融合和细胞免疫等的主要功能部位。L 片段编码 L 蛋白，为 RNA 多聚酶，在病毒复制中起重要作用。

病毒型别采用血清学方法（主要是空斑减少中和试验）以及 RT-PCR 技术和酶切分析方法，可将汉坦病毒分为不同型别。

本病毒对酸（pH = 3）和丙酮、氯仿、乙醚等脂溶剂敏感。一般消毒剂如来苏尔、新洁尔灭等也能灭活病毒。病毒对热的抵抗力较弱，56～60℃ 1 h 可灭活病毒。紫外线照射（50 nm、30 min）也可灭活病毒。

二、流行病学

（一）流行分布

本病流行较广，主要分布于欧亚两大洲，包括中国、朝鲜、日本、苏联、芬兰、丹麦、瑞典、挪威、荷兰、波兰、捷克、斯洛伐克、匈牙利、罗马尼亚、保加利亚、前南斯拉夫、希腊、瑞士、比利时、英国和法国等。我国于20世纪30年代初开始流行于黑龙江下游两岸，以后逐渐向南、向西蔓延，近年来几乎遍及全国各地。

（二）传染源

鼠类是主要传染源。黑线姬鼠是亚洲地区的主要传染源。在国内，农村的主要传染源是黑线姬鼠和褐家鼠。东北林区的主要传染源是大林姬鼠。城市的主要传染源是褐家鼠，动物实验室的主要传染源是大白鼠。此外，黄胸鼠、小家鼠、巢鼠、普通田鼠等亦可为本病的传染源。近年来已在猫、狗、猪、兔等动物体内检出本病毒或抗原。

（三）传播途径

本病的传播途径迄今还未完全阐明，可能有以下两种。

1. 虫媒传播

日本学者在20世纪40年代观察到寄生在黑线姬鼠身上的革螨有叮咬吸血能力，将革螨制成悬液，注射人体，可产生典型的流行性出血热临床表现，故提出革螨是传播本病的媒介之一。近年来已从革螨体内分离到本病毒，并证实病毒可在螨体内经卵传代，成为储存宿主之一。革螨通过叮咬吸血可在鼠间传播，也是鼠-人之间传播本病的途径之一。

2. 动物源传播

近年来国外研究证实通过带毒的鼠排泄物可传播本病。

（1）呼吸道传播：黑线姬鼠感染后第10天，其唾液、尿和粪便开始有病毒排出，尿排毒时间可长达1年以上。带毒的排泄物可污染尘埃，人经呼吸道吸入后可引起发病。

（2）消化道传播：摄入被鼠排泄物污染的食物或水引起发病者已有报道，也有进同一食物而引起人大批发病的事例。病毒可通过破损的口腔黏膜进入体内引起发病。

（3）接触传播：由感染鼠的排泄物或患者血标本污染破损皮肤、黏膜而感染引起发病的报道已引起重视，但此种感染机会毕竟较少，不能作为主要传播途径。此外，还发现在患病孕妇的流产死婴的肝、肾、肺等脏器内以及疫区黑线姬鼠、褐家鼠等的胎鼠中，也均分离到本病毒。说明本病毒可经胎盘垂直传播，鼠间病毒垂直传播对保持自然疫原地有一定意义，但在人间其流行病学的意义较小。

（四）易感性

人类对本病毒普遍易感。本病多见于青壮年，儿童发病者极少见。近年研究，观察到野鼠型和家鼠型流行性出血热病毒感染后仅少数人发病，多数人呈隐性感染状态，家鼠型隐性感染率比野鼠型较高。发病后血清特异性IgG抗体在2周可达高峰，持续时间较长，个别可达30年以上。病后可获持久免疫力，二次患病者罕见。

（五）流行特征和疫区分型

本病流行有一定的地区性，但可扩展而产生新疫区。病例多呈散发性，也有局部地区暴发，多发生在集体居住的工棚及野营帐篷中。国内疫区有河湖低洼地、林间湿草地和水网稻田等处，以前者为最多。感染与人群的活动、职业等有一定关系。我国流行季节有双峰和单峰两种类型。双峰型系指春夏季（5~6月份）有一小峰，秋冬季（10~12月份）有一流行高峰。单峰型只有秋冬一个高峰。野鼠型以秋冬季为多，家鼠型以春季为多。除季节性流行外，一年四季均可散发。野鼠型和家鼠型流行性出血热均有流行周期性，即数年出现一次流行高峰。流行高峰与主要宿主动物带毒率指数增高有关。

三、发病机制

本病的发病机制很复杂，有些环节尚未完全搞清。目前一般认为病毒直接作用是发病的始动环节，而免疫病理损伤也起重要作用。

1. 病毒作用

人血管内皮细胞对流行性出血热病毒（epidemic hemorrhagic fever virus，EHFV）有易感性。观察到受EHFV感染细胞可出现细胞结构和功能变化。病毒在血管内皮细胞内繁殖，可引起细胞肿胀、基膜裸露、疏松和中断、连续装置分离等变化。还观察到感染EHFV的内皮细胞可出现细胞回缩、细胞间隙形成和通透性增加。受感染的内皮细胞合成和释放前列环素在疾病早期明显增加，后者可促进血管扩张，血管通透性增加和血浆外渗。从肝、胃黏膜和肾的活检，肝细胞、胃黏膜上皮细胞均有严重的变性、坏死、出血和超微结构的变化，肾小球、肾小管有不同程度的损害，并在这些活检标本中检出EHFV。EHFV可通过血脑屏障，引起中枢神经病变，并在神经细胞内检出到EHFV。

2. 机体免疫反应

病毒还作为启动因子激发机体产生免疫反应。EHFV患者早期血清IgE和组胺明显增高，肥大细胞有脱颗粒现象，血液中存在IgE-IC，表明Ⅰ型变态反应参与发病。研究者观察到患者的小血管和毛细血管壁、肾小球和肾小管基膜有特异性免疫复合物沉积，血浆和血液有形成分向血管外渗出，补体旁路途径和经典途径相继激活，免疫复合物介导的血管活性物质释放，损害血管内皮细胞，引起低血压性休克和肾脏损害。血小板表面沉积特异性免疫复合物，引起血小板大量聚集、破坏，致使血小板急剧下降和功能障碍，是引起广泛出血的主要原因之一，表明Ⅲ型变态反应参与发病。

此外，患者血清中白细胞介素、白细胞介素受体、肿瘤坏死因子、前列腺素E_2、内皮素等明显增加，提示细胞因子、炎症介质等大量释放，参与内皮细胞的损害，加重血管损伤。

ADE现象即抗体依赖性感染增强现象。近年来发现本病毒有ADE现象。其机制为即病毒抗原同体内已存在的特异性抗体结合，通过抗体的Fc段，与靶细胞上Fc受体结合，有利于病毒进入细胞而增殖，病毒增殖可达正常血清对照组50～200倍。用本病毒单克隆抗体被动输入动物体内，再接种汉坦病毒后可促使动物早死，早死动物脑内病毒比对照组高10倍。

四、病理改变

本病的基本病理变化是全身小血管（包括小动脉，小静脉和毛细血管）广泛性损害，血管壁内皮细胞肿胀、变性，重者管壁可发生纤维蛋白样坏死和破裂等，内脏毛细血管高度扩张、淤血，管腔内可见血栓形成，引起各组织、器官的充血、出血、变性，甚至坏死，肾、脑垂体前叶、肾上腺皮质、心、皮肤等病变尤为显著。炎性细胞虽也存在，但不明显，一般以淋巴细胞、单核细胞和浆细胞为主。

五、临床表现

潜伏期8～39 d，一般为2周。临床表现错综复杂，变化多端。典型病例临床上可分为发热期、低血压期、少尿期、多尿期及恢复期等五期，常有交叉重叠。

1. 发热期

起病急剧，有畏寒、发热、头痛、腰痛、眼眶痛、腰痛等。发病后体温急剧上升，一般在39～40℃，热型以弛张型为多，少数呈稽留型或不规则型，颜面及眼眶区有明显充血，似酒醉貌。上胸部潮红，球结膜水肿、充血，有出血点或出血斑，软腭、腋下可见散在针头大小的出血点，有时呈条索状或抓痕样。有肾损害表现，如尿蛋白阳性，镜检可发现管型等，本期一般持续5～6 d。

2. 低血压期

一般于病程第4～6 d出现，也可出现于发热期。轻者血压略有波动，持续时间短。重者血压骤然下降，甚至不能测出。休克时（除晚期者外）患者的皮肤一般潮红、温暖、多汗、口渴、呕吐加重、尿量减少。可有烦躁不安、谵语、摸空等，重者有狂躁、精神错乱等。本期一般持续1～3 d。

3. 少尿期

多出现于病程第5～7 d。此期胃肠道症状、神经系统症状和出血显著。血压大多升高，脉压增大。尿量明显减少。24 h少于400 mL，甚至发生尿闭（24 h尿量少于50 mL），少数患者无明显少尿而存在氮质血症，称为无少尿型肾功能不全，病情严重者可出现尿毒症、酸中毒、高钾血症等。由于尿少或尿闭，加上血浆等液体的大量回吸收，可出现高血容量综合征。并引起心力衰竭、肺水肿等。本期一般持续1～4 d。

4. 多尿期

多出现于病程第10～12 d。由于循环血量增加，肾小球滤过功能改善，肾小管上皮细胞逐渐修复，但再吸收功能仍差；加上少尿期在体内潴留的尿素等代谢产物的排泄，构成渗透性利尿的物质基础，故出现多尿和夜尿症。每天可排出3 000～6 000 mL低比重的尿液，甚至可达10 000 mL以上。全身症状明显好转。由于尿液大量排出，可出现失水和电解质紊乱，特别是低钾血症。本期一般持续数天至数周。

5. 恢复期

一般在病程的第 4 周开始恢复，尿量逐渐回复正常，夜尿症消失，尿浓缩功能恢复。一般情况好转，除软弱外，无明显自觉症状。以上各期并非每一患者都有，轻型或非典型患者可缺少低血压期或少尿期。国内有野鼠型和家鼠型流行性出血热两种，野鼠型临床表现较典型，经过较重，出现休克、出血、肾脏损害较多见，病死率高。家鼠型临床表现多不典型，经过较轻，出现休克、出血、肾脏损害较少，病程经过较短，多数患者发热期后直接进入多尿期或恢复期，病死率低。

按病情轻重本病可分为轻型、中型、重型、危重型四型。

6. 流行性出血热的特殊临床表现

某些患者在病程中尤其在发病早期，出血热特有的症状尚未充分表现出来之前，常以某一器官系统的症状或特征为突出表现，易造成误诊。常见的特殊临床表现如下：①胃肠炎型。②伤寒型。③肝炎型。④肾炎型。⑤急腹症型。⑥脑炎型。⑦肺型。⑧晕厥型。⑨紫癜型。⑩腔道出血型。

六、并发症

重型及危重型出血热多有严重并发症。

1. 高血容量综合征

此征多发于休克过后和少尿期。主要由于输注液体过量、过快或外渗体液回吸收过快等因素引起。极易发展为急性心力衰竭和急性肺水肿，需紧急处理。

2. 急性充血性心力衰竭肺水肿与成人呼吸窘迫综合征（ARDS）

两者多发生于低血压休克后期和少尿期高血容量综合征期。ARDS 在本病重症中发生率为 30% 左右。ARDS 可单独发生，亦可与急性心衰竭肺水肿同时或先后发生，两者很难区分。病死率较高。

3. 腔道大出血

此症多发生于休克期、少尿期和多尿早期的重症患者。可出现便血、呕血、鼻出血、咯血、尿血或阴道出血、颅腔出血、腹腔内与腹后膜出血等，以便血最为常见，其次为鼻出血与尿血，以颅内出血和肺出血最为危重，可很快致死。

4. 继发感染

多见于少尿后期与多尿早期的重症患者。以呼吸道、消化道、泌尿道和全身性继发感染多见。病原菌多为大肠杆菌、金葡菌及白色念珠菌。

5. 其他

有窦性心动过速、窦性心动过缓、心房纤颤、心包炎、心包积液等。

七、诊断与鉴别诊断

根据流行病学资料，临床表现和实验室检查结果可做出诊断。

（一）流行病学

包括流行地区、流行季节，与鼠类直接和间接接触史，进入疫区或 2 个月以内有疫区居住史。

（二）临床表现

典型病例诊断并不困难，但出血热患者临床表现错综复杂，误诊率较高，对不典型病例，需借助实验室检查。

（三）实验室检查

1. 血、尿常规检查

外周血白细胞总数早期正常或偏低，2~3 d 后上升，一般 $(15 \sim 20) \times 10^9$/L，少数患者有类白血病反应；分类中淋巴细胞增多，有异常淋巴细胞（大于 15% 有利于诊断）；血小板数目减少，自发病第 2 天开始，至休克期或少尿期达最低值（可达 5.0×10^9/L），多尿早期开始回升。尿蛋白质于短期急剧增加，伴红、白细胞及管型，若见膜状物及病毒包涵体可明确诊断。

2. 血液生化检查

BUN 与 Cr 增高，其程度与肾衰程度相一致。约半数患者出现肝脏损害，表现为 ALT 与 AST 升高，可有轻度黄疸。

3. 检测特异性抗体

IgM 抗体在发病后第 2～3 d 即可检出，急性期阳性率可达 95% 以上，因此检测此抗体具有早期诊断价值。根据情况可选用间接免疫荧光法（IFA）和酶联免疫吸附测定（ELISA）。后者又可分为 IgM 捕捉法和间接法，其中以 IgM 捕捉法的敏感性和特异性为最好。特异性 IgG 抗体需检测双份血清（间隔至少 1 周），恢复期血清抗体滴度比急性期升高 4 倍以上有意义。

4. 检测特异性抗原

（1）直接免疫荧光：可检测细胞中颗粒抗原，在血液白细胞内抗原阳性率达 80% 以上；尿液沉渣细胞内抗原阳性率达 70%。

（2）免疫组织化学法：以汉坦病毒特异单克隆抗体与多克隆抗体检测组织细胞中的病毒抗原并进行抗原定位。

5. 检测病毒基因

（1）核酸分子杂交多用于检测血液白细胞中的病毒 RNA。

（2）原位分子杂交多用于组织内病毒 RNA 的检测。

（3）反转录 PCR 可用于检测血、尿标本中病毒 RNA。

6. 病毒分离

患者急性期血液、尸检组织或感染动物的肺、肾等组织均可用于病毒分离，组织需研磨成悬液。常用 Vero-E6 细胞分离培养。也可接种易感动物来分离病毒，常用者为小白鼠乳鼠，通过腹腔或脑内接种，接种后逐日观察动物有无发病或死亡，并定期取动物脑、肺等组织，冷冻切片或将组织研磨成悬液后分别用免疫荧光法或 ELISA 检查是否有病毒抗原。

以上方法中，临床最常用的是 ELISA 法，检测特异性抗体 IgM，其次是 IFA。

（四）鉴别诊断

本病早期应与上呼吸道感染、流行性感冒、败血症、伤寒、钩端螺旋体病相鉴别。有皮肤出血斑者应与血小板减少性紫癜鉴别，蛋白尿应与急性肾盂肾炎、急性肾小球肾炎相鉴别。腹痛应与急性阑尾炎、急性胆囊炎相鉴别。消化道出血应与溃疡病出血相鉴别，咯血应与支气管扩张、肺结核咯血相鉴别。

八、治疗

对 HFRS 应坚持"三早一就"（早发现、早休息、早治疗、就地治疗）。目前尚无特效疗法，主要是采取以"液体疗法"为基础的综合治疗措施。

（一）发热期的治疗

1. 一般治疗

患者应卧床休息，就地治疗。给高热量、高维生素半流质饮食。补充足够液体。

2. 肾上腺皮质激素治疗

激素具有抗炎和保护血管壁的作用，并能稳定溶酶体膜、降低体温中枢对内源性致热原的敏感性等。不主张常规应用，但对重型及危重型患者可酌情使用。用法：氢化可的松 100～200 mg 加入葡萄糖溶液静脉滴注，每天 1 次。也可用地塞米松，疗程 3～4 d。

3. 抗病毒与免疫疗法

（1）利巴韦林（病毒唑）：为一广谱抗病毒药物，对 RNA 和 DNA 病毒均有作用，而对本病毒最为敏感。用法：1 000 mg 溶于葡萄糖溶液中静脉滴注，每天 1 次或 600 mg 1 次/12 h，疗程 5～7 d。

（2）干扰素：100 万～300 万 U 肌内注射，每天 1 次，疗程 3～5 d。

（3）免疫增强药：可用胸腺素或左旋咪唑及转移因子。

4. 中医中药治疗

（1）丹参：改善微循环障碍。用法：丹参注射液 30 mL 置葡萄糖溶液中静脉滴注，每天 1～2 次，疗程 3～4 d。

（2）黄芪：有增强细胞免疫功能的作用。用法：黄芪注射液 20～30 mL 溶于葡萄糖溶液中静脉滴注，每天 1 次，疗程 2～4 d。

（二）低血压期的治疗

可用低分子右旋糖酐、平衡盐液、清蛋白等扩容。低分子右旋糖酐每天给予 500～1 000 mL，可扩充血容量、提高血浆渗透压、抗血浆外渗、减少红细胞与血小板间的聚集、疏通微循环、改善组织灌注和渗透性利尿等作用。一般不宜输全血，可输注血浆 300～400 mL/d 或人血清蛋白 10～20 g/d，调整血浆胶体渗透压，稳定血压，减轻组织水肿。在补足血容量的基础上，选择适宜的血管活性药物如多巴胺或间羟胺 + 多巴胺，心功能不全者可用毒毛花苷 K 或毛花苷 C（毛花苷丙）0.2～0.4 mg 加于葡萄糖溶液 40 mL 稀释后静脉缓慢推注。

（三）少尿期的治疗

按急性肾衰竭处理。

1. 一般治疗

少尿期患者常伴有高血容量综合征和细胞脱水现象。通常给高热量、高维生素半流质饮食，限制入液量，可根据患者排出量决定摄入量；即前 1 天尿量、大便与呕吐量加 500 mL。并以口服为主。

2. 急性肾衰竭治疗

呋塞米（速尿）和依他尼酸钠（利尿酸钠）作用于肾曲管抑制钠和水的再吸收，而发挥较强的利尿作用。速尿不良反应小，可较大剂量应用。用法为 20～200 mg/ 次，静脉推注。依他尼酸钠剂量为 25 mg/ 次，肌内注射或静脉推注。口服导泻法（20% 甘露醇 250 mL，顿服，也可 100 mL，3 次 /d 或 2 次 /d，口服，疗效不著时可加服 50% 硫酸镁 40 mL，大黄 30 g，芒硝 15 g，将前者泡水后冲服后者，也可与甘露醇合用），方法简便，消化道严重出血者忌用。导泻无效者可用透析疗法。此期应注意针对高血钾的处理。

透析疗法应用指征：① 少尿 5 d 或无尿 2 d。② 水钠潴留明显或体重增加每天达 2 kg，或有心衰肺水肿先兆。③ BUN 与 Cr 高于正常 3 倍以上，或 Cr 每天增加不低于 100 μmol/L 或 BUN 每天增加 9 mmol/L。④ 血钾不低于 6.0 mmol/L 或每天增加 1 mmol/L 或心电图提示高钾血症。⑤ 代谢性酸中毒。⑥ 出现肾性脑病或其他严重并发症。出现上述情况之一者即可进行透析。

（1）腹膜透析：操作时应严格执行消毒隔离制度，防止继发感染，并保持管道通畅。透析期间蛋白质丢失较多，应适当补充清蛋白、血浆等，以防止发生低蛋白血症。

（2）血液透析：比腹膜透析作用快，效果好，短期内可透出尿素氮，可迅速改善尿毒症。缺点是肝素化时易引起出血。透析时应注意透析液的渗透压，如低于血液渗透压，可使透析液流向血液，易引起肺水肿和心力衰竭；透析脱水过快或休克刚纠正、血容量不足的患者，易引起休克，应及时停止脱水，并给予输液或输血。

3. 出血的治疗

出血治疗可给维生素 C、维生素 K 及卡巴克洛（安络血）等，并应做凝血因子检查确定有无 DIC、继发性纤溶等而给予相应治疗。必要时输新鲜血（新鲜血浆、血小板尤宜）以补充各种凝血因子。消化道出血者的治疗同溃疡出血，如反复大量出血内科治疗无效时，可考虑手术治疗。

4. 继发感染的治疗

继发感染以肺炎、肾盂肾炎及败血症为多见。应用抗感染药物可根据病情和致病菌种类及其药敏而定。有急性肾衰竭的患者应选用对肾脏无毒性或低毒性的抗菌药物，剂量应适当调整。

（四）多尿期的治疗

多尿主要引起失水和电解质紊乱，如低钾血症等。应补充足量的液体和钾盐，以口服为主，静脉为辅，过多静脉补液易使多尿期延长。

（五）恢复期的治疗

恢复期应加强营养，补充高蛋白、高热量、高维生素饮食。

九、预后

本病的病死率一般在 5%～10%，重型患者的病死率仍较高。主要死亡原因是休克、尿毒症、肺水肿、出血（主要是脑出血和肺出血等）。近年来，由于治疗措施的改进，因休克、尿毒症、肺水肿等而死亡的病例逐渐减少，而死于出血的病例相对增多。

十、预防

1. 灭鼠和防鼠

灭鼠是防止本病流行的关键，在流行地区要大力组织群众，在规定的时间内同时进行灭鼠。灭鼠时机应选择在本病流行高峰（5～6 月份和 10～12 月份）前进行。春季应着重灭家鼠，初冬应着重灭野鼠。在灭鼠为主的前提下，同时做好防鼠工作。床铺不靠墙，睡高铺，屋外挖防鼠沟，防止鼠进入屋内和院内。新建和改建住宅时，要安装防鼠设施。

2. 灭螨、防螨

要保持屋内清洁、通风和干燥，经常用敌敌畏等有机磷杀虫剂喷洒灭螨。

3. 加强食品卫生

做好食品卫生、食具消毒、食物保藏等工作，要防止鼠类排泄物污染食品和食具。剩饭菜必须加热或蒸煮后方可食用。

4. 做好消毒工作

对发热患者的血、尿和宿主动物尸体及其排泄物等，均应进行消毒处理，防止污染环境。

5. 注意个人防护

在疫区不直接用手接触鼠类及其排泄物，不坐卧草堆，劳动时防止皮肤破伤，破伤后要消毒包扎。在野外工作时，要穿袜子，扎紧裤腿、袖口，以防螨类叮咬。

6. 疫苗

目前国内外已初步研制出三类 HFRS 疫苗，即纯化鼠脑灭活疫苗（分别由朝鲜、韩国及我国研制）、细胞培养灭活疫苗（包括 I 型疫苗和 II 型疫苗，均由我国研制）和基因工程疫苗（由美国研制）。最近我国研制的二类疫苗已在不同疫区进行大量人群接种，预防效果正在观察监测之中。

第四节 登革热及登革出血热

登革热是由登革病毒引起的急性传染病，通过蚊子传播。主要特点是起病急，高热、头痛、全身肌肉和骨骼痛以及关节疼痛等，可出现皮疹、淋巴结肿大、白细胞和血小板降低等特征。

登革出血热是由同一病毒引起，除有登革热的临床特征外，还有出血、休克、肝大、血小板明显减少和血液浓缩等出血表现，多发生于 10 岁以下的儿童和免疫力低下者。

一、病原学

登革病毒归类为黄病毒科黄病毒属。

1. 病毒形态

病毒颗粒呈哑铃状、棒状或球形。含单股线状核糖核酸，与蛋白质装配成 20 面立体对称核衣壳。最外层为糖蛋白包膜。包膜含有型和群特异性抗原。

2. 基因结构和病毒蛋白

病毒基因为单股线状正链 RNA。基因组长约 11 kb。含有 1 个开放读码框架，编码 1 个约有 3 400 个氨基酸的多聚蛋白，包含 3 个结构蛋白（包膜蛋白、核衣壳蛋白和膜蛋白）及 7 个非结构蛋白：NS_1、

NS_{2a}、NS_{2b}、NS_3、NS_{4a}、NS_{4b} 和 NS_5 蛋白。

3. 生物学特性

登革病毒可在乳鼠脑、伊蚊胸肌细胞、Hela 细胞株和白纹伊蚊细胞株中分离及传代培养。人体中主要在网状内皮系统的单核—巨噬细胞内生长繁殖，在感染早期可出现特异性 IgM 抗体。4～5 d 出现血凝抑制抗体。8～10 d 后出现中和抗体。IgG 抗体可维持 5～15 年。将登革病毒接种于猴、猩猩、长臂猿及其他实验动物时可造成隐性感染。

4. 血清学分型

登革病毒可分为 Ⅰ、Ⅱ、Ⅲ、Ⅳ 个血清型，与其他黄病毒属的病毒之间可有交叉免疫反应。

5. 理化特性

登革病毒对热敏感，56℃ 30 min、70℃ 10 min 及 100℃ 2 min 均可灭活。0.05% 甲醛液、乙醚、紫外线、脂肪溶媒和洗涤剂等可使病毒灭活。但它耐低温和干燥，冻干或 –70℃ 可长期保存病毒。

二、流行病学

1. 传染源

主要是患者。在流行地区还有隐性感染者。一般在发病前 1 天至发病后 3～5 d 期间传染性最强。在东南亚流行区的丛林地带，猴类也是重要的传染源。病毒在猴–蚊–猴之间进行传播，当人进入疫源地时，可以传染给人而发病。

2. 传播途径

传播媒介主要是埃及伊蚊和白纹伊蚊。埃及伊蚊是城市型登革热的主要传媒。带病毒的伊蚊，气温在 22～30℃ 时，经过 8～14 h 即有传染性，气温低于 16℃ 时，病毒不能在蚊体内繁殖。

3. 人群易感性

新流行区人均易感，以 20～40 岁者居多。患病后对同型病毒有较久的免疫力，在流行地区 20 岁以上的人群，血清中几乎都可检出中和抗体，可维持多年。但对其他血清型无保护性免疫，仍可感染。

（四）流行特征

1. 历史

世界各地流行已有 200 多年历史，中国也有 120 年的历史记载。有 20 亿人口受登革热感染的威胁。20 世纪内，登革热在世界各地发生过多次大流行，病例数可达百万。在 1998 年，本病已成为仅次于疟疾的最重要热带传染病。在东南亚呈地方性流行。

1978 年登革热在我国广州及佛山发生流行，并经病原学证实为登革Ⅳ型病毒。随后在华南各省发生过不同程度的流行。目前，我国已发现所有 4 型登革病毒。近年来在东南亚及我国台湾再次流行，成为这些地区严重的公共卫生问题，必须引起重视。

2. 流行季节

登革热的流行与伊蚊的滋生繁殖密切相关，因此从 5 月份开始出现病例，8～9 月为发病高峰，11 月后流行停止。

3. 流行地区

主要流行于热带和亚热带。分布于东南亚、南亚和西太平洋地区。世界上有 60 多个国家流行本病。我国主要在台湾地区、海南省、广东省和广西壮族自治区部分地区。

三、发病机制和病理

1. 发病机制

登革病毒侵入人体，在单核—巨噬细胞中复制至一定数量后进入血液，形成第一次病毒血症，病毒再次感染其他单核—巨噬细胞，并第二次进入血流，形成第二次病毒血症。人体中的抗登革病毒抗体可与登革病毒形成免疫复合物，激活补体系统，导致血管通透性增加。同时抑制骨髓中的白细胞和血小板系统，导致白细胞与血小板减少和出血倾向。目前认为病毒的血清型与毒力相关性方面，Ⅲ型登革病毒的毒力最强，其次为Ⅱ型和Ⅳ型，Ⅰ型最弱。另一种学说为抗体依赖性增强感染作用学说。

在每一次感染登革病毒后，可以产生中和抗体和增强性抗体等各种抗体。如再次感染另一型病毒，因中和抗体不能完全中和病毒，使病毒在单核－巨噬细胞中大量复制和毒力增强，形成严重的全身感染中毒症状，并活化细胞毒性T淋巴细胞，作用于单核－巨噬细胞后，释放大量血管通透因子、促凝血因子和蛋白酶，并激活补体，引起各组织、器官损伤和活化凝血系统等一系列病理生理改变，从而发生出血、休克和心、脑、肝损伤及弥漫性血管内凝血（DIC）等。

2. 病理改变

主要是细胞变性、水肿和出血，心内膜、心包、胸膜、胃肠黏膜、肌肉、皮肤和中枢神经系统出血、水肿。皮疹为血管炎和出血改变。脑组织有炎症、水肿、出血和软化灶病变。重症患者有肝小叶中央灶性坏死和淤胆。肺内有小叶性肺炎、小脓肿等病变。登革出血热患者的出血倾向更为严重。

四、临床表现

按世界卫生组织分型标准，将登革热分为典型登革热、登革出血热和登革休克综合征三型。典型登革热的临床又可分为典型、轻型与重型登革热。登革出血热与登革休克综合征实际上是登革出血热的两个严重临床类型。

（一）登革热的临床表现

潜伏期4～14d，一般为4～8d。

1. 典型登革热

起病急，有发热、皮疹、出血、淋巴结和肝大等症状。

（1）发热：体温38～40℃，热型不规则，可呈稽留热、弛张热。少数患者于发热3～5d后热退，退热1～2d后，又再次体温升高，呈"马鞍热"型。热程一般持续5～7d。发热同时伴有头痛，全身骨骼、关节和肌肉疼痛，还可有颜面、颈部和上胸部皮肤潮红、结膜充血，呈"酒醉貌"。

（2）皮疹：约70%患者有皮疹，儿童发生率较高。病后3～5d出疹。麻疹样皮疹或出血性皮疹多见，亦可见猩红热样、荨麻疹样和红斑疹样，先出现在四肢，以后可遍及全身。下肢和背部较多。皮疹持续3～4d后消退。

（3）出血：病期4～6d发生。以鼻出血最为多见，其次为皮肤瘀点或瘀斑。亦可有多个部位出血。

（4）淋巴结肿大：多有颈部、颌下、耳后、腹股沟等处淋巴结肿大并有触痛。

（5）其他：肝大和压痛，ALT升高，此外还可有心、肺、肾的损害等。

2. 轻型登革热

发热低，皮疹少或无疹，无出血倾向，病程短，一般为1～4d不等，流行期间多见。

3. 重型登革热

在病程3～5d时突然加重，有剧烈头痛、呕吐、谵妄、狂躁、昏迷、抽搐等，可出现颈强直、瞳孔变化等脑水肿、呼吸衰竭或出血性休克等表现，可于1～2d内死亡。尸检有脑炎、脑水肿、脑疝和脑出血等，近年来已从此类患者的脑组织中分离出登革病毒，故认为此类患者可能是登革病毒引起的脑炎。

（二）登革出血热的临床表现

潜伏期同登革热，临床主要有三种症状。

1. 严重中毒症状

高热、头痛、面红酒醉貌、肝大等。

2. 出血

可有广泛、大量出血。常见有鼻和齿龈出血、呕血、便血、血尿、阴道出血等。严重者有脑出血和蛛网膜下隙出血。

3. 休克

严重病例在病期3～7d时出现，有血压下降、脉压小于2.67 kPa（20 mmHg）等休克临床表现。仅有出血者为登革出血热，同时有休克者为登革休克综合征。

五、实验室检查

1. 外周血象

外周血白细胞可降低，一般低于（2~4）×10^9/L。血小板可减少至（50~100）×10^9/L。登革出血热的血小板减少更明显，降低 10×10^9/L 以下，因有血液浓缩，血红蛋白常有明显升高和红细胞比容升高等。

2. 脑脊液检查

重型病例脑脊液检查可有压力升高，蛋白和白细胞数正常或升高，糖及氯化物正常。

（三）血清学检查

1. 抗体检查

可用补体结合试验、血凝抑制试验检测 IgG 抗体，补体结合抗体滴度不低于 1 : 32、血凝抑制不低于 1 : 640 或急性期和恢复期双份血清、抗体滴度不低于 4 倍升高，诊断意义更大。用 ELISA 法检测血清 IgM 抗体，因其出现早、消失快，可作为早期的特异性诊断。

2. 抗原检测

用登革病毒型的特异性单克隆抗体，以 ELISA 法检测抗原，敏感性和特异性均较高，可进行病毒分型。

3. 病毒核酸检测

可用登革病毒的 cDNA 作探针，用核酸杂交法检测病毒 RNA，敏感性和特异性很高，可作为早期诊断。

（四）病毒分离

取病期 3 d 以内的患者血清，接种于 1~3 d 龄乳鼠脑门，分离病毒阳性率达 40%~50%。或接种于 C6/36 白纹伊蚊传代细胞株中，阳性率可达 60%~80%，发病第 8 天仍可分离到病毒。

六、诊断与鉴别诊断

（一）诊断

1. 流行病学资料

当地有此病流行或 15 d 内去过流行地区，于夏秋季节发病。

2. 临床表现

急性起病，有高热、全身疼痛、皮疹、出血、淋巴结肿大和肝大等。登革出血热主要是在诊断登革热的基础上，有严重全身中毒症状及出血和休克表现。

3. 实验室检查

血小板不高于 100×10^9/L 和明显血液浓缩，红细胞比容增加不低于 20% 者，应考虑登革出血热的诊断。WTO 根据登革出血热病情严重程度分为 4 级。

Ⅰ级：典型登革热表现和数比试验阳性。

Ⅱ级：除有Ⅰ级的表现外，还伴有皮肤或其他部位出血。

Ⅲ级：有早期休克的表现，如皮肤湿冷、烦躁不安、脉搏细速、脉压降低（≤2.67 kPa）和血压偏低等。

Ⅳ级：中毒休克，血压和脉搏均不能测到。

4. 特异性抗体检测

发病早期血清抗登革病毒特异性抗体 IgM 阳性，或恢复期血清中的特异性抗体 IgG 滴度比急性期升高 4 倍以上，或登革病毒分离阳性，可明确诊断。

（二）鉴别诊断

应与流行性感冒、麻疹、猩红热、流行性出血热、钩端螺旋体病等鉴别。

七、预后

为自限性疾病，一般病死率为 30/10 万。1980 年我国登革热流行，病死率 16/10 万，绝大多数为重型病例。在脑膜脑炎病例中，病死率可高达 90% 以上，登革出血热病死率较高，多因出血与休克死亡。

八、治疗

（1）一般支持：补充液体、热量、维生素 B 和 C 等，注意出息和脑水肿的早期表现，即使处理防止加重病情。

（2）对症治疗：物理降温、安定镇静等。

（3）病原治疗：早期发热病例可试用抗病毒药利巴韦林（病毒唑），剂量 10～15 mg/kg，静脉滴注，4 d 后改为半量，6 d 为一个疗程。

（4）肾上腺皮质激素的治疗：严重中毒症状者，可短程小剂量应用。

（5）脑水肿病例：可脱水降压。

（6）呼吸中枢受抑制者给予呼吸兴奋剂。

（7）登革出血热的治疗：以止血、抗休克和防止与治疗 DIC 为主。

九、预防

（1）控制传染源：应早发现、早隔离患者。但在登革热流行期间，大部分为轻型和隐性感染者，故隔离患者不足以制止流行。

（2）防蚊、灭蚊。

（3）预防疫苗：4 型混合的减毒活疫苗、多型亚单位疫苗、多型嵌合减毒活疫苗及登革热 DNA 疫苗等都在研究中，尚未在临床应用。

第九章 骨与关节感染性疾病

第一节 化脓性关节炎

化脓性关节炎是化脓性细菌引起的关节内感染。儿童多见，青少年次之，成人少见。常为败血症的并发症，也可因手术感染、关节外伤性感染、关节火器伤等所致。一般病变多系单发，儿童亦可累及多个关节，发病者男多女少，最常发生在大关节，以髋、膝多发，其次为肘、肩和踝关节。本病属于中医"关节流注"和"骨痈疽"范畴，而发于髋关节者称"环跳疽"，发于膝部者称"疵疽"，发于足踝部者称"足踝疽"，发于肩关节者称"肩中疽"，发于肘部者称"肘疽"等。

一、病因病理

（一）病因

中医认为本病总的病机是机体正气不足，邪毒壅滞关节所致。主要可概括为以下四个方面。

（1）热毒余邪，流注关节：疔疮疖肿等失于治疗，或余毒未尽，而机体正气不足以使其内消外散，邪毒走散，流注于关节而发病。

（2）感受外邪：尤其是暑湿之邪，客于营卫之间，阻于经脉肌肉之内，流注关节发病。

（3）瘀血停滞，化热成毒：积劳、过累或因跌仆闪挫，瘀血停滞，郁而化热成毒，恶血热毒凝于关节为害。

（4）损伤感染：开放损伤，或因关节手术、关节腔封闭治疗，邪毒随之而入引起。

现代医学认为本病最常见的致病菌为金黄色葡萄球菌，约占85%左右。其次为溶血性链球菌、肺炎球菌和大肠杆菌等。婴幼儿化脓性关节炎常为溶血性链球菌引起。感染途径最常见的是血源性感染，细菌从身体其他部位的化脓性病灶经血液循环播散至关节；或从关节邻近的组织的化脓性感染蔓延而来；也可为关节开放性损伤、关节手术或关节穿刺继发感染。

（二）病理

化脓性关节炎的病理变化大致可分为三个阶段。其病变的发展为逐渐演变过程，而无明显的界限，有时某一阶段可独立存在，每一阶段的长短也不尽一致。

1. 浆液性渗出期

关节感染后，首先引起滑膜充血、水肿、白细胞浸润；关节腔内浆液性渗出，多呈淡黄色，内含有大量白细胞，此阶段无关节软骨破坏。如能治疗得当，关节功能可恢复正常。

2. 浆液纤维蛋白性渗出期

炎症继续发展，渗出液增多，因细胞成分增加，关节液混浊黏稠，内含脓性细胞、细菌及纤维蛋白性渗出液。关节-感染时，滑膜出现炎症反应，滑膜和血管对大分子蛋白的通透性显著增高。通过滑膜进入关节腔的血浆蛋白增加，关节内有纤维蛋白沉积，常附着关节软骨表面，妨碍软骨内代谢产物的释出和滑液内营养物质的摄入，如不及时处理，关节软骨失去滑润的表面，关节滑膜逐渐增厚，进而发生软骨面破坏，关节内发生纤维性粘连，引起关节功能障碍。

3. 脓性渗出期

渗出液转为脓性，脓液中含有大量细菌和脓性细胞，关节液呈黄白色，死亡的多核白细胞释放出蛋白分解酶，使关节软骨溶解破坏，炎症侵入软骨下骨质，软骨溶解，滑膜破坏，关节囊和周围软组织发生蜂窝织炎，形成关节周围软组织脓肿。如脓肿穿破皮肤，则形成窦道。病变严重者，虽经过治疗，得以控制炎症，但遗留严重关节障碍，甚至完全强直于非功能位。

二、临床表现与诊断

（一）病史

一般都有外伤史或其他部位的感染史。

（二）症状与体征

1. 全身症状

急骤发病，有寒战、高热、全身不适等菌血症表现。

2. 局部表现

受累关节剧痛，并可有红肿、热、压痛，由于肌肉痉挛，关节常处于屈曲畸形位，久之，关节发生挛缩，甚至脱位或半脱位。

（三）实验室检查

1. 血液检查

白细胞计数增高，血培养可为阳性。

2. 关节穿刺

关节穿刺和关节液检查是确定诊断和选择治疗方法的重要依据。依病变不同阶段，关节液可为浆液、黏稠混浊或脓性，涂片可见大量白细胞、脓性细胞和细菌，细菌培养可鉴别菌种并找到敏感的抗生素。

（四）影像学表现

X线摄片及CT三维扫描早期见关节肿胀、积液、关节间隙增宽；以后关节间隙变窄，软骨下骨质疏松破坏；晚期有增生和硬化，关节间隙消失，关节呈纤维性或骨性融合，有时尚可见骨骺滑脱或病理性关节脱位。

（五）鉴别诊断

本病早期根据全身、局部症状和体征，实验室检查及影像学检查，一般可以做出化脓性关节炎的诊断。但某些病例须与风湿性关节炎、类风湿性关节炎、创伤性关节炎和关节结核鉴别。

（1）风湿性关节炎：常为多关节游走性肿痛，抗"O"检查常阳性，关节肿胀消退后，无任何后遗症。关节液细菌检查阴性，抗风湿药物有明显效果。

（2）类风湿性关节炎：常见为多关节发病，手足小关节受累，关节肿胀、不红。患病时间长者有关节畸形和功能障碍。血清及关节液类风湿因子试验常为阳性。

（3）创伤性关节炎：有创伤史，发展缓慢，负重或活动多时疼痛加重，可有积液，关节活动有弹响，休息后缓解，一般无剧烈疼痛。骨端骨质增生。多发于负重关节如膝、髋关节。

（4）关节结核：起病缓慢，常有低热、盗汗和面颊潮红等症状，全身中毒症状较轻。关节局部肿胀疼痛，活动受限，但多无急性炎症症状。早期X线片可无明显改变，以后有骨质疏松、关节间隙变窄，并有骨质破坏，但少有新骨形成。必要时行关节液检查或滑膜活检有助于区别。

三、治疗

原则是早期诊断，及时正确处理，内外同治，中西医结合，保全生命，尽量保留关节功能。

（一）全身治疗

全身支持疗法，改善全身状况。患者卧床休息，补充足够的液体，注意水、电解质平衡，防止酸中毒；给予足够的营养，如高蛋白质、多维生素饮食；必要时，少量多次输以新鲜血，以减少全身中毒症状，提高机体抵抗力。

（二）抗生素治疗

抗生素的应用是治疗化脓性关节炎的重要手段。应及早采用足量、有效、敏感的抗生素，并根据感染的类型、致病菌种、抗生素药敏试验结果及患者机体状态选择抗生素，并及时调整。若未找到病原菌，应选用广谱新型抗生素，如头孢菌素等。不可为了等待细菌培养及药物敏感试验结果而延误病情，以免失去有效抗生素治疗的最佳时机。抗生素的使用至少应持续至体温下降、症状消失后2周。

（三）局部治疗

早期患肢制动，应用夹板、石膏、支具固定或牵引等制动，限制患肢活动，可防止感染扩散，减轻肌肉痉挛及疼痛，防止畸形及病理性脱位或在非功能位强直，减轻对关节软骨面的压力及软骨破坏。一旦急性炎症消退或伤口愈合，即开始关节的主动及轻度的被动活动，以恢复关节的活动度。关节已有畸形时，可应用牵引逐步矫正。不宜采取粗暴的手法，以免引起炎症复发及病理骨折等并发症。后期X线片显示关节软骨面已有破坏及骨质增生，关节强直已不可避免时，应保持患肢于功能位，使其强直于功能位。

初期、溃脓期选用拔毒消疽散、玉露膏、金黄膏或生肌玉红膏等外敷；溃脓期局部外用五加皮、白莲、芒硝水湿敷；恢复期中药五加皮汤或海桐皮汤外洗，配合手法、理疗促进血液循环和粘连松解，以早日恢复。

（四）辨证论治

1. 初期

起病急骤，有寒战高热、食欲减退及全身不适等急性感染全身表现以及关节疼痛，伸直时疼痛加重，肿胀、灼热等局部表现，舌红苔黄，脉弦数。治宜清热解毒，利湿化瘀。方选黄连解毒汤、五神汤加减。感受暑湿发病者，加佩兰、薏苡仁、六一散等；热毒余邪发病者加生地、丹皮；蓄瘀化热而成者，加桃仁、红花、丹参、三七等。

2. 酿脓期

寒战高热持续，体温可达40℃以上。局部肿胀加剧，拒按，皮肤发红灼热（在表浅关节尤为明显）。患处不敢活动或负重，呈半屈曲状态。舌绛红，脉洪数。治宜清热解毒，凉血利湿。方选五味消毒饮和黄连解毒汤加减。湿甚者，加薏苡仁、茯苓、泽泻、车前子等；高热神昏、谵语或身现出血点者，合用犀角地黄汤，并配服安宫牛黄丸或紫雪丹等；若热盛伤阴、气阴亏损见心烦口燥、舌光红无苔者，加生脉饮。

3. 溃脓期

（1）将溃未溃，或初溃泄脓不畅。治宜托里透脓。方选托里消毒饮或透脓散加减。热毒甚者，加薏苡仁、黄连、蒲公英、败酱草等。

（2）溃后正虚，治宜补益气血。方选八珍汤或十全大补汤加减。中焦虚弱，胃纳欠佳者，加陈皮、山楂、鸡内金等健运中焦之品；正虚而热毒未尽，或初溃不久，选用补药不宜过温，以防助热为患。

4. 恢复期

经过治疗，炎症消退，病灶愈合，全身情况恢复良好，即开始指导关节功能锻炼。治宜行气活血，舒筋活络。方选大红丸、活血舒筋汤、舒筋汤等加减。

（五）手术治疗

根据病变轻重、发展阶段及时选择外科处理。对于关节内脓液形成，应尽早切开排脓。如关节破坏严重，功能丧失，必须使关节强直固定在功能位，以免关节非功能位强直而严重影响功能。对于关节强直在非功能位者，在炎症治愈1年后，才可行手术矫形或关节成形术，以防止炎症复发。

1. 关节穿刺及冲洗

关节穿刺除用于诊断外，也是重要的治疗措施。其目的为吸出关节渗液，及时冲洗出纤维蛋白和白细胞释出的溶酶体等有害物质，避免对关节软骨造成不可逆的损害，术后局部注入抗生素或行关节腔灌注冲洗。也可用关节镜进行冲洗。

2. 关节切开引流术

经过非手术治疗无效，全身和局部情况如仍不见好转，或关节液已成为稠厚的脓液，或较深的大关节，身刺难以成功的部位，应及时切开引流，用大量的生理盐水冲洗，去除脓液、纤维块和坏死脱落组织，注入抗生素，伤口用抗生素滴注引流或做局部湿敷，以控制感染和防止关节面软骨破坏·缓解疼痛，防止肌肉挛缩和关节畸形。大关节切开引流术后应配合使用。

3. 关节矫形术或关节成形术

严重的化脓性关节炎，未及时采取有效的措施，遗留严重畸形，有明显功能障碍者，可以考虑行矫形手术或关节成形术。对于关节强直于功能位无明显疼痛者，一般无须特殊治疗；如果关节强直于非功能位或有陈旧性病理脱位者，须行矫形手术，如关节融合、截骨矫形术或关节成形术等。手术须在炎症治愈1年后才可以进行，以防止炎症复发。

第二节 化脓性骨髓炎

一、急性化脓性骨髓炎

急性化脓性骨髓炎是指由化脓性细菌引起的骨膜、骨质和骨髓组织的一种急性化脓性炎症。本病的病变范围不仅涉及骨髓组织，且常波及骨膜、密质骨和松质骨等部位；如不及时正确治疗，可反复发作或转为慢性骨髓炎，遗留畸形、强直、残废等，严重影响功能和健康，甚至危及生命。本病最常见于3~15岁的儿童和少年，男多于女，男女比例约4：1。好发于四肢长骨的干骺端，尤以胫骨上段和股骨下段的发病率最高（约占60%），其次为肱骨、桡骨及髂骨，桡骨、尺骨、跖骨、指（趾）骨次之，脊柱亦偶有发生，肋骨和颅骨少见。本病属于中医"附骨痈"范畴，又称"多骨痈""胫骨痈"等。

（一）病因病理

1. 中医对本病病因病机的认识

（1）热毒入骨：疔疮疖肿、痈疽或咽喉、耳道等的化脓性感染。麻疹、伤寒、猩红热等病后，余毒残留，滞于体内；或六淫邪毒入侵，久而不解化热成毒，或因饮食劳倦、五志过极等致火毒内生。热毒余邪循经流注筋骨致气血瘀结，蕴热酿脓，遂成本病。

（2）损伤感染：开放性损伤，邪毒由伤口直窜入骨，阻塞经络，久而化热成脓，热盛肉腐，附骨成痈。或跌打闪挫，气血凝滞，邪毒乘虚而入，积瘀成痈，借伤成毒，流注筋骨发病。

（3）正气虚弱：正气虚弱不足以御邪，邪毒乘虚而入，蕴结于内不能外散内消而反深注于筋骨，繁衍为害。此为本病发生的内在因素。

总之，热毒是致病因素，正虚是发病的病理基础，损伤是其常见诱因。

2. 现代医学对本病病因及病理机制的认识

（1）病因：急性化脓性骨髓炎是由化脓性细菌引起的骨与周围组织的感染，最常见的致病菌是金黄色葡萄球菌，约占75%以上；其次为乙型链球菌和白色葡萄球菌，偶有大肠杆菌、铜绿假单胞菌和肺炎球菌等。

化脓性骨髓炎的感染途径主要有三：①血源性感染：细菌从体内其他感染灶，如疖痈、脓肿、扁桃体炎、中耳炎等经血行到达骨组织，在身体抵抗力差或细菌具有高度感染力的情况下发病，这是最常见的途径。此外，不少患者局部骨骼感染灶不明显，但出现脓毒血症，应该注意这可能是脓胸、肺脓肿、心包炎、脑脓肿、肝脓肿、髂窝脓肿等的严重感染的一种表现，应全面检查，防止漏诊。②创伤性感染：细菌从伤口侵入骨组织，如外伤引起的开放性骨折，或因穿透性损伤到骨组织，或因术口感染累及骨组织，造成感染。另外，临床上扭挫伤等闭合性损伤的所致局部组织的损伤，形成血肿，导致局部血流不畅，细菌易于停聚引起感染。③蔓延性感染：由邻近软组织直接蔓延扩散导致，如指（趾）端感染引起的指（趾）骨骨髓炎，齿槽脓肿累及的上、下颌骨等。化脓性骨髓炎的发生，细菌毒力的大小是外在因素，全身情况或局部骨骼抵抗力是内在因素。

血源性骨髓炎，好发于儿童长骨的干骺端，此阶段是人体骨生长最活跃的时期，干骺端有很多终末小动脉，循环丰富，血流缓慢，细菌易于停留、聚集、繁殖，形成栓塞，使血管末端阻塞，导致局部组织坏死，感染化脓。

（2）病理：骨质破坏、坏死和由此诱发的修复反应（骨质增生）同时并存为本病的病理特点。早期以骨质破坏和坏死为主，晚期以增生为主。

病理过程：①脓肿形成：骨内感染灶形成后，因周围为骨质，引流不畅，早期多局限于髓内，随着病情的进展，骨质被侵蚀破坏，脓肿沿着局部阻力较小的方向四周蔓延。脓肿蔓延途径如下。脓肿向长骨髓腔蔓延。因骨骺板抵抗感染的能力较强，脓液不易穿破骺板进入关节腔，多向骨髓腔扩散，致使骨髓腔受累。髓腔内压力增高，可再沿中央管扩散至骨膜下层，形成骨膜下脓肿。脓液突破干骺端的坚质骨，穿入骨膜下形成骨膜下脓肿；压力进一步增高时，突破骨膜流入软组织。也可沿中央管侵入骨髓腔，穿入关节，引起化脓性关节炎。成人骺板无抵御能力，脓肿可穿破干骺端骨皮质进入关节，形成化脓性关节炎。②形成死骨：骨膜被脓肿掀起时，该部的骨皮质失去来自骨膜的血液供应（严重影响骨的循环）；而进入骨髓腔和中央管的脓液，亦可形成血栓和骨栓，栓塞管内通过的滋养血管，阻断骨内血供；最终造成骨坏死，形成死骨。坏死区的分布和大小，视缺血范围而定，严重时可发生整个骨干坏死。③包壳形成：在脓肿和死骨的形成过程中，由于骨膜剥离，骨膜深层成骨细胞受炎性刺激而产生大量新骨，包裹于死骨外面，形成"骨性包壳"，可替代病骨起支持作用，大量骨坏死时，成为维持骨干连续和稳定的唯一保证。通常包壳上有多个小孔与皮肤窦道相通，内有死骨、脓液和炎性肉芽组织，往往由于引流不畅，成为骨性无效腔。小块死骨可被吸收或经窦道排出，大块死骨则不能排出或吸收，导致无效腔不能闭合，伤口长期不愈，成为慢性骨髓炎。

（二）临床表现与诊断

1. 病史

患者体质常虚弱，有的曾有感染灶，有的曾有局部外伤史。

2. 症状与体征

（1）全身症状：起病急，开始即有明显的全身中毒症状，多有弛张型高热，可达39～40℃，有时并发寒战、脉搏快、口干、食欲不振，可有头痛、呕吐等脑膜刺激症状，患儿烦躁不安，严重者可有谵妄、昏迷等败血症表现。外伤引起的急性骨髓炎，除有严重并发症或大量软组织损伤及感染外，一般全身症状较轻，感染较局限而少发生败血症，但应警惕并发厌氧菌感染的危险。

（2）局部症状：早期有局部剧烈疼痛和搏动性疼痛，肌肉有保护性痉挛，惧怕移动患肢。患部皮温增高，有深压痛，肿胀不明显。数日后，骨膜下脓肿形成，局部皮肤水肿、发红。当脓肿穿破骨膜至软组织后，压力减轻，疼痛缓解，但软组织受累的症状明显，局部红、肿、热、痛，压痛更为明显，可触及波动感。脓液进入髓腔后，整个肢体剧痛肿胀，骨质因炎症而变疏松，常伴有病理性骨折。

3. 实验室检查

白细胞计数及中性粒细胞明显升高，一般伴有贫血，白细胞计数可高达10×10^9/L，中性粒细胞可占90%以上。早期血培养阳性率较高，局部脓液培养有化脓性细菌，应做细菌培养及药物敏感试验，以便及时选用有效药物。如骨穿刺抽得脓液、混浊液或血性液体涂片检查有脓细胞或细菌，即可确诊。

4. 影像学检查

X线片在起病2周内多无明显异常，故阴性结果不能排除急性骨髓炎。2周后，髓腔内脓肿形成，松质骨内可见小的斑片状骨质破坏区，进而累及骨皮质甚至整个骨干。因骨膜被掀起，可出现骨膜反应（层状或葱皮样）及层状新骨形成。

如感染继续向髓腔内和骨干方向扩展，则骨皮质内、外侧面均出现虫蚀样改变、脱钙以及周围软组织肿胀阴影，有时出现病理骨折。CT检查可提前发现骨膜下脓肿，明确其病变范围。MRI在骨髓炎早期即可显示病变部位骨内和骨外的变化，如骨髓损坏、骨膜反应等，此种改变要早于X线片和CT检查。骨扫描对早期诊断骨髓炎有重要价值，但由于其局限性，有时阴性并不能排除骨髓炎诊断。

5. 鉴别诊断

（1）软组织炎症：软组织炎症时全身中毒症状较轻，而局部红肿较明显，压痛表浅，且其病变多居于骨骼之一侧，因此压痛只限于一个或两个平面。

（2）急性化脓性关节炎：化脓性关节炎红热、肿胀、压痛在关节间隙而不在骨端，关节活动度几乎完全消失，有疑问时，关节腔穿刺抽液检查可明确诊断。早期X线表现为关节间隙增宽，随着病变的发展关节间隙变窄甚至消失。

（3）风湿性关节炎：为风湿病的一部分，起病缓慢，全身情况（如发热）和局部症状（关节肿痛）均较轻，常为多关节游走性，血沉、抗"O"等血液检查呈阳性。

（4）恶性骨肿瘤：特别是尤文肉瘤，常伴发热、白细胞增多、X线示"葱皮样"骨膜下新骨形成等现象，须与骨髓炎鉴别。鉴别要点：尤文肉瘤常发生于骨干，范围较广，全身症状不如急性骨髓炎重，但有明显夜间痛，表面可有怒张的血管。局部穿刺活检，可以确定诊断。

（三）治疗

早期诊断，及时应用大剂量有效抗生素，中药辨证施治，内服外用和适当的局部处理，全身支持治疗是治疗成功的关键。

1. 全身治疗

加强全身支持疗法。对症处理患者的高热，纠正酸中毒，予补液、营养支持治疗，必要时输血，增强患者的抵抗力。出现感染性休克者，积极抗休克治疗。

2. 抗生素治疗

早期采用足量、广谱的抗生素，多主张联合用药。常用的抗生素主要有青霉素类、头孢类、氨基糖苷类、喹诺酮类、磺胺类以及甲硝唑、万古霉素、克林霉素、利福平等，应根据感染类型、致病菌种、抗生素药敏试验结果及宿主状态选择抗生素，并及时调整。

3. 辨证论治

急性化脓性骨髓炎的中医辨证宜分期论治，主要分为初期、成脓期、溃脓期。

（1）初期：此期相当于化脓性骨髓炎的急性炎症期。"急则治其标"，以清热解毒、行瘀通络为治疗原则。

邪热在表：初起症见恶寒发热，肢痛不剧烈，苔薄白，脉浮数。治宜清热解毒。方选仙方活命饮加黄连解毒汤或五味消毒饮。

热毒炽盛：症见高热寒战，舌红苔黄腻，脉滑数。治宜清营退热。方选黄连解毒汤合五味消毒饮，加乳香、没药等。如便秘尿赤者，加大黄、车前子。

毒入营血：症见高热昏迷，身现出血点，烦躁不安。治宜清营、凉血、开窍。方选清营汤合黄连解毒汤，配服安宫牛黄丸、紫雪丹等，静脉滴注醒脑静。亦可按感染性休克处理，积极行中西医结合治疗。

（2）成脓期：成脓前期，即骨膜下脓肿刚形成时，若能得到及时、有效的治疗，预后仍佳。本期治疗原则是先清营托毒，后托里透脓。

热毒瘀结：症见高热，肢端肿痛剧烈。治宜清热止痛。方选五味消毒饮、黄连解毒汤合透脓散加减。

火毒蕴结：症见患肢肿胀，红热疼痛。治宜托里止痛。方选托里消毒饮加减。

毒入营血：症见神昏谵语，身现出血点。治疗同初期。

（3）溃脓期：脓毒已溃。治疗原则是扶正托毒，去腐生新。扶助正气，助养新骨生长，促使疮口愈合。

热胜肉腐：初期溃疡，脓多稠厚，略带腥味，为气血充实。治宜托里排脓。方选托里消毒散加减。

邪去正虚：溃后脓液清稀，量多质薄，为气血虚弱。治宜补益气血。方选八珍汤合十全大补汤加减。

4. 外治法

患肢早期制动，应用夹板、石膏托或皮肤牵引等，抬高患肢并保持功能位，防止畸形和病理性骨折，并有利于炎症消退。初期局部选用如意黄金膏、双柏散或蒲公英、紫花地丁、犁头草、野菊花等外敷清热解毒；成脓期选用拔毒消疽散等外敷化瘀消痈；溃脓期疮口可用冰黄液冲洗，并根据有无腐脓情况，选用九一丹、八二丹、七三丹、五五丹、生肌散药捻，外敷玉露膏或生肌玉红膏等；同时配合患肢夹板制动。

5. 手术治疗

手术治疗的目的：一是引流脓液，减少毒血症症状，二是阻止其转变为慢性。手术方式主要有钻孔引流和开窗减压两种。一般而言，多数急性化脓性骨髓炎患者，经过早期、及时、有效的治疗，可免于手术。但出现以下情况，应考虑手术治疗。①大剂量应用抗生素 2～3 d 后，全身症状和局部症状仍不能控制，甚至加剧者，或全身症状消退，但局部症状加剧，行诊断性穿刺时在骨膜下或骨髓腔内抽吸到脓液或渗出液者，应早期切开排脓引流。②脓汁已经在骨髓腔内广泛扩散并有死骨形成者，应考虑行开窗排脓和死骨摘除术。

二、慢性化脓性骨髓炎

慢性化脓性骨髓炎是整个骨组织发生的慢性化脓性炎症，多数是由急性感染消退后遗留的慢性病灶或窦道引发，少数一开始呈慢性过程。本病的病理特点是感染的骨组织增生、硬化、坏死、包壳、瘘孔窦道、脓肿并存，反复化脓，缠绵难愈，病程可长达数月、数年，甚至数十年，易造成病残。本病属于中医"附骨疽"范畴。

（一）病因病理

1. 中医病因病机

慢性骨髓炎的演变过程，始终存在着"正"与"邪"的抗争。即"正邪相搏"，正气与病邪的斗争一直贯穿于本病的始末，而正气的强弱主导着整个疾病演变的转机。若正气旺盛，抗邪力强，能及时消除其病理影响，抑制细菌的毒力和修复病理损害，使得无效腔变小，骨髓炎愈合。反之，若正气虚弱，抗邪无力，疾病绵延不愈，时而发作。

2. 现代医学病因及病理机制

（1）病因：本病的致病因素与急性化脓性骨髓炎相同，大多数慢性骨髓炎是因急性化脓性骨髓炎治疗不当或不及时，病情发展的结果。这是一个逐渐发展的过程，一般认为发病 1 周后为慢性期，但时间只作参考，若急性炎症消退后，仍有死骨、窦道、无效腔存在，即为慢性骨髓炎。究其发病原因主要有二：一是急性感染期未能彻底控制，反复发作演变成慢性；二是低毒性细菌感染，在发病时即表现为慢性骨髓炎。慢性骨髓炎的致病菌为多种细菌的混合感染，但金黄色葡萄球菌仍是主要的病原体。此外，革兰阴性菌也与很大的比例。由骶尾部褥疮引起者多为葡萄球菌、大肠杆菌、铜绿假单胞菌及奇异变形杆菌等多种细菌引起的混合感染，在人工关节置换或其他异常存留引起的慢性骨髓炎者，其致病菌多为阴性凝固酶葡萄球菌。近年来，真菌引起的感染也屡有报道。

（2）病理：从急性化脓性骨髓炎到慢性化脓性骨髓炎是一个逐渐发展的过程。如在急性期未能得到及时适当的治疗，形成死骨，虽脓液穿破皮肤后得以引流，急性炎症逐渐消退，但因死骨未能排出，其周围骨质增生，成为无效腔。有时大片死骨不易被吸收，骨膜下新骨不断形成，可将大片死骨包裹起来，形成死骨外包壳，包壳常被脓液侵蚀，形成瘘孔，经常有脓性分泌物自窦道流出。

慢性骨髓炎病灶死腔内含炎性肉芽组织和脓液。无效腔、死骨及附近瘢痕组织等病灶内，由于缺乏血液供应，局部药物的血药浓度低，无法清除病菌导致病菌残留。窦道常时愈时发，因脓液得不到引流，死骨、弹片等异物存在，或因患者抵抗力降低，即出现急性炎症症状。待脓液重新穿破流出，炎症渐趋消退，伤口可暂时愈合。如是反复发作，成为慢性化脓性骨髓炎。骨质常增生硬化，周围软组织有致密瘢痕增生，皮肤不健康，常有色素沉着。

（二）临床表现与诊断

1. 病史

多有急性化脓性骨髓炎、开放性骨折、手术史或战伤史。

2. 症状与体征

炎症静止期可无全身症状，长期多次发作使得骨失去原有的形态，肢体增粗及变形。皮肤菲薄、色泽暗，有多处瘢痕，稍有破损即引起经久不愈的溃疡；或有窦道，长期不愈合，窦道周围皮肤常有色素沉着，窦道口有肉芽组织增生。有时有小块死骨片自窦道排出。急性感染发作时，局部红肿、疼痛、流脓，可伴有恶寒、发热等全身症状，急性发作约数月、数年一次，反复发作；常由于体质不好或身体抵抗力低下情况下可以诱发。

3. 影像学检查

X线片见受累骨失去原有外形，骨干增粗，骨质增生、增厚、硬化，骨腔不规则、变窄或消失，有大小不等的死骨，如是火器伤偶可见金属异物存留。死骨致密，周围可见一透亮带，为肉芽组织或脓液将死骨与正常组织分离所致，此为慢性骨髓炎特征，死骨外包壳常被脓液侵蚀形成瘘孔。CT片可以显示出脓腔与小型死骨。部分病例行窦道造影可以充分显示窦道和脓腔。

4. 并发症

（1）关节强直：病变侵犯邻近关节，关节软骨被破坏，使关节呈纤维性或骨性强直，或因长期制动固定所致。

（2）屈曲畸形：多因急性期患肢未做制动牵引，软组织瘢痕挛缩所致。

（3）患肢增长或短缩：多见于儿童患者，因炎性刺激骨骺，或骺板破坏，导致过度生长或生长障碍。

（4）关节内外畸形：多为儿童患者因骨骺或骺板受累致使发育不对称所致。

（5）病理性骨折或脱位：感染造成骨质破坏可致骨折，慢性骨髓炎的受累骨质虽粗大但脆弱，易发生骨折，局部肌肉牵拉又可导致脱位。

（6）癌变：窦口皮肤长期不愈，反复的炎性刺激可致癌变，常为鳞状上皮癌。

5. 鉴别诊断

（1）硬化性成骨肉瘤：一般无感染史，X线片示恶性膨胀性生长、骨质硬化并可见放射状骨膜反应，病变可穿破骨皮质进入软组织内。

（2）骨样骨瘤：以持续性疼痛为临床特点的良性骨肿瘤。位于骨干者，皮质上可见致密阴影，整段骨干变粗、致密，其间有小的透亮区，即"瘤巢"1 cm左右，肿瘤可见小死骨，周围呈葱皮样骨膜反应。位于骨松质者，也有小透亮区，周围仅少许致密影，无经久不愈的窦道。病理检查有助于鉴别。

（3）骨结核：发病渐进，可有结核中毒症状，X线片示以骨质破坏为主。一般不易混淆，结合病史、病程、症状体征及X线片等可以鉴别。但当慢性骨髓炎和骨结核合并混合感染时，两者均有经久不愈的窦道，X线片均可见死骨和骨质增生硬化，不易区分，有时须靠细菌学和病理学检查加以鉴别。

（三）治疗

慢性骨髓炎的治疗原则是尽可能彻底清除病灶，摘除死骨，清除增生的瘢痕和肉芽组织，消灭无效腔，改善局部血液循环，为愈合创造条件。由于此期患者体质多虚弱，病变部位病理复杂、血供不畅，单用药物不能奏效，必须采用中西医结合、内外同治、手术和药物相结合的综合疗法。

1. 西药治疗

根据细菌培养及药物敏感试验，选择大剂量的有效抗生素，进行为期6～12周的治疗。并配合全身的营养支持治疗，予高蛋白、高营养、高维生素饮食等，必要时输血。

2. 辨证论治

慢性化脓性骨髓炎的辨证治疗，分为急性发作期和非急性发作期。

（1）急性发作期：治宜清热解毒，托里排脓。方选透脓散合五味消毒饮加减，或用托里金银地丁散等。严重者参照"急性化脓性骨髓炎"辨证用药，随症化裁。

（2）非急性发作期：扶正托毒，益气化瘀。方选神功内托散加减，可配服醒脑消丸、小金片，菊花汤等。正气亏虚、气血两亏者，宜用十全大补汤、八珍汤、人参养荣汤加减。

3. 外治法

急性期选用黄金膏、玉露膏、双柏散、拔毒消疽散或蒲公英、紫花地丁、犁头草、野菊花等外敷清热解毒；非急性期成脓期选用可用冰黄液冲洗，对外有窦道内有死骨难出者可选用八二丹、七三丹、五五丹等药捻插入疮口，以腐蚀窦道疮口排除死骨和脓腐，脓尽后改用生肌散。

4. 手术治疗

（1）手术指征：凡有死骨、无效腔、窦道流脓，且有充分新骨形成包壳，可替代原有骨干而支持肢体者，均应手术治疗。术前、术后、术中应给予足量有效的抗生素。术前改善全身情况，如予高蛋白饮食、输血等，增强抵抗力。

（2）手术禁忌证：①慢性骨髓炎急性发作期不宜做病灶清除术，应以抗生素治疗为主，积脓时宜切开引流。②大块死骨形成而包壳尚未充分生成者，过早取掉大块死骨会造成长段骨缺损，该类病例不宜手术取出死骨，须待包壳生成后再手术。但近来已有在感染环境下植骨成功的报告，因此可视为相对禁忌证。

（3）手术方法：①病灶清除术：即碟形凿骨术，切除窦道，摘除死骨，清除肉芽组织、坏死组织及瘢痕组织，然后用骨凿凿除骨腔边缘部分骨质，使骨腔呈碟形。应注意不可去除过多骨质，防止骨折发生。如行病灶清除术后骨腔较大，可将附近的肌肉做带蒂肌瓣填充术或滴注引流法以消灭无效腔。②骨移植术：对于骨缺损较大的慢性骨髓炎患者可根据骨缺损的情况，选用开放性网状骨移植或带血管的游离骨移植术填充缺损，术后可行闭式持续冲洗或植入用庆大霉素骨水泥珠链，进行局部抗生素治疗，以消灭骨无效腔。③病灶切除术：病骨部分切除，不影响功能者，可局部切除。如腓骨中上段、髂骨、肋骨、股骨大粗隆、桡骨头、尺骨下端和肩胛骨等部位的骨髓炎。④截肢术：指征为，病程较长的慢性骨髓炎患者，受累骨质广泛，肢体严重畸形，患肢废用，功能完全丧失或周围皮肤有恶变性。应用极少，要严格把握指征。

三、慢性化脓性骨髓炎的特殊类型

（一）慢性局限性骨脓肿

慢性局限性骨脓肿是指一种侵犯长骨端松质骨的孤立性骨髓炎。多见于儿童和青年，胫骨上端和下端、股骨、肱骨和桡骨下端为好发部位。本病属于中医"附骨疽"和"骨痈疽"范畴。

1. 病因病理

一般认为是低毒性的细菌感染所致，或因身体对病菌抵抗力强而使化脓性骨髓炎局限于骨髓的一部分。致病菌常为金黄色葡萄球菌、柠檬色葡萄球菌、白色葡萄球菌。脓肿的内容物，初期为脓液或炎性液体，中期脓液逐渐为肉芽组织代替，后期肉芽组织周围因胶原化而形成纤维囊壁。

2. 临床表现与诊断

（1）病史：患者可能有肢体干骺端急性炎症发病史。

（2）症状与体征：病程往往迁徙性，持续数年之久。患肢轻度肿胀、疼痛、时轻时重，可有压痛、叩痛，症状可反复发作，长期存在。当劳累或轻微外伤后，可引起急性发作，疼痛加剧，肿胀加重及皮温升高，并可累及邻近关节。罕见有皮肤发红，使用抗生素后炎症表现迅速消退。

（3）实验室检查：血象可见白细胞计数增高和中性粒细胞核左移。脓液细菌培养常为阴性。

（4）影像学检查：X线片可见长骨干骺端或骨干皮质显示圆形或椭圆形低密度骨质破坏区，边缘较整齐，周围密度增高为骨质硬化反应，硬化带与正常骨质明显分界。

本病需与干骺端结核相鉴别，结核发于干骺端时，破坏广泛，周围边缘不整齐，密度不增高，骨破坏腔内可见死骨，并易侵犯关节，而本病多不破坏关节。

3. 治疗

偶发时采用中西医结合治疗，中药内外同治，配合抗生素抗炎；急性发作时常需手术治疗。

（1）抗感染治疗：确诊后使用广谱抗生素。

（2）辨证论治：本病以关节红肿疼痛为主要表现。治宜清热解毒，活血通络，扶正祛邪。方选五味消毒饮加减。

（3）外治法：用拔毒消疽散或四黄散外敷。

（4）手术治疗：手术时间为在两次急性发作的间歇期。术前术后都需要使用抗生素。手术方法为凿开脓肿腔，清除脓肿，彻底刮除腔壁肉芽组织，缝合伤口，必要时根据病情、部位配合滴注引流。

（二）硬化性骨髓炎

硬化性骨髓炎，又称加利骨髓炎，是一种由低毒性感染引起，以骨质硬化为主要特征的慢性骨髓炎。本病多发于长骨的骨干，如胫骨、股骨、腓骨、尺骨等部位，尤以胫骨为好发部位。本病属于中医"附骨疽"和"骨痈疽"范畴。

1. 病因病理

（1）病因：病因尚未完全明确。一般认为是骨组织的低毒性感染，有强烈的成骨反应，产生弥漫性骨质硬化；亦有认为系骨组织内有多个小脓肿，骨内张力很高，因此患者常因病变部位酸胀疼痛而就诊。

（2）病理：本病的主要病理变化过程以骨质硬化改变为主，髓腔变窄甚至消失，没有骨或骨髓化脓、坏死，无死骨形成。在病灶内亦不易发现致病菌。

2. 临床表现与诊断

（1）病史：患者可能有损伤病史。

（2）症状与体征：慢性骨髓炎起病多为慢性过程，患处酸胀、疼痛，时轻时重，多有夜间疼痛加重。局部肿胀不明显，多无红肿、发热，症状可反复，劳累或久站、行走多时，疼痛加重。

（3）实验室检查：病灶中细菌培养一般为阴性。白细胞计数可有改变，血沉可有加快。

（4）影像学检查：X线片可见局限或广泛的骨质增生硬化现象。骨皮质增厚，髓腔狭窄甚至消失，病骨密度增高，常呈梭形。在骨质硬化区内一般无透明的骨破坏，病程长的病例中，可见小而不规则的骨质破坏区。多无软组织肿胀。

本病需与硬化性骨肉瘤、尤文肉瘤、畸形性骨炎、骨梅毒等相鉴别。

3. 治疗

采用中西医结合的方法，内外同治，中药辨证施治，并配合抗生素抗感染治疗，缓解急性发作所致的疼痛。对于部分病例，非手术治疗难以奏效者。需手术治疗。

（1）抗感染治疗：确诊后使用广谱抗生素。

（2）辨证论治：①症见骨质增厚硬化，局部疼痛，无红热，治宜解毒散结，活血通络。方选仙方活命饮合醒消丸加减。②病程长，硬化区有骨质破坏，局部阵痛、压痛，并有微热、微红。治宜清热脱毒，活血通络。方选五味消毒饮合透脓散，配醒消丸加减。

（3）外治法：用拔毒消疽散局部外敷，并可用阳和解凝膏掺蟾蜍丸沫外敷于硬肿处。发作期可行局部制动。破溃流脓者，按外科换药。

（4）手术治疗：非手术治疗无效者可行手术治疗，凿开骨皮质，切除增生硬化的骨组织，并清除肉芽组织或脓液，贯通闭合的骨髓腔，以解除髓腔内张力，缓解疼痛。

第三节 外伤性骨关节感染

外伤性骨关节感染是创伤（如开放性骨折）后的严重并发症，由创伤或创伤治疗后感染所引起的微生物进入骨组织及关节腔，在创伤组织中增殖并产生骨感染，通常由多种微生物引起。这类感染很多，如急性化脓性骨髓炎、急性化脓性关节炎等。骨折断端浸泡在脓液中，骨膜和骨组织坏死，骨修复停止，死骨更易形成，因此感染情况下骨折不能愈合。而关节软骨在脓液中浸泡，关节软骨破坏，关节功能下降，致使发生畸形、强直、坏死。该病辽延反复，若治疗不当，转化为慢性骨与关节感染者也很常见，是临床治疗的一大难题。

一、影像学检查目的与方案

（一）影像学检查目的

（1）支持或证实临床诊断。

（2）明确病变的范围、程度，引导穿刺、引流，帮助确定治疗方案。

（3）术前、术后评估。

（4）病变愈合转归的判断，随访。

（二）影像学检查方案

X线平片基本可显示骨关节感染的相关病理特征，并良好显示外伤后骨折和关节异常，在相关病史支持下可做出诊断。CT、MRI尤其是后者对感染具有很高的敏感性，可进一步显示骨、关节及软组织感染范围、程度，亦可满意显示软组织损伤、肌腱血管、神经损伤、皮肤及骨骼缺损等，对诊断和指导治疗有很大的意义。

二、影像诊断

急性感染患者平片常无骨异常发现，但可以看到关节肿胀及软组织内气体。病变迁延致骨折不愈合时可见骨折不连续，骨痂形成少，骨断端硬化，髓腔闭塞，畸形等。其余征象可参见本节相关疾病中的描述。

三、治疗原则

积极治疗原发病，采用全身支持、抗生素使用及局部治疗的综合疗法。

四、治疗方案

（1）在全身支持疗法的基础上，根据细菌培养药敏试验结果选择有效抗生素，足量、联合使用。局部治疗主要包括穿刺冲洗，切开排脓引流灌洗术。

（2）对于有大面积的内固定物、骨外露的情况，应在积极控制炎症的同时，使用局部转移皮瓣或其他显微技术关闭创面，以免发生炎症难以控制及骨坏死等情况。

（3）如内固定不稳定或应力遮挡明显，有骨溶解吸收现象或倾向时，应行病灶清除术，同时更换固定方式。骨缺损者，在病灶清除彻底时，可考虑一期植入自体骨。

（4）对于骨与关节真菌感染按真菌深部感染予以治疗，但一般难以治愈。

五、预后与随访

如能早期诊断、正确的治疗，预后一般良好，但常遗留部分功能障碍。骨与关节真菌感染的预后不良。随访时应定期复查X线平片，必要时复查CT，了解骨关节病灶愈合修复情况。

第四节　痛风性关节炎

痛风是由遗传性或获得性病因所致嘌呤代谢障碍，血尿酸增高伴组织损伤的疾病，即尿酸盐沉积在关节囊、滑囊、软骨、骨质、肾脏、皮下及其他组织中引起相应的病损及炎性反应。欧美国家较我国更为多见，然而，80%的高尿酸血症者可终生无症状，仅少部分可发展为临床痛风。所以，高血尿酸仅是痛风的一个标志，不能和痛风等同。痛风特点是：高尿酸血症，急、慢性关节炎，痛风石，痛风肾和肾结石，上述表现可单独或联合形式出现。

"痛风"一症，中医经典中曾做了较详细的记载。《丹溪心法·痛风》描述痛风的症状为"四肢百节走痛是也"，还指出"他方谓之白虎所针风症"。《类证治裁·痛风》则说痛风是"寒湿郁痹阴分，久则化热攻痛"。《张氏医通·痛风》则提出："肥人肢节疼，多是风湿痰饮流注"的见解。《医学入门·痛风》认为痛风多由"血气虚劳不营养关节腠理"，同时描述了痛风后期"痛入骨髓、不移其处"临床表现。从这些典籍对"痛风"所下的定义及其对病因、临床表现的描述来看，传统的"痛风"包括了痛风性关节炎及其他一些疼痛性关节疾患。

一、病因病机

痛风的直接原因是高尿酸血症。而体温37℃，pH7.4时血中尿酸以尿酸钠离子形式存在，故高尿酸血症实质上是高尿酸钠血症。生理状态下，男性尿酸钠的饱和度为0.42 mmol/L，女性0.35 mmol/L，超过此值将因过饱和而析出结晶。痛风的关节病变，痛风石及痛风肾等大多数临床表现均关系尿酸钠结晶沉积相应组织所引起。单纯由尿酸结晶本身引起的仅占少数，主要见于尿酸性肾结石和急性梗阻性肾病。

高尿酸血症和痛风均可分为原发性和继发性两种，其成因不外乎尿酸产生过多和肾脏排泄减少或两者兼而有之。但两者在成因的具体环节、临床特点及处理原则等方面颇有不同，宜加以区分。

（一）原发性

病因不明，有以下两种情况。

1. 特发性

特发性占原发性痛风的99%，多见于40岁以上男性或绝经期妇女，部分有家族史，属常染色体多基因遗传，而无肾脏病史和无特异酶缺陷，其高尿酸血症的确切机制尚待阐明。

2. 特异性酶缺陷

此型痛风极为少见，起病年龄较早，属X伴性遗传，遗传缺陷比较明确，主要为嘌呤合成途径中的有关酶的缺乏而致嘌呤生成增多，血中尿酸累积而致病风，常伴有高尿酸血症。

（二）继发性

继发于其他疾痛，包括遗传性疾病（如糖原积累病Ⅰ型、Lesch-Nyhan综合征）、获得性疾病（如血液病、肾脏疾病）或药物（利尿剂、水杨酸制剂、化疗药），病因多较明确。

二、临床表现与诊断

原发性痛风好发于40~50岁的男性，少部分酶缺陷者，年龄可较轻。痛风分为无症状、急性、间隙和慢性四期。

（一）无症状期

不少患者在关节和肾脏症状出现之前，有长达数年至十余年的无症状高尿酸血症期。据估计这些患者中只有1/3的人以后出现关节症状。

（二）急性关节炎期

起病急骤，大多突然发作，其特点为：午夜起病，下肢不对称的单关节炎，半数以第1趾趾关节为首发关节，90%病例在病程中有跖趾关节炎发作史，受累的关节依次有足背、踝、足跟、膝、腕、掌指关节等，罕见于骶髂、脊柱、髋和肩关节。局部疼痛剧烈，难以忍受，活动受限，皮肤暗红，皮温升高，酷似细菌性蜂窝组织炎或急性淋巴管炎。全身症状包括发热，白细胞增高和血沉增快。初次发作，轻者数小时或1~2d内可自行缓解，重者持续数日或数周。有时炎症消退后，局部皮肤暗红、皱褶、脱皮、脱屑伴轻度瘙痒，此为痛风特有的症状。部分痛风发作可有如下诱因：吃高嘌呤食物或饮酒、受冷、劳累、创伤或精神刺激等。

（三）间歇期

间歇期最初常为数月或数年，以后发作次数逐渐增多，间歇期逐渐缩短，受累关节数增多，间歇期间延长，受累关节在间歇期也不再全无症状，最后发展为慢性关节炎。

（四）慢性关节炎期

痛风患者从急性转为慢性的只占50%以下。从首次发作到慢性关节炎的出现需要3~42年，平均11.7年。此时关节炎发作已不明显，多数受累关节发生僵硬和畸形，关节功能多严重受限。

痛风晚期20%~50%的患者可见痛风石，直径从1 mm到数厘米，其形成与血尿酸的高低·病程及治疗效果密切相关。血尿酸高于0.66 mmol/L、病程10年以上、未用药物治疗者几乎100%可形成痛风石。一般认为，痛风石是尿酸钠沉积组织所致。痛风石的好发部位为耳郭，其次为尺骨鹰嘴、跖趾、髌韧带、胫骨结节、手指等血液循环比较迟缓的终端部位，偶尔亦见于眼睑、鼻软骨、阴茎海绵体、包皮、主动脉、心肌、左房室瓣、声带等处，巨大的痛风石的局部皮肤变薄，发红，呈橘皮色，甚至破溃，流出白色晶体液体，如做旋光显微镜检查内容物可发现尿酸钠针形结晶，这是痛风确诊的有力依据。

痛风的1/3患者可发生肾间质炎症和血管损害，14%患者发生尿路结石，17%~25%患者可死于尿毒症。

继发性痛风也经历上述四个阶段，继发于血液病和糖原储存病的间歇期常较短。

实验室检查：发作期间白细胞增多，血沉增快。晚期尿中常有蛋白质和其他改变，血中非蛋白氮可能升高。血尿酸测定：男性 > 0.416 mmol/L，女性 > 0.357 mmol/L 具有诊断价值。但是有2%~3%患者呈典型痛风发作而血尿酸低于上述水平；间歇期或慢性期血尿酸可正常；血尿酸与临床症状严重程度不一定平行应引起注意。血尿酸测定：正常男性给予无嘌呤饮食后。24 h 血尿酸总量不超过3.5 mmol/L（600 mg），若 > 4.5 mmol/d，常提示尿酸产生过多。血尿酸测定意义在于有利于痛风分类，因为90%原

发痛风血尿酸 < 3.54 mmol/d，而大于 4.5 mmol/d 多见于非肾源性继发性痛风；尚有助于临床用药，尿酸排泄少者宜用排尿酸药，而尿酸排泄多者不宜用排尿酸药，而需用抑制尿酸生成药。关节穿刺和痛风石内容物在旋光显微镜可发现白细胞内或外有双折光细针状尿酸钠结晶，普通光镜检出率低，仅半数。这是提高痛风诊断与鉴别诊断水平的关键性检查。

X 线检查：早期 X 线片仅见软组织肿胀。以后可见局部骨质疏松、腐蚀或骨皮质断裂。再后则关节附近的骨质出现穿凿样破坏，骨破坏的位置与类风湿性关节炎（RA）不同，在 RA 骨边缘性质增生。尿酸盐沉积多的骨质广泛破坏，骨皮质膨胀，局部软组织隆起。痛风石发生钙化的可见钙化阴影。

三、鉴别诊断

（1）类风湿关节炎：多见于女性，好发与手足近端小关节，对称性梭形肿胀，晨僵明显，类风湿因子（RF）阳性，血尿酸不高，X 线摄片与痛风的骨质缺损也完全不同。

（2）银屑病关节炎：多见于男性，也呈非对称性远端指趾关节炎，且有 1/5 患者血尿酸可升高与痛风颇为相似，但多数患者发生于银屑病之后，关节症状随皮损好转而减轻，X 线片特征为骨质吸收缩短如刀削状与痛风不同可以鉴别。

（3）假性痛风：与痛风在临床表现方面颇为相似，但假性痛风发病年龄较大（60 岁以上），以膝关节多见，关节滑液含焦磷酸结晶或磷灰石，X 线片为软骨钙化，且血尿酸不高。

急性期还应与风湿性关节炎、化脓性关节炎、外伤性关节炎及丹毒、淋巴管炎等鉴别。

四、治疗

治疗目的：①终止急性发作，预防复发。②纠正高尿酸血症。③预防肾结石和肾受损。④治疗伴发病。

（一）内治法

1. 中药治疗

（1）湿热下注型：症见关节红肿疼痛，灼热拒按，或两足痿软无力，关节屈伸受限，小便短黄，大便干结，舌红，苔黄而腻，脉弦数。治以清热利湿，舒筋通络。方用四妙丸合五味消毒饮加减。

（2）寒湿痹阻型：症见关节疼痛，足胫肿重无力，麻木冷痛，畏寒肢末不温，遇寒则剧，得热则舒，伴恶寒发热、胸闷泛恶，舌淡苔白，脉沉细。治以散寒除湿，行气通痹。方用鸡鸣散加桂枝、防风、附子、肉桂。

（3）瘀血阻滞型：症见关节疼痛固定不移，呈针刺样或刀割样，局部紫暗，压痛固定且明显，或能及瘢结硬块，关节僵硬，舌紫，脉弦涩。治以活血化瘀理气通络。方用桃红四物汤加制乳香、制没药、丹参、田七、甲珠、地龙。

2. 西药治疗

将抗痛风药划分为两大类 6 小组。一类为痛风炎症干扰药包括秋水仙碱；非甾体抗炎药包括吲哚美辛、布宗、羟布宗、布洛芬、吡罗昔康等；糖皮质激素类，一类为降尿酸药，包括排尿酸药如丙磺舒、磺吡酮、苯溴马隆，抑制尿酸生成药如别嘌醇；双重作用药，对无症状高尿酸血症期的控制饮食和避免诱发因素为主，同时积极治疗伴发病如肥胖、高血压、糖尿病等。但如血尿酸 > 0.54 mmol/l。或血尿酸持续 > 5.9 mmol/d 而可能出现尿酸性肾结石者应考虑药物治疗。急性期处理原则为尽早予以痛风炎症干扰药而达到终止发作，解除痛苦，待急性炎症缓解后辅以降尿酸药以期预防复发。但必须注意本期不宜单独应用降尿酸药，否则会引起所谓转移性痛风发作，加重病情，延长发作进程。

（二）外治法

可用针灸疗法和物理疗法，在痛区周围取穴及循经取穴。耳针取压痛点。

（三）手术治疗

慢性期患者，除采用药物治疗措施外，如局部痛风石巨大，影响功能或破溃经久不愈，可手术刮除痛风石。

五、护理与调摄

高血尿酸症虽非痛风的直接作用,但它的存在可引起痛风复发。所以,设法减少体内尿酸的产生、堆积和促进尿酸的排泄为预防痛风发作的中心环节。具体措施如下。

(1)节制饮食:禁食富含嘌呤和核酸的食物如肝、脑、肾、鱼子、蟹黄、豆类等,鼓励多饮水、多食碱性食物如蔬菜、柑橘、西瓜、冬瓜及牛奶等,酌情服用碱性药物。

(2)急性期应卧床休息,局部固定冷敷,24 h后可热敷。

(3)有痛风家族史的男性应经常检查血尿酸,如有可疑,即给予预防性治疗。

(4)肥胖患者应控制饮食,适当减轻体重。

六、转归与预后

本病患者的预后并无一定规律,多数患者并不因痛风而缩短寿命,而少数患者可因并发症而死亡,一般来说年龄较轻的患者预后欠佳。

第十章 皮肤感染性疾病

第一节 麻疹

一、概述

麻疹（measles）是麻疹病毒引起的急性呼吸道传染病。临床以发热、咳嗽、流涕、眼结膜充血、皮肤出现丘疹及口腔黏膜 Koplik's 斑为其特征。

1. 病原体简介

麻疹病毒属于副黏病毒科，直径 100～150 nm。病毒核心为 RNA 病毒和三种核衣壳蛋白（L、P、N 蛋白）组成的核壳体，外层为脂质双层包膜，表面有细小糖蛋白突起。外膜中的蛋白成分主要有膜蛋白（M）、血凝素（H）和融合蛋白（F）。麻疹病毒只有一个血清型。分离麻疹病毒的最好方法是组织培养。

麻疹病毒在外界生活力不强，对阳光及一般消毒剂很敏感。紫外线能快速灭活病毒。随飞沫排出的病毒在室内可存活 3～4 h，但流通的空气中或阳光下半小时即失去活力。病毒耐寒、耐干燥，-15～-17℃可保存数月至数年。

2. 流行特征

麻疹患者是唯一的传染源，发病前 2 d 至出疹后 5 d 具有传染性，眼结膜分泌物、鼻、口咽及气管分泌物中都有病毒。恢复期不带病毒。麻疹病毒主要通过飞沫传播，有衣物、玩具等间接传播者很少。大多在冬春季发病，但全年均可有病例发生。人群普遍易感，易感者接触后 90% 以上发病。病后有持久免疫力。发病年龄以 6 个月至 5 岁小儿发病率最高。近年，因长期疫苗免疫的结果，麻疹流行强度减弱，平均发病年龄后移。流动人口或免疫空白点造成城镇局部易感人群累积，导致局部或点状麻疹暴发流行。2005 年，上海地区 1 月至 6 月儿童麻疹发病数明显高于往年，发病者绝大部分未接种过麻疹疫苗，其中外来儿童占 60.6%，高发年龄为小于 9 月龄婴儿，占 59.8%。

婴儿可从胎盘得到母亲抗体，生后 4～6 月内有被动免疫力，以后逐渐消失；虽然绝大部分婴儿在 9 个月时血内的母亲抗体已经测不出，但有些小儿仍可持续存在，甚至长达 15 个月，会影响疫苗接种。易感母亲所生的婴儿对麻疹无免疫力，可在分娩前、后得病。

3. 临床特点

（1）潜伏期：6～18 d，平均约 10 d。曾接受被动或者主动免疫者可延至 3～4 周。

（2）前驱期：主要表现为：①发热，一般逐渐升高，小儿可骤发高热伴惊厥。②上呼吸道分泌性症状，咳嗽、喷嚏、流涕、咽部充血等。③眼结膜充血、畏光、流泪、眼睑水肿。④Koplik 斑，具有早期诊断价值，可见于 90% 以上患者，发生在病程 2～3 d，出现双侧近第一白齿颊黏膜上，0.5～1 mm 针尖大小白点，周有红晕，逐步增多融合，2～3 d 内消失。

（3）出疹期：于发热第 3～4 d 开始出现皮疹，持续 3～5 d。开始于耳后、发际、逐渐累积额、面、颈，自上而下蔓延至胸、背、腹及四肢，最后至手掌和足底，2～5 d 出齐。皮疹为淡红色斑丘疹，大小不等，压之褪色，开始时稀疏、色淡，随后逐渐融合成暗红色，少数可呈出血性，疹间皮肤正常。出疹高峰时全身毒血症状加重，高热达40℃，所谓"疹出热盛"。可伴有嗜睡，重者谵妄、抽搐、咳嗽频繁。全身浅表淋巴结及肝脾可轻度肿大。并持续几周。肠系膜淋巴结肿大可引起腹痛、腹泻及呕吐。阑尾黏膜的麻疹病变可引起阑尾炎症状。肺部可有湿性啰音，X线胸片可有轻重不等的弥漫性肺部浸润改变或肺纹理增多。

（4）恢复期：出疹3～5d后发热开始减退，全身症状明显减退，皮疹按出疹先后顺序消退，有浅褐色色素斑遗留，伴糠麸样脱屑，历时1～2周。

无并发症者，病程10～14d。成人麻疹较小儿重，但并发症较少。

其他非典型类型的临床类型有：轻型麻疹、重型麻疹（中毒性麻疹和休克型麻疹）、无疹型麻疹、异型麻疹等。

（5）轻型麻疹：多见于在潜伏期接受过丙种球蛋白者，或月龄＜8个月的体内尚有母体抗体的婴儿。发热低，上呼吸道症状较轻，麻疹黏膜斑不明显，皮疹稀疏，病程约1周，无并发症。

（6）重型麻疹：发热高达40℃以上，中毒症状重，伴惊厥，昏迷。皮疹融合呈紫蓝色者，常有黏膜出血，如鼻出血、呕血、咯血、血尿、血小板计数减少等，称为黑麻疹，可能是弥散性血管内凝血（DIC）的一种形式；若皮疹少，色暗淡，常为循环不良的表现。此型患儿死亡率高。

（7）无疹型麻疹：注射过麻疹减毒活疫苗者可无典型麻疹黏膜斑和皮疹，甚至整个病程中无皮疹出现。此型诊断不易，只有依赖前驱期症状和血清中麻疹抗体滴度增高才能诊断。

（8）异型麻疹：为接种灭活疫苗后引起。表现为高热、头痛、肌痛，无口腔黏膜斑；皮疹从四肢远端开始延及躯干、面部，呈多形性；常伴水肿及肺炎。国内不用麻疹灭活疫苗，故此型少见。

（9）成人麻疹：由于麻疹疫苗的应用，成人麻疹发病率逐渐增加，与儿童麻疹不同处为：肝损发生率高；胃肠道症状多见，如恶心、呕吐、腹泻腹痛；骨骼肌痛，包括关节和背部痛；麻疹黏膜斑存在时间长，可达7d，眼部疼痛多见，但畏光少见。

4. 一般实验室检查特点

（1）血象：表现为白细胞计数总数减低，淋巴细胞相对增高。

（2）病原学检查：前驱期或出疹初期患者眼、鼻分泌物，血和尿接种原代人胚肾或羊膜细胞，分离麻疹病毒；上述标本涂片查多核巨细胞内外包涵体中的麻疹病毒颗粒；间接免疫荧光法检测涂片中细胞内麻疹病毒抗原；核酸杂交法测定细胞内麻疹病毒RNA。

（3）血清学检测：病程早期及恢复期双份标本特异性抗体效价4倍以上增高。出疹后3天IgM抗体多阳性，2周时达高峰，约7.9%成人麻疹IgM抗体始终阴性。

5. 诊断要点

有麻疹患者接触史，出现急起发热，伴上呼吸道分泌症状，眼结膜充血畏光，早期口腔Koplik斑可以诊断。出现典型皮疹和退疹等表现后可以确诊。非典型患者可通过分离病毒、测定抗原或特异性抗体来诊断。

二、治疗原则和目标

1. 治疗原则

予对症支持治疗，加强护理，防治并发症。

2. 治疗目标

大多数为自限性经过，但可出现并发症。如支气管肺炎、心肌炎、喉炎、脑炎及亚急性硬化性全脑炎，重者可以致死。麻疹的治疗目标是减轻患者病情和促进患者恢复。

三、常规治疗方案

1. 一般治疗

卧床休息，保持眼、鼻、口腔清洁，多饮水，给予易消化及营养丰富饮食。做好消毒隔离工作。需隔离至出疹后5d，伴呼吸道并发症者延长至出疹后10d。对接触麻疹的易感者隔离检疫3周，曾接受被动免疫者延长至 4 周。补充维生素 A 能降低病死率，尤其是对于婴幼儿。世界卫生组织推荐，缺乏维生素 A 的地区的麻疹患儿应补充维生素 A，年龄 < 1 岁者每天 10 万 U，年长儿 20 万 U，共 2 d，有维生素缺乏眼症状者，1~4 周后应重复补充。

2. 对症治疗

高热酌情使用小剂量退热剂，注意避免急骤退热致虚脱。咳嗽予祛痰止咳药物。烦躁可适当给予苯巴比妥等镇静剂。继发感染可使用抗生素。体弱病重患儿可早期予丙种球蛋白肌注。

中药在前驱期以辛凉解表为主，可用宣毒发表汤或升麻葛根汤加减，以辛凉透表，驱邪外出，外用透疹药（生麻黄、芫荽子、西河柳、紫浮萍各 15 g）放入布袋中煮沸后在床旁蒸熏，或稍凉后以药汁擦面部、四肢，以助出疹。出疹期宜清热解毒透疹，用清热透表汤，重病用三黄石膏汤或犀角地黄汤。虚弱肢冷者用人参败毒饮或补中益氯汤。恢复期宜养阴清热，可用消参麦冬汤或竹叶石膏汤出疹期以清热解毒为主。

3. 抗病毒治疗

抗病毒治疗不作为常规，在重症患者或有免疫缺陷的患者可酌情使用。

四、并发症治疗方案

1. 支气管肺炎

支气管肺炎常发生在出疹期 1 周内，多见于年龄 < 5 岁小儿，占麻疹患儿死因的 90% 以上。2005 年上海地区 1 月至 6 月儿童麻疹资料显示，肺炎仍是婴儿麻疹的常见并发症，占 54.4%。主要为继发性感染，常见病原体有金黄色葡萄球菌、肺炎球菌、流感杆菌、腺病毒等。通常选用青霉素，每天 3 万~5 万 U/kg，肌注或静脉滴注，再根据痰培养药敏选用敏感抗生素。高热中毒症状严重可予氢化可的松。每天 5~10 mg/kg，2~3 d 后停用。

2. 心肌炎

多见于年龄 < 2 岁重型麻疹或者并发肺炎和营养不良的小儿。有心衰者，及早静注毒毛花苷 K 或毛花苷 C（西地兰）。重症者肾上腺皮质激素保护心肌。有循环衰竭者按照休克处理，注意补液量和电解质平衡。

3. 脑炎

麻疹脑炎多发生于出疹后 2~6 d，也可发生于出疹后 3 周内，临床表现与其他病毒性脑炎相似。处理参照流行性乙型脑炎。重点在于对症治疗（如吸氧、止痉、降低颅内压、保护脑细胞等）。高热者降温，惊厥者使用止惊药，使用脱水剂，防止脑疝、中枢性呼吸衰竭发生昏迷者加强护理。亚急性硬化性全脑炎是麻疹病毒所致远期并发症，主要病理变化为脑组织退行性变，约半数在麻疹后 5~8 年发病。麻疹疫苗和抗病毒药物均无疗效，大剂量激素治疗对少数病例病情缓解可能有一定作用，曾报道异丙肌苷和鞘内注射 α-干扰素能缓解本病，但其效果仍有争议。一般讲，只能作对症治疗。

4. 急性喉炎

2~3 岁小儿多见，极易造成喉梗阻。尽量使患儿安静，稀释痰液，选用抗生素，重症患者使用肾上腺皮质激素如氢化可的松或地塞米松以缓解喉部水肿。出现喉梗阻者及早行气管切开或气管插管。

五、特殊治疗方案

接触了麻疹患者的所有艾滋病毒感染的儿童，应予丙种球蛋白被动免疫。

六、青霉素不良反应的处理

（1）过敏反应：发生率占用药人数的 0.7%~10%，是各种药物过敏反应中的第 1 位，过敏性休克的发生率也最高。过敏反应的发生无一定规律，与剂量无关。可发生于有过敏史、过敏体质或经常接触本品者，也可发生于从未接触本品者。有人开始用药时不过敏，用一阶段后却突然过敏。也可开始时似有轻微过敏，过几天却耐受良好。有人反应严重，即使低微浓度也产生严重反应，甚至休克死亡。

过敏反应的表现有三种：①立即反应：出现在给药 30 min 内，轻者为掌腋或全身发痒、荨麻疹、皮肤发红、咳嗽、喷嚏、呕吐、不安。严重的可有全身反应：突然发热、呕吐、腹泻、严重腹痛；广泛的血管神经性水肿、口、舌、咽喉水肿、呼吸困难、喉痉挛、支气管痉挛；低血压、休克；心律不齐。②快速反应：发生于注射后1～72 h内。可有全身不适、发热、荨麻疹、皮肤潮红、血管性水肿、喉头水肿、哮喘等。③迟发反应：发生于给药72 h以后。有血清病样反应、面及四肢血管性水肿、神经炎、皮肤过敏（从荨麻疹到剥脱性皮炎）、肾炎等表现。

处理：立即皮下或静脉注射0.1%肾上腺素0.5～1 mL。采用针灸疗法，针刺人中、内关等穴位。根据病情，十几分钟后，可再注入0.1%肾上腺素0.3～0.5 mL。有条件者，应作静脉输液，输入5%葡萄糖或葡萄生理盐水，液体中可加氢化可的松100～200 mg，对血压急剧下降者，输液中加入升压药物如间羟胺（阿拉明）或去甲肾上腺素。有条件者可予氧气吸入。使用脱敏药物如注射非那根（异丙嗪）25 mg，以及采用其他方法对症处理。

当现场无输液条件者，可予静脉注射25%葡萄糖60～80 mL，静脉注射升压药物，但推药速度应缓慢，如无静注条件，亦可肌注间羟胺。青霉素过敏的发生虽然来势急骤，但只要处理得当，患者的恢复和预后都较良好，而这些急救措施（主要的如肌注肾上腺素），在农村基层医疗单位也都能采用。如遇严重过敏休克患者，急转送医院，当时不做处理，往往会在途中即出现各种险情。

对于一般的过敏反应，如荨麻疹等，可使用脱敏药物，如苯海拉明，每次口服25 mg，3次/d，或应用氯苯那敏（扑尔敏），每次口服4 mg，3次/d。

预防过敏，主要是用药前，必须了解患者既往有无青霉素过敏史，如有，则决不能使用，如无过敏史，则此次注射应按照规定剂量作皮肤试验（常用的青霉素皮试液每毫升内含药100～1 000 U，用0.1 mg做皮内试验，即皮内注入10～100 U青霉素），20 min后，如局部出现红肿并有伪足，肿块直径＞1 cm时为阳性反应，即不应注射。如阴性，则可予注射。

当注射完毕后，患者不应立即离开，观察十几分钟无反应后再走。连续用后停药，当再需注射时，如中断已达5 d应做试验。

（2）毒性反应：引起中枢神经系统症状，如幻觉、惊厥、昏迷、小便失禁等中枢毒性反应。

（3）凝血功能障碍：出血和凝血时间延长，并引起出血。

（4）电解质紊乱：大剂量应用钠盐有可能发生低血钾、代谢性碱中毒和高钠血症。大剂量静滴钾盐，则可发生高血钾，甚至影响心肌兴奋性，有心脏停搏的危险。

（5）注射部位疼痛，钾盐尤甚。

（6）治疗过程中有时发生二重感染。

七、国内外治疗的最新进展——复方甘草酸苷（SNMC）

是以甘草中的活性物质甘草酸为主要成分，并以0.2%甘草酸苷、0.1% L-半胱氨酸和2%甘氨酸而制成的复方制剂。它具有抗炎、免疫调节及抗病毒作用。

（1）SNMC构象与类固醇相似（人体甘草酸分子结构中D/E环为反式构型，与泼尼松相似），在体内能直接与类固醇激素的靶细胞受体结合，显示类固醇样抗炎抗变态反应的生理作用，抑制肥大细胞脱颗粒，抑制毛细血管通透性的亢进，稳定细胞膜，对组织细胞充血、水肿及血浆外渗的缓解和消退具有良好的效果。

（2）SNMC具有诱生免疫活性较高的γ-干扰素、提高自然杀伤细胞（NK细胞）活性及增强巨噬细胞功能，有助于机体迅速清除麻疹病毒，促进宿主康复。

（3）SNMC还具诱使感染细胞产生一氧化二氮，从而阻断分子通道起到直接抑制麻疹病毒复制的作用。

复方甘草酸苷（SNMC）注射液40～60 mL，加入5%葡萄糖注射液250 mL，静脉滴注，1次/d，疗程为3～6 d。

八、出院后建议

大多数麻疹患者病程为自限性,症状消失,皮疹消退,体温正常3d以上,血象恢复正常,可予治愈出院。有并发症者应待并发症基本治愈,方可出院,出院后须随访复查相关并发症的恢复和治疗情况。

九、预后和随访

麻疹的预后与患者免疫力强弱关系甚为密切。年幼体弱,患营养不良、佝偻病或其他疾病者,特别是细胞免疫功能低下者病情较重,常迁延不愈,易有并发症。单纯典型麻疹或轻型麻疹预后良好,护理不当、治疗不及时也常加重病情,而早期诊断,及早采用自动免疫或被动免疫,有助于减轻病情。

随访建议:随访复查相关并发症的恢复和治疗情况。

第二节 水痘

水痘(varicella, chicken pox)是由水痘带状疱疹病毒(VZV)所引起的急性传染病,以较轻的全身症状和皮肤黏膜上分批出现的斑疹、丘疹、水疱和结痂为特征,本病90%以上发生于10岁以下儿童。热带、亚热带国家成年人患本病的概率较高于气候温和国家。

一、病原学

水痘—带状疱疹病毒属疱疹病毒,为双链的脱氧核糖核酸病毒。该病毒在外界环境中生活力很弱,不耐酸和热,能被乙醚灭活。该病毒在感染的细胞核内增殖,且仅对人有传染性,存在于患者疱疹的疱浆、血液和口腔分泌物中,传染性强,接种于人胚羊膜等组织培养,可产生特异性细胞病变,在细胞核内有嗜酸性包涵体形成。

二、流行病学

1. 传染源

患者是唯一的传染源,自发病前1～2d至皮疹干燥结痂为止,均有传染性。易患者在室内环境持续暴露于水痘后,几乎均可受感染。故水痘常常在幼托机构、小学或者其他儿童集中场所形成流行。同时水痘也是儿科诊室发生医院感染的重要疾病之一。发病者在接触水痘后10～20d出现症状。水痘传染性极强,而带状疱疹患者传染性相对较小。

2. 传播途径

主要通过空气飞沫传播,直接接触水痘疱疹液或其污染的用具也可传播。此外,处于潜伏期的供血者可通过输血传播,孕妇在分娩前4d患水痘可传染给胎儿。

3. 易患性

任何年龄均可感染,婴幼儿和学龄前儿童发病较多,6个月以下的婴儿较少见,但新生儿亦可患病。孕妇患水痘时,胎儿可被感染甚至形成先天性水痘综合征。偶见成人患者。一次患病后,可获得持久免疫,再次得病者极少。

4. 流行季节

本病全年均可发生,以冬、春两季较多,流行的高峰在3月份。

三、发病机制

病毒增殖发生于病毒感染后2～4d的上呼吸道淋巴结管部位,随后在病毒感染的4～6d初次发生病毒血症;第2轮的病毒复制发生于机体的内脏器官,尤其在肝脏和脾脏,随后在病毒感染的14～16d再次发生病毒血症。这第2轮病毒血症的典型表现为病毒播散入毛细管内皮细胞及上皮。VZV感染生发层的细胞,引起胞内和胞间水肿,从而导致出现典型的小水疱。病毒糖蛋白共分5类(gPⅠ、gPⅡ、gPⅢ、gPⅣ和gPV),其中gPⅠ、gPⅡ和gPⅢ抗体具有中和病毒作用。近年对其血清型亚型及其糖蛋白Ⅰ、Ⅱ、Ⅲ抗体有进一步的研究，有助于了解其免疫作用。

四、临床表现

1. 潜伏期

10～24 d，一般为13～17 d。

2. 前驱期

成人于皮疹出现前1～2 d可先有发热、头痛、咽痛、四肢酸痛、恶心、呕吐、腹痛等症状。小儿则无前驱期症状，皮疹和全身症状多同时出现。

3. 发疹期

皮疹先见于躯干、头部，逐渐延及面部，最后达四肢。皮疹分布以躯干为多，面部及四肢较少，呈向心性分布。开始为粉红色针帽大的斑疹，数小时内变为丘疹，再经数小时变为水疱，从斑疹→丘疹→水疱→结痂共4个阶段，短者仅6～8 h，皮疹发展快是本病特征之一。水疱稍呈椭圆形，2～5 mm大小，水疱基部有一圈红晕，疱疹之间皮肤正常，当水疱开始干时红晕亦消退，皮疹往往很痒。水疱初呈清澈水珠状，以后稍浑浊，疱疹壁较薄易破。水痘皮损表浅，按之无坚实感，数日后从水疱中心开始干结，最后成痂，经1～2周脱落。无继发感染者痂脱后不留瘢痕，痂才脱落时留有浅粉色凹陷，而后成为白色。因皮疹分批出现，故在病程中可见各种皮疹同时存在。口腔、咽部或外阴等也常见黏膜疹，早期为红色小丘疹，迅速变为水疱，随之破裂成小溃疡。有时眼结膜、喉部亦有同样皮疹。以上为典型水痘，皮疹不多，全身症状亦轻。重者皮疹密布全身甚至累及内脏（如肺部），全身症状亦重，热度高，热程长。成人水痘常属重型。

4. 不典型水痘少见，可有以下类型：

（1）出血性、进行性（病程长达2周以上）和播散性水痘：主要见于应用糖皮质激素或其他免疫抑制药物治疗的患者，疱疹内有血性渗出，或正常皮肤上有瘀点、瘀斑。

（2）先天性水痘综合征和新生儿水痘：如母亲于产前4 d以内患水痘，新生儿出生后5～10 d时发病者，易形成播散性水痘，甚至因此引起死亡。先天性水痘综合征表现为出生体重低、瘢痕性皮肤病变、肢体萎缩、视神经萎缩、白内障、智力低下等，易患继发性细菌性感染。

（3）大疱性水痘：疱疹融合成为大疱。皮疹处皮肤及皮下组织坏死而形成坏疽型水痘。

（4）原发性水痘性肺炎：患者多系成年人，原发性水痘性肺炎出现于病程第1～6 d，病情轻重不一，轻者无明显症状；重者可有高热、咳嗽、胸痛、咯血、呼吸困难及发绀等。胸部体征不明显，或者有少量干、湿啰音及哮鸣音，X线胸片可见双肺部弥漫性结节阴影，肺门及肺底处较显著。水痘肺炎的病理过程大体上与皮疹同步，常常随皮疹消退好转；也有少数重症水痘性肺炎患者临床症状消失后，X线胸片阴影仍可持续存在2～3个月方能消散。

（5）水痘性脑炎：较少见，患者在出疹后3～8 d出现脑炎的症状，也有少数见于出疹前2周至出疹后3周。一般为5～7岁幼儿，男多于女。临床表现和脑脊液检查特点与其他病毒性脑炎相似。病后可有精神异常、智力迟钝及癫痫发作等后遗症。水痘脑炎病程为1～3周，病死率为5%～25%。

五、实验室检查

1. 血常规

大多数正常，偶有白细胞轻度增加。

2. 病原学检查

（1）取新鲜疱疹内液体做电镜检查，可见到疱疹病毒颗粒。能快速和天花病毒相鉴别。

（2）病毒分离，起病3 d内，取疱疹内液体接种人胚羊膜组织，病毒分离阳性率较高。

（3）血清学检测，常用补体结合试验。水痘患者于出疹后1～4 d血清中即出现补体结合抗体，2～6周达高峰，6～12个月后逐渐下降。亦可用间接荧光素标记抗体法检测。

（4）PCR方法检测鼻咽部分泌物、呼吸道上皮细胞和外周血白细胞VZV-DNA，为敏感和快速的早期诊断手段。

六、诊断依据

依据低热、头痛等前驱症状，皮损分批出现及向心性分布，黏膜亦可受累等特点，诊断即成立。一般病例的临床症状典型，诊断多无困难。必要时可做实验室检查。

七、鉴别诊断

重症患者及并发细菌感染时，需和下列疾病鉴别。

1. 脓疱疮

好发于鼻唇周围或四肢暴露部位，初视为疱疹，继成脓疱，然后结痂，无分批出现的特点，不见于黏膜处，多无全身症状。

2. 丘疹性荨麻疹

系梭形水肿性红色丘疹，如花生米大小，中心有针尖或粟粒大小丘疱疹或水疱，触之较硬，甚痒。分布于四肢或躯干，不累及头部或口腔。

3. 带状疱疹

疱疹沿一定的神经干径路分布，不对称，不超过躯干的中线，局部有显著的灼痛。

4. 天花

天花全身反应重，始即39～40℃高热，热度下降后发疹，皮损中央有明显的脐凹，皮疹呈离心分布，以头部、四肢等暴露部位为多，身体上部较下部为多，腋下及腰部皮疹稀少或者无疹，愈后遗留凹陷性瘢痕。

八、治疗

主要是对症处理。患者应隔离。患儿应早期隔离，直到全部皮疹结痂为止。与水痘接触过的儿童，应隔离观察3周。轻症者一般不需用药，加强护理即可。发热期应卧床休息，给予易消化的饮食和充足的水分。勤换衣被，保持皮肤清洁。

1. 全身治疗

主要是加强护理，预防继发感染和并发症的发生。发热期应卧床休息，给予足够的营养支持与水分的供应。临床对症用药为主。热度高者可给予退热药；瘙痒较著者可口服抗组胺药物，亦可外用炉甘石洗剂止痒。水疱破溃者可涂以2%甲紫液，有继发感染时，可外涂1%新霉素软膏，或莫匹罗星霜，若有弥漫性脓疱病、疏松结缔组织炎或急性淋巴结炎等并发症时，则需投用广谱抗生素。重症患者，可肌注丙种球蛋白。一般情况下，水痘患者禁用糖皮质激素，以防止水痘泛发和加重；但对水痘所致的重症喉炎、水痘肺炎、水痘脑炎等危重型患者等，可考虑在强效抗病毒药物应用的同时，酌情适量加用。

对免疫低下的播散性水痘患者、新生儿水痘或水痘性肺炎、脑炎等严重病例，应及早采用抗病毒药物治疗。可用Ara-A 10～15 mg/(kg·d)，静脉滴注，或ACV 5～10 mg/kg，1次/8 h，静脉注射，疗程7～10 d，或加用α-干扰素，100万～300万U肌注，1次/d；以抑制病毒复制，防止病毒扩散，促进皮损愈合，加速病情恢复，降低病死率。对新生儿水痘肺炎，应首选ACV治疗。

2. 中医中药

（1）银翘散加减：金银花30 g，连翘30 g，桔梗18 g，薄荷18 g，竹叶12 g，荆芥穗12 g，牛蒡子18 g，大青叶12 g，紫花地丁12 g，生甘草15 g。水煎服。

（2）清营汤加减：犀角（代）9 g，生地黄15 g，苦参9 g，竹叶心3 g，金银花9 g，连翘6 g，黄连4.5 g，丹参6 g，麦冬9 g，黄芩12 g，苦参15 g，紫花地丁15 g。水煎服。热重者可用羚羊角粉0.5～1 g冲服。

（3）龙胆泻肝丸（或汤）：疗效较肯定，成人每次9 g，3次/d，儿童剂量酌减。

九、预防

1. 隔离

应呼吸道隔离至全部疱疹干燥结痂或出疹后 7 d 为止。在集体机构中，对接触患者的易患者应留验 3 周（可自接触后第 11 天起观察）。被患者呼吸道分泌物或皮疹内容物污染的空气、被服和用具，应利用通风、紫外线照射、曝晒、煮沸等方法消毒。

2. 被动免疫

在接触后 72 h 内用高效价水痘-带状疱疹免疫球蛋白（VZIG）5 mL 肌内注射，对水痘有预防效果。

3. 主动免疫

近年来试用水痘-带状疱疹灭活疫苗和减毒活疫苗，有一定的预防效果，保护力可持续 10 年以上，主要用于水痘高危易患者。

第三节　带状疱疹

带状疱疹是由水痘-带状疱疹病毒引起的疱疹性皮肤病。初次感染表现为水痘或隐伏感染，此后病毒潜伏于脊髓后神经根中，在某些诱发因素或机体免疫力下降的情况下病毒被激活而发病。

一、诊断要点

1. 多发年龄

患者以老年人居多，儿童和青少年少见。部分发生于长期应用糖皮质激素或免疫抑制剂者。

2. 多发部位

主要发生于肋间神经支配区域的皮肤，其次为三叉神经支配区域，发生于腰段、颈段者临床也不少见。

3. 前驱症状

皮疹出现前可有低热、全身不适、食欲不振等症状，局部常有刺痛、灼热、神经痛或皮肤感觉过敏，一般持续 2~5 d 出现皮疹。部分病例尤其是儿童患者在出疹前可无任何自觉症状。

4. 典型损害

皮损发生于身体一侧，沿周围神经分布区排列，不超过或略微超过身体中线。基本损害为红斑基础上群集粟粒至绿豆大中央凹陷的水疱，一簇或多簇，簇间皮肤一般正常，疱壁紧张，疱内容物初期清澈或呈淡黄色，不久即变浑浊，病情严重时疱液可为血性，破溃后形成糜烂面，表面结痂。

由于皮疹可同时或先后发生，在同一患者可同时见到红斑、丘疹、丘疱疹、水疱、糜烂、痂皮等不同时期的损害。最后患处逐渐干燥结痂，痂皮脱落后留暂时性色素沉着而愈，若无继发感染一般不留瘢痕。

5. 特殊类型

临床可见到具有神经痛而无皮损的无疱型带状疱疹、局部组织坏死的坏死型带状疱疹、只有红斑而无水疱的顿挫型带状疱疹、水疱较大的大疱型带状疱疹、水疱为血性的出血型带状疱疹、多神经或双侧发疹的多发型带状疱疹、发生于角膜的眼带状疱疹、带状疱疹性脑膜炎，以及伴有面瘫、耳聋、耳鸣的耳带状疱疹等特殊类型，但均较为少见。

6. 自觉症状

患处有不同程度的疼痛，年龄越大疼痛越为明显，甚至疼痛剧烈难以忍受。疼痛可发生于皮疹出现前或与皮疹同时出现，轻微牵拉或外物刺激即可诱发或加重疼痛。

通常疼痛持续至皮损完全消退，若皮损消退 1 个月后仍有神经痛，称为带状疱疹后遗神经痛，多发生于 50 岁以上年老体弱者。

7. 病程

一般 1~2 周，偶可复发，复发率小于 0.2%。局部组织坏死严重、泛发型带状疱疹、免疫缺陷及有潜在恶性病的患者，病程可延长，甚至反复发作。带状疱疹后遗神经痛一般 1~3 月可自行缓解或消失，少数患者的疼痛可持续1年以上。

8. 实验室检查

半数患者在发疹后外周血白细胞总数低于 5.0×10^9/L，病情好转或痊愈后恢复至发病前水平。部分患者在发疹期血沉可增快。疱液或创面刮取物涂片镜检可查到多核巨细胞，PCR 病毒检出率高达 97%，直接免疫荧光抗体试验阳性检出率（适用于既往感染 HSV 者，不适用于急性感染者）也较高。

二、治疗

1. 一般治疗

发病后注意休息，避免食用辛辣刺激性食品，保持消化道通畅；加强创面保护和护理，避免衣物摩擦和刺激，以防止继发感染和加剧疼痛；发病后及时合理诊治，避免带状疱疹后遗神经痛的发生。

2. 全身治疗

（1）抗病毒药：可给予阿昔洛韦 2～4 g/d、伐昔洛韦 600 mg/d 或泛昔洛韦 1.5 g/d，分次口服；或阿昔洛韦 5～10 mg/kg，每 8 h 1次，静脉滴注；或阿糖胞苷 10 mg/(kg·d) 配成浓度为 0.5 mg/mL 的溶液，静脉滴注 12 h 以上，一般疗程 7～10 d。

（2）干扰素：急性发疹期可给予基因工程干扰素 α-1b 10～30 μg、基因工程干扰素 -γ 100 万 U 或基因干扰素 β-1a 200 万 U，每天 1 次，肌肉注射，连续 5～7 d。

（3）免疫调节剂：麻疹减毒活疫苗 2 mg/次，肌肉注射，可减轻症状。免疫力低下的患者，可酌情给予转移因子 2～4 mL/d、胸腺素 10～20 mg，2～3次/周、静脉注射人免疫球蛋白 200～400 mg/(kg·d) 等。

（4）糖皮质激素：早期与抗病毒药物联合应用可有效控制炎症反应、减轻神经节的炎症后纤维化、降低后遗神经痛的发生率，适用于病情严重、年老体健、无严重糖皮质激素禁忌者，但免疫功能低下或免疫缺陷者应用后有导致病毒扩散的危险，需慎重。临床一般选用醋酸泼尼松 30～60 mg/d，分次口服，疗程 7～10 d。

（5）消炎止痛剂：疼痛明显者可给予阿司匹林 0.9～1.8 g/d、萘普生（首剂 0.5 g，以后 1 次 0.25 g，每 6～8 h 1 次）、盐酸曲马朵 200～400 mg/d、布洛芬 1.2～1.8 g/d、卡马西平 0.6～1.2 g/d、吲哚美辛 50～100 mg/d，分次口服。

（6）抗生素：继发细菌感染者可给予罗红霉素 150～300 mg/d、阿奇霉素 500 mg/d、阿莫西林 2～4 g/d、头孢氨苄 1～4 g/d 或阿莫西林 - 克拉维酸钾 0.75 g/d（按阿莫西林计算），分次口服。

3. 局部治疗

（1）无继发感染的皮损处可涂搽 5% 阿昔洛韦霜、3% 肽丁胺霜、1% 喷昔洛韦软膏、3% 膦甲酸钠软膏、0.5% 碘苷软膏、2% 甲紫、1% 达克罗宁马妥氧化锌油膏或泥膏、0.9% 利多卡因软膏、0.025%～0.075% 辣椒素软膏、炉甘石洗剂或 1% 樟脑炉甘石洗剂等，每天 3～5 次。

眼带状疱疹可选用 0.1% 阿昔洛韦滴眼液、3% 阿昔洛韦软膏、0.1% 利巴韦林滴眼液、0.1% 碘苷滴眼液、0.1% 肽丁胺滴眼液或含 10 μg/mL 基因工程干扰素 α-1b 滴眼液，每日 5～7 次，直至症状完全消退，可与抗生素滴眼液交替使用防止继发感染。角膜形成溃疡者禁用糖皮质激素外用制剂。

（2）急性发疹期或疱疹破溃初期，可涂搽基因工程干扰素 α-1b 软膏（25 万 U/5g），每天 3 次，直至皮损消退。

（3）有继发感染或渗液较多者，患处可用 0.1% 依沙吖啶溶液或 0.5% 新霉素溶液湿敷后，涂搽 2% 甲紫溶液、1% 红霉素软膏、小檗碱软膏、0.1% 新霉素软膏、林可霉素利多卡因凝胶、1% 诺氟沙星软膏或 2% 莫匹罗星软膏，每天 3～5 次。

4. 封闭治疗

急性期发疹期炎症剧烈者，可选用基因工程干扰素 β-1a 200 万～300 万 U/次，病灶基底部放射状注射，每天 1 次，连续 5 次；若患处疼痛剧烈，在有效抗病毒药物应用前提下，可选用甲泼尼龙醋酸酯混悬液 20 mg 或复方倍他米松混悬液 7 mg，与 1% 利多卡因溶液 5 mL 混匀后，行皮下浸润注射或神经节阻滞封闭，一般 1 次即可。

5. 物理疗法

局部照射紫外光、CO_2激光扩束、微波照射、TDP频谱，以及高频电疗、低频电磁、针灸、穴位照射等，均具有较好消炎止痛和缩短病程的作用。

6. 带状疱疹后遗神经痛的治疗

（1）止痛药：可口服可待因60 mg/d、布洛芬1.2～1.8 g/d或尼美舒利100～200 mg/d，分次口服；或盐酸曲马朵50～100 mg，4～6 h 1次，口服或肌注，可重复使用，累计剂量不超过800 mg/d。

（2）抗抑郁药：长期剧烈疼痛影响睡眠者，可给予阿米替林，初始剂量为25 mg/d，逐渐递增至150～250 mg/d，最大剂量不超过300 mg/d，维持剂量为50～150 mg/d，分次口服；或多塞平25～75 mg/d、去甲替林50 mg/d或氯米帕明75 mg/d，分次口服。此外，氟奋乃静、齐美定、帕罗西汀等也可酌情选用。

（3）抗惊厥药：能缓解神经痛，尤其是i叉神经痛，可选用卡马西平100 mg，每天3次，口服；或苯妥英钠200～400 mg/d，分次服用。

（4）局部封闭：2%利多卡因3～5 mL，加用或不加用糖皮质激素在皮肤疼痛处浸润注射和行神经阻滞封闭，3 d 1次。

第四节 传染性软疣

一、概述

传染性软疣（molluscum contagiosum）是由MCV引起的表皮良性病毒性传染病，以皮肤出现蜡样光泽的珍珠状小丘疹、顶端凹陷并能挤出乳酪样软疣小体为临床特征。MCV属痘类病毒，具有亲表皮特性，可通过性接触和非性接触两种途径感染。前者主要见于中青年，故又属性传播疾病，后者可以通过直接接触或借媒介间接传播，近来研究发现MCV可通过浴室、游泳池、运动设备或毛巾等传播。到目前为止MCV尚未培养成功。

二、诊断思路

根据临床或组织病理学特征，一般诊断不难。

（一）病史特点

（1）发病年龄：多见于儿童和青年，潜伏期14～50 d。

（2）好发部位：好发于躯干、四肢、阴囊和肛门等处。

（3）皮疹特点：初起皮损为米粒大小丘疹，以后逐渐增大至绿豆或豌豆大小，中心微凹或呈脐凹状，表面有蜡样光泽，可挤出白色乳酪样物质，即软疣小体；皮损数目不等，由数个或数十个，陆续出现，互不融合。

（4）一般无自觉表现。

（二）检查要点

（1）米粒至绿豆或豌豆大小的皮色丘疹。

（2）中央有脐凹，表面有蜡样光泽。

（3）数目不等，互不融合。

（4）可挤出软疣小体。

（三）辅助检查

1. 试验性夹除试验

用止血钳夹住疣体，将之挤出，如可见出软疣小体，即可证实诊断。

2. 电镜检查

可见疣底部细胞核增大、线粒体肿大，嵴不清晰，甚至空泡化，胞质内可见病毒颗粒。

3. 组织病理检查

具有特征性。表现为表皮高度增生而伸入真皮，使真皮结缔组织受压而形成假包膜，并被分成数个梨状小叶；软疣小体最先见于棘层下部，为单个小圆形嗜酸性物质，随病变细胞向上移动而逐渐增大，至表皮中部时，软疣小体胞核位于细胞边缘呈半月形，至颗粒层软疣小体由嗜酸性变为嗜碱性，至角质层大量嗜碱性小体嵌于角质层网眼中，病变中心破裂释放软疣小体形成火山口样空腔。

（四）鉴别诊断

单个较大皮损需与基底细胞癌、角化棘皮瘤等进行鉴别，面部皮损还需与粟丘疹进行鉴别。

三、治疗措施

1. 物理治疗

（1）将皮损的软疣小体用小镊子夹住，完全挤出或挑除，然后外用2%碘酊、浓苯酚或三氯醋酸，并压迫止血。

（2）冷冻、CO_2激光、电灼等治疗疼痛明显，适用于疣体大，数量少的皮损。

（3）此外，微波或多功能电离子治疗等均有效。

2. 局部治疗

（1）疣体较小且泛发者可用10%碘酊或3%酞丁胺液外用，每天1～2次。

（2）对于小儿传染性软疣，5%的咪喹莫特霜治疗具有较好的疗效和很好的依从性，每日1～2次，连用6～8周。

（3）10%氢氧化钾外用局部外用有效，每天2次，但由于有一定刺激作用，所以面部慎用。

（4）重组人干扰素α外用，每天3～4次。

（5）有报告用0.1%维A酸的75%乙醇溶液或环磷酰胺溶液外涂治疗有效。

（6）一些中药制剂外用治疗传染性软疣均有报道。

3. 全身治疗

口服西咪替丁治疗有效，每天30～40 mg/kg，连用2个月。西咪替丁对淋巴细胞具有免疫调节作用，能发挥一定的抗病毒作用，口服耐受性好，无明显不良反应。

四、预后

传染性软疣属自限性疾病，一般持续数月至数年。经治疗均可痊愈。病程和皮损数日无关，愈后不留瘢痕。

第十一章 其他感染性疾病

第一节 钩端螺旋体病

钩端螺旋体病（leptospirosis）简称钩体病，是由致病性钩端螺旋体（钩体）引起的急性传染病。鼠和猪是主要传染源，呈世界性范围流行。临床特点为早期的钩体病败血症，中期的各器官损害症状，以及后期的多种变态反应性后发症。重症患者可出现肝肾衰竭及肺弥漫性出血，常危及患者生命。

一、病原学

钩体为 6～20 μm 长的纤细螺旋体，菌体由两条轴丝围绕，其体端有钩，有较强的穿透能力。在温度适宜的土壤或水中，钩体可存活 1～3 个月，但在干燥或寒冷条件下极易死亡，并且对一般消毒剂极为敏感。钩体在全球范围已确定有 23 群、223 型，国内证实有 18 群 70 型。在我国钩体病流行中，由稻田感染者分离的钩体以黄疸出血群（型）为主；由洪水引起的钩体感染，则多由波摩那群（型）引起。

二、流行病学

（一）传染源

鼠类和猪是最重要的传染源和储存宿主。钩体病患者不是钩体病的传染源。

（二）传播途径

钩体病为直接接触传播。钩体随感染动物的尿液排出污染水及土壤，从而侵入人类皮肤使之受染。我国南方产稻区秋收季节，农民赤手裸足下田劳作，钩体可直接侵入皮肤细微破损处造成感染。在雨季和洪水季节，因猪粪、尿由国内外溢污染环境，人群接触疫水即可受染造成流行。此外在下河捕鱼、涉水游泳，以及矿工及下水道工人作业与病鼠污染的污水接触时，亦可受染发病。

（三）人群易感性

人群对钩体普遍易感，新入疫区的人更易感染，且较易发展为重型。感染后可具有一定的免疫力，但不同型钩体之间无交叉免疫。

（四）流行特征

我国南方的钩体病流行集中于秋收季节，以农民为主，可形成局部的流行和暴发流行。主要为三个类型：稻田型、雨水型及洪水型，其主要特征见表 11-1。

表 11-1 钩体病主要流行类型及其特点

	稻田型	雨水型	洪水型
主要传染源	鼠类	猪与犬	猪
主要菌群	黄疸出血型	波摩那群	波摩那群
传播因素	鼠尿污染	暴雨积水	洪水淹没
感染地区	稻田、水塘	地势低洼村落	洪水泛滥区

续表

	稻田型	雨水型	洪水型
发病情况	较集中	分散	较集中
国内地区	南方水稻耕作区	北方和南方	北方和南方
临床类型	流感伤寒型 黄疸出血型 肺出血型	流感伤寒型	流感伤寒型 少数脑膜脑炎型

三、发病机制与病理

（一）发病机制

主要可分为以下三个阶段：

1. 入侵途径、体内繁殖及全身感染中毒症状

钩端螺旋体经皮肤、黏膜侵入人体，经小血管和淋巴管至血液循环和全身各脏器（包括脑脊液和眼部）并迅速繁殖引起钩体血症，但相关侵袭因子及其作用机制至今不明。之后可在起病 1 周内引起严重的感染中毒症状，以及肝、肾、肺、肌肉和中枢神经系统等病变。其病变基础是全身毛细血管损伤，轻者常无明显内脏器官损伤，病理改变轻微，而感染中毒性微血管功能的改变较为显著。电镜下可见线粒体普遍肿胀、嵴突减少、糖原减少以及溶酶体增多。

2. 内脏器官损害

各脏器损害的严重度因钩体菌型、毒力及人体反应性的不同而出现相应不同的临床类型，如肺弥漫性出血型、黄疸出血型、肾衰竭型和脑膜脑炎型等。

3. 中、后期非特异性和特异性反应

钩体侵入人体后，首先表现为非特异性炎症反应，单核-巨噬细胞增生明显，有明显的吞噬能力。出现腹股沟及其他浅表淋巴结肿大。

（二）病理改变

钩体病的病变基础是全身毛细血管中毒性损伤。病理改变的突出特点是器官功能障碍较为严重，而组织形态变化轻微。

1. 肺

肺毛细血管广泛扩张充血及弥漫性点片状出血。肺泡含有红细胞纤维蛋白及少量白细胞。部分肺泡内含有渗出的浆液。肺间质呈现轻重不等的充血、水肿、较轻的炎性反应。

2. 肝脏

肝小叶显示轻重不等的充血、水肿及肝细胞退行性变与坏死。肝窦间质水肿、肝索断裂、炎性细胞浸润，以单核细胞和中性粒细胞为主；汇管区胆汁淤积。

3. 肾脏

主要是肾小管上皮细胞变性、坏死。肾组织广泛充血、水肿。肾小管退行性变与坏死，管腔扩大，可见红细胞管型或透明管型。肾间质水肿，单核和淋巴细胞浸润，见小出血灶。

4. 其他

脑膜及脑实质充血、出血，神经细胞变性及炎性细胞浸润。心肌呈点状出血，灶性坏死及间质炎。骨骼肌，尤其是腓肠肌肿胀、灶性坏死。

四、临床表现

潜伏期 7~14 d，平均 10 d。根据临床特点可分为三期五型：

（一）早期（钩体败血症期）

起病后 1~3 d，发病急，表现为发热和全身毒血症症状，体温 39℃左右，多为稽留热。伴头痛、

全身乏力、肌肉酸痛、浅表淋巴结肿大、结膜充血及腓肠肌压痛。

（二）中期（脏器损伤期）

起病后 3～10 d，可出现明显脏器损害，分以下五型。

1. 流感伤寒型

流感伤寒型又称为感染中毒型，国内最多见类型，是早期钩体病败血症的继续。主要表现为感染中毒症状，无明显器官损害，经 5～14 d 后即恢复。少数病例经此阶段后即发展为以不同器官损害为主的其他临床类型。

2. 肺出血型

肺出血型是在钩体血症基础上出现咳嗽、血痰或咯血，属我国较常见一型。临床上分为以下两型：

（1）肺普通出血型：咳嗽或痰中带血。肺部可闻及少量湿性啰音。患者无明显呼吸及循环功能障碍，经积极治疗可迅速痊愈。

（2）肺弥漫性出血型：又称肺大出血型，于病程 2～5 d 突然发展成肺弥漫性出血。分为先兆期、出血期和垂危期。患者咯血、发绀、烦躁，甚至昏迷，呼吸不规则或减慢，继而口鼻涌出不凝的血性泡沫液体，最终以窒息或血压下降，呼吸循环衰竭而死亡。少数患者呈暴发型，开始不出现咯血，人工呼吸时血才从口、鼻大量涌出。

3. 黄疸出血型

黄疸出血型又称外耳病（Weil's disease）国内少见，于病程 4～8 d，退热前后，出现进行性加重的黄疸、出血倾向和肾功能损害。轻型病例以轻度黄疸为主，一般 1～2 周后恢复。严重病例可因肾衰竭、肝衰竭、大出血而迅速死亡。

4. 脑膜脑炎型

脑膜脑炎型较少见。患者发热 3～4 d 后，出现剧烈头痛、频繁呕吐、嗜睡、谵妄或昏迷，部分患者有抽搐和瘫痪等。查体可见颈抵抗，克氏征与布氏征均为阳性。重者可发生脑水肿、脑疝及呼吸衰竭。单纯脑膜炎者预后较好，但脑膜脑炎者预后差。

5. 肾衰竭型

钩体病发生肾损害十分普遍，常与黄疸出血型合并出现。主要表现为蛋白尿及少量细胞和管型。多可恢复正常，仅少数严重病例可出现氮质血症、少尿或无尿、甚至肾衰竭。

（三）后期（恢复期或后发症期）

常在病后 2 周到 6 个月内，表现为：

1. 后发热

退热后 3～4 d 再度发热，38℃左右，经 1～5 d 自行缓解。外周血中嗜酸性粒细胞可增高。无须治疗。

2. 眼后发症

北方常见，常发生于热退后 1 周至 1 个月。表现为虹膜睫状体炎、脉络膜炎或葡萄膜炎等。

3. 反应性脑膜炎

少数患者在后发热时可出现脑膜炎症状与体征，但脑脊液检查阴性，用抗生素治疗无效，多可不治自愈，预后良好。

4. 神经系统后发症

钩体病急性期热退后 2～5 个月（个别可在 9 个月）后发生脑内动脉炎、蛛网膜下腔出血、脊髓炎和周围神经炎等，其中以闭塞性脑动脉炎最常见。临床表现为偏瘫及失语，可短暂反复发作。

5. 胫前热

极少数患者的两侧胫骨前皮肤于恢复期出现结节样红斑，伴发热，2 周左右消退。

六、实验室及辅助检查

钩体病的实验室检查主要包括常规检查、病原体检测以及血清学检测，其各项检测指标及意义不尽相同。

(一) 常规检查

外周血白细胞总数和中性粒细胞轻度增多或正常。重型患者可有外周血中性粒细胞核左移，血小板数量下降。约70%患者有轻度蛋白尿，可见红、白细胞或管型。

(二) 病原学检查

1. 暗视野镜检法

病程第一周取血，有脑膜炎者取脑脊液，第二周取尿为检材。离心后取沉淀涂片，可直接镜检或经镀银染色后镜检，阳性率50%左右，有助于早期诊断。

2. 动物接种

可将上述检材接种于幼龄豚鼠或金黄地鼠腹腔内，3~6 d取样检查，阳性率70%以上，但所需时间较长。

3. 血培养

取患者静脉血1~2 mL，接种于3管含兔血清柯氏培养基内，每管各3滴，置28℃培养1~8周，阳性率为20%~70%。由于培养时间长，对急性期患者帮助不大。

4. 核酸检测

DNA探针杂交及PCR法检测钩体病患者血中的钩体DNA，已用于钩体病的早期诊断。

(三) 血清学检查

1. 凝集溶解试验

是目前国内最常用钩体血清学诊断方法。以活标准型钩体作抗原，与患者血清混合，测定特异性IgM抗体。如发生凝集现象，称显微镜凝集试验，简称显凝试验（microscopic agglutination test，MAT）阳性。病后1周出现，15~20 d达高峰，一次凝集效价≥1:400，或早、晚期双份血清效价递增4倍以上有诊断价值。

2. 酶联免疫吸附试验（ELISA）

近年国外已较广泛应用，以测定血清钩体IgM抗体，其特异性和敏感性均高于显微凝集试验。该法还可用于检测脑脊液中的钩体IgM抗体，在鉴定原因不明脑膜炎的病因方面有较高的价值。

(四) 其他检查

约70%的脑膜脑炎型患者脑脊液检查可见压力较高，轻度蛋白增高及少量白细胞，一般在500×10^6/L以下，以淋巴细胞为主。糖正常或稍低，氯化物正常。脑脊液可分离出钩体。肺出血型X线胸片可见双肺呈毛玻璃状或有弥散性点、片状或融合性片状阴影。

七、诊断

(一) 流行病学资料

流行地区、流行季节、易感者在最近28 d内有接触疫水或接触病畜史。

(二) 临床表现

急起发热、全身酸痛、腓肠肌疼痛与压痛，以及腹股沟淋巴结肿大；或并发有肺出血、黄疸、肾损害、脑膜脑炎；或在青霉素治疗过程中出现赫氏反应等。

(三) 实验室检查

特异性血清学检查或病原学检查阳性可明确诊断。

八、鉴别诊断

钩端螺旋体病流感伤寒型需与普通感冒和流行性感冒鉴别；黄疸出血型需和急性黄疸型肝炎鉴别；肺出血型和细菌性肺炎鉴别；脑膜脑炎型和流行性乙型脑炎鉴别。确切的流行病学资料、不同的临床表现和特异性实验室检测有助鉴别。

九、预后

与病情轻重、治疗早晚以及正确与否有关。轻症者预后良好。起病 2 d 内接受抗生素和对症治疗，恢复快、病死率低。重症者，如肺弥漫性出血型，肝、肾衰竭或未得到及时、正确处理者，其预后不良、病死率高。年老体弱、孕妇及有严重并发症者预后较差，可能留有后遗症。

十、治疗

治疗原则为"三早一就"，即早发现、早诊断、早治疗和就地治疗。治疗措施包括一般治疗、对症治疗与病原治疗。

（一）一般治疗与对症治疗

发热期卧床休息，给予高热量流质或半流质饮食，维持水、电解质平衡。高热者可给予物理降温和镇静剂。短期内给予糖皮质激素可减轻中毒症状。每 4～6 h 口服 30～60 mg 可待因，可用于缓解严重头痛。恶心和呕吐可每 4 h 口服苯海拉明 50～100 mg（或 50 mg 肌注）或丙氯拉嗪 5～10 mg 口服或肌注，每天 1～4 次。对于肺弥漫出血型，及早加强镇静剂使用，及早给予氢化可的松缓慢静脉注射，严重者每天用量可达 1 000～2 000 mg。根据心率、心音情况，可给予强心药毛花苷 C。应注意慎用升压药和提高血容量的高渗溶液，补液不宜过快过多，以免加重出血。针对黄疸出血型，加强护肝、解毒、止血等治疗很重要，可参照病毒性肝炎的治疗。如有肾衰竭，可参照急性肾衰竭治疗。

（二）病原治疗

杀灭病原体是治疗本病的关键和根本措施，因此强调早期应用有效的抗生素。钩体对多种抗菌药物敏感，如青霉素、庆大霉素、四环素、第三代头孢菌素和喹诺酮类等。

1. 青霉素治疗

钩体病的首选药物，常用剂量为 40 万 U 每 6～8 h 肌内注射 1 次，疗程 7 d 或至退热后 3 d。青霉素首剂后患者易发生赫氏反应，有人主张以小剂量肌内注射开始，首剂为 5 万 U，4 h 后 10 万 U，渐过渡到每次 40 万 U，或者在应用青霉素的同时静脉滴注氢化可的松 200 mg，以避免赫氏反应。赫氏反应是一种青霉素治疗后加重反应，其表现为患者突然出现寒战、高热、头痛、全身痛，心率和呼吸加快，原有症状加重，部分患者出现体温骤降、四肢厥冷。赫氏反应多在首剂青霉素后半小时至 4 h 发生，是因为大量钩体被青霉素杀灭后释放毒素所致，当青霉素剂量较大时，容易发生。

2. 庆大霉素

对青霉素过敏者可改用庆大霉素 8 万 U，每 8 h 肌内注射 1 次，疗程同青霉素。

3. 四环素

0.5 g，每 6 h 口服 1 次，疗程 5～7 d。

十一、预防

采取综合性预防措施，灭鼠、管理好猪、犬和预防接种是控制钩体病流行和减少发病的关键。

（一）控制传染源

1. 灭鼠

鼠类是钩体病的主要储存宿主，疫区应因地制宜，采取各种有效办法尽力消灭田间鼠类，同时也要消灭家舍鼠类。

2. 猪的管理

开展猪圈积肥，不让畜尿粪直接流入附近的水沟、池塘、稻田；防止雨水冲刷；加强检疫；畜用钩体疫苗预防注射等。

3. 犬的管理

消灭野犬，拴养家犬，进行检疫。

（二）切断传播途径

1. 改造疫源地

开沟排水，消除死水，在许可的情况下，收割水稻前1周放干田中积水。兴修水利，防止洪水泛滥。

2. 环境卫生和消毒

牲畜饲养场所、屠宰场等应搞好环境卫生和消毒工作。

3. 注意防护

流行地区、流行季节，人们不要在池沼、水沟中捕鱼、游泳、嬉戏，减少不必要的疫水接触。工作需要时，可穿长筒橡皮靴，戴胶皮手套等。

（三）保护易感人群

1. 预防接种

目前常用的钩体疫苗是一种灭活全菌疫苗，在常年流行地区则采用多价钩体菌疫苗接种。对易感人群在钩体病流行前1个月完成菌苗接种，一般是4月底或5月初。接种后1个月左右产生免疫力并可保持1年左右。

2. 药物预防

对进入疫区短期工作的高危人群，可服用多西环素预防，0.2g，每周1次。对高度怀疑已受钩体感染但尚无明显症状者，可每天肌内注射青霉素80万~120万U，连续2~3d。

第二节 回归热

回归热（relapsing fever）是由回归热螺旋体（Borrelia recurrentis. 包柔螺旋体）引起的急性虫媒性传染病。其临床特点是阵发性高热伴全身疼痛、肝脾大，重症可出现黄疸和出血倾向，短期内热退呈无热间歇，数日后又反复出现发热，发热期与无热间歇期反复交替出现，故称回归热。根据不同的传播媒介，又分为虱传（流行性）回归热及蜱传（地方性）回归热。我国流行的主要是虱传回归热。

一、病原学

回归热螺旋体属于疏螺旋体属，以虱为传播媒介的包柔螺旋体仅有1种，为回归热包柔螺旋体。以蜱为传播媒介的包柔螺旋体有10余种，在亚洲及中国流行波斯包柔螺旋体及拉迪什夫包柔螺旋体等。回归热的包柔螺旋体，从形态上很难区分，都为纤细的疏螺旋体，两端尖锐。长约8~30μm，宽0.2~0.5μm，有3~10个粗而不规则的螺旋。在暗视野中可见旋转、弯曲的螺旋活动。回归热包柔螺旋体革兰染色呈阴性，吉姆萨染色呈紫红色，比红细胞染色略深。回归热包柔螺旋体需用含有血液、腹腔积液或组织（兔肾）碎片的培养基，在普通培养基上不能生长，在微需氧环境下，37℃，2~3d螺旋体即可生长繁殖，但不易传代保存。在鸡胚绒毛尿囊膜上生长良好。敏感的实验动物有大白鼠、小白鼠。豚鼠仅对蜱传回归热包柔体敏感（拉迪什夫包柔体不敏感），而对虱传者不敏感，此点可用于鉴别。包柔体长期在人工培养基培养或经动物传代后其毒力常减低。回归热包柔螺旋体具有内毒素样活性。含有类属抗原和特异性抗原。其最大的特点是体表抗原极易变异。

回归热包柔螺旋体在低温环境下抵抗力较强。在离体组织中，0~8℃环境下存活7d；在凝血块中，0℃至少可存活100d。但对热、干燥和一般消毒剂均较敏感。在56℃时30min即可杀灭。

二、流行病学

（一）传染源

虱传回归热的唯一传染源是患者。蜱传回归热是一种自然疫源性传染病。鼠类等啮齿动物既是主要传染源又是贮存宿主。牛、羊、马、驴等家畜及狗、狼、蝙蝠等均可成为传染源。患者亦可为传染源，但作为传染源的意义不大。

（二）传播途径

虱传回归热以人—体虱—人的方式传播，体虱是虱传回归热的主要媒介。虱吸患者血后，回归热包柔体穿过虱的肠壁进入体腔繁殖增生，经 4～5 d 成熟，在虱体腔中，包柔体可终生（约 30 d）存活，但不能进入胃肠道和唾液腺，故虱叮咬及虱粪不是传播本病的途径。人被虱叮咬后因抓痒将虱体压碎，螺旋体自体腔内逸出，随皮肤创面进入人体，也可因污染手指接触眼结膜或鼻黏膜而感染。

蜱传回归热因蜱叮咬人时将螺旋体带入人体而感染。蜱的体腔、唾腺和粪便内均含有病原体，当蜱吸血时可直接将病原体从皮肤创口注入人体，其粪便和体腔内（压碎后）的病原体也可经皮肤破损处侵入体内。亦可经眼结膜、胎盘或输血感染。发作间歇期患者的血液中含有病原体，故输血亦可传播本病。

（三）人群易感性

人群普遍易感，无性别和年龄之差别。两种回归热之间无交叉免疫力，病后免疫力均不持久。虱传回归热病后免疫力约持续 2～6 个月，最长 2 年。蜱传回归热感染后第 1 周即可出现 IgM 型抗体，1 个月后逐渐下降，继之出现 IgG 型抗体，持续约 1 年。

（四）流行特征

虱传回归热分布于世界各地，冬、春季流行，无明显地区性。凡有虱的地方，就有发生和流行本病的可能。在贫困、灾荒、战争和卫生条件差的情况下容易流行。新中国成立后，我国已很少有本病报道。蜱传回归热散发于世界各国的局部地区，以热带、亚热带地区为多。发病以春、夏季（4～8 月）为多，国内主要见于新疆、山西等地。

三、发病机制与病理

回归热的中毒症状与螺旋体血症有关。其发作及间歇之"回归"表现与机体免疫应答和螺旋体体表抗原变异有关。螺旋体侵入人体进入血流繁殖，产生大量代谢产物，导致发热和毒血症症状。当机体对侵入的螺旋体产生特异性抗体如溶解素、凝集素、制动素等，以及单核—巨噬细胞系统的吞噬和溶解，螺旋体从周围血流中消失，高热骤退，转入间歇期。但血流中病原体并未完全被杀灭，故此期仍具传染性。少数未被杀灭的螺旋体通过螺旋体表面蛋白抗原结构发生变异，其变异类似于基因重组或基因重排的机制进行，以逃避机体的免疫清除。抗原性发生变异的螺旋体隐匿于肝、脾、骨髓、脑及肾等脏器中，经繁殖达一定数量再次入血流，引起发热等临床症状，但较前次为轻。每次"回归"发作，螺旋体的抗原蛋白发生一次新的变异，导致新的免疫应答，如此反复抗原蛋白变异和新的免疫应答，产生足够广泛的特异性抗体，直至螺旋体被彻底消灭，疾病不再复发。螺旋体产生的代谢产物能破坏红细胞和损伤小血管内皮细胞以及激活补体、活化凝血因子等，导致溶血性黄疸、贫血、出血性皮疹及严重的腔道出血，甚或发生 DIC。回归热螺旋体易侵入脑组织。

病理变化主要见于脾、肝、肾、心、脑、骨髓等，以脾的变化最为显著。脾脏肿大，质软，有散在的梗死、坏死灶及小脓肿，镜检可见巨噬细胞、浆细胞浸润和单核-吞噬细胞系统增生。肝细胞可见变性、坏死、充血和水肿。心脏有时呈弥漫性心肌炎。肾混浊肿胀、充血。肺出血。脑充血水肿，有时出血。上述脏器中均可检出回归热螺旋体。

四、临床表现

（一）虱传回归热

潜伏期为 7～8 d（1～14 d），个别可长达 3 周。

1. 前驱期

前驱期为 1～2 d，可有畏寒、头痛、关节肌肉疼痛、精神不振、全身乏力及眩晕等前驱症状。

2. 发热期

起病急骤，1～2 d 内达 40℃ 左右，多呈稽留热，少数为弛张热或间歇热，伴畏寒、寒战。剧烈头痛及全身肌肉和关节疼痛为本病突出症状，尤以腓肠肌为著。面部及眼结膜充血，皮肤出现一过性点状出血性皮疹或瘀斑，部分患者可有鼻出血。半数以上有肝、脾肿大，淋巴结可肿大。严重者可出现谵妄、抽搐、神志不清及脑膜刺激征，以及呕血、黑便等出血症状。部分患者心律不齐、奔马律及心力衰竭。

3. 间歇期

高热一般持续6~7d后体温骤降，伴大量出汗，呈虚脱状态。血中螺旋体也常于退热前消失。随着体温下降，症状逐渐消失，肝、脾大及黄疸随之消退。仍感乏力、食欲及精神差。

4. 复发期

经7~9d的无热间歇期后，体温再次上升，各种症状又重复出现。每次发作，发热期逐渐缩短而间歇期则愈见延长。在发作前血中即可查到螺旋体，但数量常较初发期为少。

（二）蜱传回归热

潜伏期4~9d（2~15d）。

临床表现与虱传回归热基本相同，但较轻。发病前在蜱叮咬的局部有炎症改变，初为斑丘疹，刺口有出血或小水疱，伴痒感，局部淋巴结可肿大。肝、脾增大较虱传回归热为少且缓慢。一般发作2~4次，多者可达十余次。

五、实验室检查

（一）血常规

白细胞多增高，在（10~20）×10^9/L，中性粒细胞比例增加，间歇期恢复正常或偏低。蜱传回归热白细胞多正常。发作次数多者贫血常较严重，血小板可减少。

（二）尿和脑脊液

尿中常有少量蛋白、红白细胞及管型。少数患者的脑脊液压力可稍增高，蛋白质和淋巴细胞中等度增多。

（三）血生化试验

血清中丙氨酸氨基转移酶（ALT）升高，严重者血清胆红素上升，可达170 μmol/L以上。

（四）病原学检查

1. 暗视野检查

在发热期采血暗视野检查可查到螺旋体。在滚动的红细胞附近很易发现活动的螺旋体。尿和脑脊液亦可查到螺旋体。

2. 涂片染色检查

血液、骨髓或脑脊液同时涂厚片或薄片，吉姆萨或瑞特染色可查到红色或紫色螺旋体。

3. 动物接种

取血1~2mL接种小鼠腹腔，逐日尾静脉采血，1~3d内即可检出螺旋体。

五、并发症

最常见的并发症为支气管肺炎，可有虹膜睫状体炎、中耳炎、关节炎，偶见脑炎、脑膜炎及脾破裂出血等。

六、诊断

根据典型临床表现，结合有否体虱或野外作业和蜱叮咬史等流行病学资料，应考虑本病诊断。凡在流行地区和流行季节，有体虱或蜱叮咬，又有不规则间歇发热者，均应考虑有本病之可能。确诊有赖于查获病原螺旋体。

七、鉴别诊断

回归热应与布鲁菌病、斑疹伤寒、钩端螺旋体病、疟疾、伤寒、登革热和肾综合征出血热等疾病相鉴别。鉴别诊断主要依赖于病原学检查。

八、预后

取决于治疗早晚、年龄及有无并发症。病死率约 2%～6%，蜱传回归热病死率略低。儿童患者预后良好。

九、治疗

（一）一般治疗及对症治疗

卧床休息。给予高热量流质饮食。补充足量液体和所需电解质。毒血症状严重者，可适当应用肾上腺皮质激素。

（二）病原治疗

四环素（tetracycline）为首选药物，成人 2 g/d，分 4 次服，热退后减量为 1.5g/d，疗程 7～10 d。可用多西环素，第 1 天 0.2 g，以后每天 0.1 g，连用 7 d。孕妇及 7 岁以下儿童禁用四环素，可用红霉素或头孢菌素治疗。应用抗生素治疗时，首次剂量不宜过大，以免发生赫氏反应，需及时采用肾上腺皮质激素治疗。

十、预防

本病最有效的预防措施是消灭体虱、改善个人卫生条件，流行区野外作业时须穿防护衣。

（一）管理传染源

患者必须住院隔离及彻底灭虱。隔离至体温正常后 15 d。接触者灭虱后医学观察 14 d。

（二）切断传播途径

是预防回归热的关键措施。用各种方法灭虱、蜱及鼠。

（三）保护易感者

主要做好个人防护，防止被虱、蜱叮咬。对进入疫区而确被蜱叮咬者可口服多西环素 0.1 g 预防。

第三节　莱姆病

莱姆病（Lyme disease）是伯氏疏螺旋体（Borrelia burgdorferi）引起、由硬蜱虫叮咬人传播的自然疫源性传染病。本病病程长，临床上以发热、头痛、乏力、慢性游走性红斑、关节炎、心血管及神经系统等多脏器、多系统受损为主要表现。本病 1910 年由欧洲最早报道。1975 年在美国东北部康涅狄格州莱姆（Lyme）镇发生流行，1980 年将本病命名为莱姆病，并确定硬蜱叮咬是引起本病的原因。该病在世界各地分布广泛，近 70 个国家有病例报道，估计全球年发病 30 万人左右。1992 年世界卫生组织（WHO）将其列为重点防治疾病。自 1986 年黑龙江省海林市首次发现莱姆病疑似病例以来，中国各地相继出现此病病例报道。

一、病原学

1982 年 Burgdorfer 从蜱和患者的标本中分离并证实莱姆病的病原体为疏螺旋体，1984 年命名为伯氏疏螺旋体，是一种单细胞的螺旋体。其形态较小，长约 4～30 μm，横径 0.22 μm 左右，有 3～10 个以上大而稀疏的螺旋，电镜下可见每端有 7～15 条鞭毛。由表层、外膜、鞭毛、原生质 4 部分组成。革兰染色阴性，吉姆萨染色呈淡蓝色，微嗜氧，属发酵型菌。在含发酵糖、酵母、矿盐和还原剂的固体和液体 BSK Ⅱ 培养基内生长良好。伯氏疏螺旋体蛋白至少有 30 种，A、B、C、D 和 41 kD 等五种蛋白为外膜蛋白的主要成分。41 kD 蛋白为鞭毛抗原，在各分离株间无差别，感染后 6～8 周达人体产生特异性 IgM 抗体达高峰，以后下降，可用于诊断。A 和 B 为两种主要外膜抗原，株间变异较大，可致机体在感染 2～3 个月后出现特异性 IgG 及 IgA 抗体并持续多年，用作流行病学调查。伯氏疏螺旋体对热、干燥、紫外线和常用消毒剂如酒精、戊二醛、漂白粉等均较敏感；对潮湿、低温有较强抵抗力；对青霉素、氨苄西林、

第十一章 其他感染性疾病

四环素、红霉素等抗生素均敏感,对庆大霉素、卡那霉素等不敏感。

二、流行病学

(一)传染源

本病是一种自然疫源性疾病。主要传染源和保存宿主是啮齿目的小鼠。中国以黑线姬鼠、大林姬鼠、黄鼠、褐家鼠等为主;美国以白足鼠为主。此外还发现鹿、兔、狗、牛、马等 30 余种哺乳类动物和 49 种鸟类可作为本病的保存宿主。鸟类对莱姆病的远距离传播有重要作用。患者血液中仅感染早期的存在伯氏疏螺旋体,作为传染源的意义不大。

(二)传播途径

莱姆病为蜱媒传染病,硬蜱是主要传播媒介,中国主要是全沟硬蜱和嗜群硬蜱;美国主要为达敏硬蜱和太平洋硬蜱,欧洲为篦子硬蜱。此外蚊、马蝇和鹿蝇等可成为本病的传播媒介。蜱的种类因地区而异,伯氏疏螺旋体是通过某些硬蜱的吸血活动等多途径、多方式传播到人和动物的。

另外,有研究表明,莱姆病在人、牛、马、鼠等动物中可通过胎盘垂直传播;动物与动物间可通过尿液相互感染,甚至可以传染给接触密切的人;皮下注射及输血也可能引起本病的传播。

(三)人群易感性

人群对本病普遍易感,以散发为主。感染后显性感染与隐性感染之比例为 1∶1。发病年龄以青壮年居多,无性别差异。显性或隐性感染者体内均可产生特异性 IgM 和 IgG 抗体,特异性 IgG 抗体可长期存在,对人体无保护作用,故可反复感染本病。

(四)流行特征

本病在世界各地均有流行,全球 70 多个国家均有病例报道,年发病约 30 万例左右。我国自 1986 年在黑龙江省海林市发现本病以来,已有 29 个省市、自治区报道伯氏疏螺旋体感染病例,包括东北林区、内蒙古林区和西北林区等主要流行地区在内的 19 个省市、自治区存在本病的自然疫源地。人群感染率林区为 5% ~ 10%、平原地区在 5% 以下。全年均可发病,6 ~ 10 月高发,以 6 月最高。感染者以青壮年、从事野外工作的人员为主,与接触机会多少有关。

三、发病机制与病理

(一)发病机制

蜱叮咬人体时,伯氏疏螺旋体随唾液进入宿主皮肤,经 3 ~ 32 d 由原发性浸润灶向外周迁移,并经淋巴或血液蔓延至其他部位皮肤及器官(如中枢神经系统、关节、心脏和肝脾等)。伯氏疏螺旋体游走至皮肤导致慢性游走性红斑、同时伯氏疏螺旋体入血引起全身中毒症状。伯氏疏螺旋体黏附在细胞外基质、内皮细胞和神经末梢上,诱导交叉反应,产生循环免疫复合物,活化与神经、心脏和关节的大血管闭塞发生有关的特异性 T 和 B 淋巴细胞;同时螺旋体的脂多酯具有内毒素的生物学活性,非特异性激活单核、巨噬细胞、滑膜纤维细胞、B 淋巴细胞和补体,产生 IL-1、TNF-α、IL-6 等多种细胞因子,两者共同作用引起脑膜炎、脑炎、心脏和关节损伤。HLA-2、DR3 及 DR4 等免疫遗传因素与本病的发生有关,可能成为本病发病机制之一。

莱姆病的发生可由伯氏疏螺旋体的蛋白抗原和脂多糖导致局部损伤、病原体菌株的异质性及免疫损伤等多种机制引起。莱姆病螺旋体的致病机制比较复杂,可能与下列几种因素有关。

1. 病原体

本身的作用不同基因种的因素,伯氏疏螺旋体的不同基因种可引起不同的临床表现,B, burgdor: feri sensu, stricto 基因种与关节炎有密切联系;B, garini, 常从脑脊液分离出来;B, afzelii 主要侵犯皮肤组织。三个基因种均可引起游走性红斑。北美基因种比较单一,主要是 B, burgdorjeriss。而中国和欧洲基因种比较复杂,以 B, garinii 和 B, afzelii 基因种比较多见。近来研究表明,伯氏疏螺旋体对宿主动物的致病与螺旋体在不同的组织环境中表达不同的基因产物有关,伯氏疏螺旋体具有约 900 kb 的线性染色体和 23 个线性和环状质粒。这些质粒编码多种外膜蛋白。伯氏疏螺旋体的膜蛋白 bmp A 和 bmp B 与莱姆病关节炎有直接关系。

2. 免疫逃避

在宿主体内，伯氏疏螺旋体表达脂蛋白在其表面形成抗原层，从而使其避免与周围环境的直接接触。伯氏疏螺旋体选择性的抗原表达和不表达使螺旋体逃避机体免疫从而导致持续感染。

3. 细胞因子的作用

伯氏螺旋体通过脂蛋白与单核细胞和巨噬细胞表面的 Toll 样受体（TLR）1/2 结合，介导机体产生白细胞介素 -1（IL-1）、白细胞介素 -6（IL-6）和肿瘤坏死因子 -α（TNF-α）等大量的细胞因子，导致组织炎症和损害。趋化因子对炎性细胞的定居起重要的作用。IL-1 和 TNF-α 可诱导滑膜细胞产生胶原酶和前列腺素，这在关节炎的形成和加重上起重要作用。TNF-α 和硝基酪氨酸对神经鞘细胞和轴索有直接损伤。

4. 自身免疫自身免疫因素

Steere 很早就提出比较难治的关节炎可能是伯氏疏螺旋体的外膜蛋白与关节中某些组织细胞成分相类似而引起的免疫性疾病。最近研究表明人类 LFA-1 与伯氏疏螺旋体外膜表面抗原 A 肽链有部分同源性。还有人研究表明伯氏疏螺旋体鞭毛蛋白（41 KD）与入神经轴突存在部分共同或相似抗原。伯氏疏螺旋体也可能通过分子模仿引起自身免疫。莱姆病在宿主体内的某些临床表现，如关节炎、心肌炎，可能与自身免疫相关。

（二）病理解剖

皮肤病变：早期可见充血，表皮淋巴细胞浸润，浆细胞、巨噬细胞浸润等非特异性的改变，偶见嗜酸性粒细胞，生发中心的出现有助于诊断。晚期出现表皮和皮下组织浆细胞为主细胞浸润，明显的皮肤静脉扩张和内皮增生。

神经系统病变：主要为进行性脑脊髓炎和轴索性脱髓鞘病变。

关节病变：主要表现为滑膜绒毛肥大，纤维蛋白沉着，单核细胞浸润等。

此外，还可出现心脏、肝、脾、淋巴结、眼等部位的受累。

四、临床表现

潜伏期为 3～32 d，平均为 7 d。本病临床表现多种多样，是以某一器官或某一系统的反应为主的多器官、多系统受累的炎性综合征。主要特征为慢性游走性红斑（erythema chronic migrans，ECM），根据病程经过可将莱姆病分为三期，一期为局部损害，即慢性游走性红斑。二期为播散性感染，以及数周或数月内发生的间歇性症状。三期为持续性感染即晚期感染，多是在疾病发生一年后开始。患者可仅有一种病期，也可同时具有三个病期。

（一）第一期（局部皮肤损害期）

莱姆病皮肤损害的特征是发生慢性游走性红斑或丘疹，可见于 60%～80% 的患者，一般发生在蜱叮咬后 3～32 d。起初为充血性红斑，由中心逐渐向四周呈环形扩大，直径 8～52 mm，边缘色鲜红而中心色淡，扁平或略隆起，表面光滑，偶有鳞屑。有轻度灼热和瘙痒感。皮疹中心有时呈深色红斑、水痘或坏死。慢性游走性红斑不仅出现在蜱虫叮咬处，全身各部位的皮肤均可发生红斑，多见于腋下、大腿、腹部和腹股沟等部位，儿童多见于耳后发际。而手掌、足及黏膜罕有受累。红斑一般在 3～4 周内消退。有些患者在慢性游走性红斑出现后几天，螺旋体经血行播散常再发生继发性慢性游走性红斑。约 25% 的患者不出现特征性的皮肤表现。

早期皮肤表现常伴随发热、寒战、咽痛、刺激性咳嗽、极度不适、倦怠、肌痛、关节痛、剧烈头痛、颈强直、蛋白尿。少见的全身表现包括结膜炎、虹膜炎或全跟炎、全身淋巴结肿大、肝脾肿大、睾丸肿大。未经治疗的患者早期症状亦可在几周内好转或消失。

慢性萎缩性肢端皮炎一般发生在发病数年之后，起初为红色或淡黄色皮疹，有时变成硬化性或萎缩性。

（二）第二期（播散感染期）

出现在病后 2～4 周，主要表现为神经和心血管系统损害。

1. 神经系统表现

本期可出现明显的脑膜炎、脑炎、舞蹈病、小脑共济失调、颅神经炎、运动及感觉性神经根炎以及脊髓炎等神经系统受累表现，病变可反复发作，偶可发展为痴呆及人格障碍，发生率约15%~20%。脑膜炎患者可出现头痛、呕吐、眼球痛、颈强直等脑膜刺激征表现；约1/3患者可出现明显的脑炎症状，脑炎患者可出现兴奋性升高、睡眠障碍、谵妄、脑电图异常等；神经炎可见于半数患者，面神经损害最为常见，眼神经、视神经、听神经及周围神经均可受损伤。面神经损害表现为面肌不完全麻痹、麻木或刺痛，但无明显的感觉障碍。在青少年多可完全恢复，中、老年常出现后遗症。

2. 循环系统表现

约8%患者在皮肤病变后3~10周发生出现房室传导阻滞、心肌炎、心包炎及左心室功能障碍等心血管系统损害。主要表现为急性发病、心前区疼痛、呼吸短促、胸痛、心音低钝、心动过速和房室传导阻滞，严重者可发生完全性房室传导阻滞、心肌病和心功能不全。心脏损害一般持续数日至6周，但可反复发作。

（三）第三期（持续感染期）

此期的特点为出现莱姆病重要表现—关节损害。60%的患者在发病几周至2年出现关节病变。膝、踝和肘等大关节受累多见，表现为反复发作的单关节炎，出现关节和肌肉僵硬、疼痛、关节肿胀、活动受限，可伴随体温升高和中毒症状等。受累关节的滑膜液出现嗜酸性粒细胞及蛋白含量升高，并可查出伯氏疏螺旋体。

莱姆病晚期可出现慢性萎缩性肢端皮炎，主要见于老年妇女前臂或小腿皮肤，初期表现为皮肤微红，数年后出现萎缩硬化。

莱姆病的眼病变不常见，多见于第二、三期患者。有间质性角膜炎、弥漫性脉络炎、全眼炎、缺血性视神经病、视神经炎、正常颅压或假脑瘤的视盘水肿、皮质性盲和眼的运动性麻痹。

莱姆病可通过母婴传播引起先天性感染，导致婴儿出现并指畸形、先天性心脏病、脑皮质性失明、早产、死胎或皮疹等不良结局。

五、实验室及辅助检查

（一）常规检查

外周血白细胞总数正常，偶可见白细胞升高伴核左移的患者。血沉快。

（二）病原学检查

1. 伯氏疏螺旋体检查

取患者病损皮肤、滑膜、淋巴结及脑脊液等标本，用暗视野显微镜或银染色镜检发现伯氏疏螺旋体即可诊断，但检出率低。还可用游走性红斑周围皮肤培养分离螺旋体，阳性即可诊断，但培养约需1~2个月。

2. PCR 检测

检测血液及其他标本中的伯氏疏螺旋体DNA，具有高的敏感性和特异性，皮肤和尿的检出率高于脑脊液。

（三）血清学检查

1. 酶联免疫吸附试验检测特异性抗体

酶联免疫吸附试验（ELISA）检测血清或脑脊液中的特异性抗体，主要用于初筛检查。特异性IgM抗体多在游走红斑发生后2~4周出现，6~8周达高峰，4~6个月降至正常水平；特异性IgG抗体多在病后6~8周开始升高，4~6个月达高峰，持续至数年以上。

2. 免疫印迹法检测特异性抗体

用于ELISA法筛查结果可疑者，主要用于确诊试验。

3. 两步检测法（two-tier testing）

为减少ELASA法假阳性结果的影响，近年来美国、欧洲用ELISA、IFA方法检测为阳性或可疑阳性的血清，用免疫印迹法进行核实诊断，这被称为两步检测法。两步检测法增加了抗体检测的特异性，也稍降低了灵敏性。

六、诊断

莱姆病主要根据流行病学资料、临床表现和实验室检查进行诊断。

1. 流行病学资料

生活在流行区或数月内曾到过流行区，或有蜱虫叮咬史。

2. 临床表现

疾病早期出现皮肤慢性游走性红斑损害有诊断价值。晚期出现神经、心脏和关节等受累。

3. 实验室检查

分离培养到伯氏疏螺旋体或检测特异性抗体可以确诊。

七、诊断

本病临床表现复杂，出现多系统损害，需与下列疾病进行鉴别。

1. 鼠咬热

发热、斑疹、多发性关节炎，心脏受累等临床表现与本病相似，但都有鼠或其他动物咬伤史，血培养小螺菌阳性，并可检出特异性抗体可以与本病鉴别。

2. 恙虫病

发热、淋巴结肿大等临床表现与本病相似，但可见恙螨叮咬处皮肤焦痂、溃疡，周围有红晕等特征表现；进行血清学检测可帮助鉴别。

3. 风湿病

发热、环形红斑、关节炎及心脏受累等临床表现与本病相似，但抗溶血性链球菌"O"抗体、C反应蛋白阳性，并可分离出链球菌等可帮助鉴别。

此外，本病还应与病毒性脑炎、脑膜炎、神经炎及皮肤真菌感染等疾病进行鉴别。

八、治疗

尽早应用抗菌药物治疗是最主要的治疗措施，治疗措施包括病原治疗与对症治疗。

（一）病原治疗

及早应用抗菌药物治疗，既可使典型的游走性红斑迅速消失，也可以防止后期的心肌炎、脑膜炎或复发性关节炎等并发症出现。约6%左右患者应用青霉素时可出现赫氏反应，应密切观察并及时处理。

1. 第一期

成人可应用多西环素0.1 g，每天2次口服；多西环素100 mg/d；阿莫西林250～500 mg/d；红霉素0.25 g，每天4次口服。疗程3～4周。儿童首选阿莫西林治疗，剂量为每公斤体重每天40 mg，也可按每公斤体重每天给予红霉素30 mg或青霉素G 25～50 mg进行治疗，均为分次口服。疗程3～4周。

2. 第二期

无论是否伴有其他神经系统病变，出现脑膜炎的患者应静脉用药，成人可选用头孢曲松2 g/d治疗，也可应用头孢噻肟3 g/次、2次/天或青霉素G 2 000万单位/d、分6次给药进行治疗；儿童可按每公斤体重每天给予头孢曲松75～100 mg或头孢噻肟90～180 mg治疗，疗程均为2～4周。脑膜刺激征等临床表现多在治疗后第2 d开始缓解，7～10 d消失。

3. 第三期

有严重心脏、神经或关节损害者，可采用静滴青霉素2 000万单位/天或头孢曲松2 g/d治疗，疗程均为14～21 d。

（二）对症治疗

患者应卧床休息，维持热量及水电解质平衡。发热、皮损部位疼痛者，给予解热止痛剂治疗；高热及全身症状重者，可给肾上腺皮质激素治疗；出现完全性房室传导阻滞时，可应片j起搏器治疗。关节损伤应避免关节腔内注射治疗。

九、预防

莱姆病的预防应采用环境防护、个体防护和预防注射相结合的综合措施。应加强卫生宣教，搞好环境卫生，清除驻地及生产地区环境及通路的杂草和枯枝落叶，防止蜱类滋生。进入森林、草地等疫区的人员要做好个人防护，可穿防护服，扎紧裤脚、袖口、颈部等。裸露部位可搽防蚊油或全身喷洒驱蜱剂，防止蜱虫叮咬。被蜱虫叮咬后，可用点燃的熏香或香烟头点灼蜱体，也可用氯仿、乙醚、煤油等滴盖蜱体，使其口器退出皮肤。不要用手捻碎取下的蜱，以防感染。在 24 h 内可用针挑出残留在皮肤内的蜱的口器并涂上酒精或碘酒，可防止感染。因为蜱虫叮咬吸血，蜱虫叮咬后给予抗生素，也可达到预防目的。重组外表脂蛋白 A 莱姆病疫苗注射具有良好预防效果。

第十二章 感染性急危重症

第一节 脏器功能障碍综合征

多器官功能障碍综合征（multiple organ dysfunction syndrome，MODS）是指机体受到严重感染、创伤、烧伤等打击后，同时或序贯发生两个或两个以上器官功能障碍以致衰竭的临床综合征。具有高发病率、高死亡率、高耗资和持续增加的特点，是当前重症患者中后期死亡的主要原因。近20年来的研究显示，MODS的死亡率仍高达70%左右，而其病情进一步发展为多器官功能障碍（multiple organ failure，MOF）后，死亡率可达90%以上，MODS及MOF是当前重症医学所面临的最大挑战。MODS的发病机制复杂，但失控的炎症反应是其病情发生和发展的根本原因，控制原发病、改善氧代谢是MODS的重要治疗手段，针对导致炎症反应的不同环节，制订相应的治疗策略以调控炎症反应则是MODS治疗的关键。

一、MODS的分类

根据MODS器官功能障碍发生的主要原因以及SIRS在器官功能损伤中的地位，可将MODS分为原发性MODS和继发性MODS。

原发性MODS是指某种明确的损伤直接引起器官功能障碍，即器官功能障碍由损伤本身引起，在损伤早期出现。如严重创伤后，直接肺挫伤导致急性呼吸衰竭，横纹肌溶解导致肾脏功能衰竭，大量出血补液导致凝血功能异常。在原发性MODS的发病和演进过程中，SIRS在器官功能障碍发生中所占比重较低。

继发性MODS并非是损伤的直接后果，而与SIRS引起的自身性破坏关系密切。损伤引起SIRS，而异常的炎症反应继发性造成远距离器官发生功能障碍。所以，继发性MODS与原发损伤之间存在一定的间歇期，易合并感染。在继发性MODS中，SIRS是器官功能损害的基础，全身性感染和器官功能损害是SIRS的后继过程。SIRS全身性感染MODS就构成一个连续体，继发性MODS是该连续体造成的严重后果。

对于原发性MODS患者，当机体发生原发性器官功能损害后，如能够存活，则原发性损伤与原发性器官功能损害将刺激机体免疫炎症反应，导致全身性炎症反应，又可进一步加重器官功能障碍或引起新的严重器官功能损伤，实际上，MODS就从原发性转变为继发性。

二、MODS的临床特征

MODS的临床表现复杂，个体差异很大，在很大程度上取决于器官受累的范围及损伤是由一次打击还是由多次打击所致。一般情况下，MODS病程14～21 d，并经历四个阶段，包括休克、复苏、高分解代谢状态和器官衰竭阶段（表12-1）。

表12-1 多器官功能障碍综合征的临床分期和特征

	第1阶段	第2阶段	第3阶段	第4阶段
一般情况	正常或轻度烦躁	急性病容，烦躁	一般情况差	濒死感
循环系统	容量需要增加	高动力状态，容量依赖	休克，心输出量下降，水肿	血管活性药物维持血压，水肿、SvO_2下降

续 表

	第1阶段	第2阶段	第3阶段	第4阶段
呼吸系统	轻度呼碱	呼吸急促，呼碱、低氧血症	严重低氧血症，ARDS	高碳酸血症、气压伤
肾脏	少尿，利尿剂反应差	肌酐清除率下降，轻度氮质血症	氮质血症，有血液透析指征	少尿，血透时循环不稳定
胃肠道	胃肠胀气	不能耐受食物	肠梗阻，应激性溃疡	腹泻，缺血性肠炎
肝脏	正常或轻度胆汁淤积	高胆红素血症，PT延长	临床黄疸	转氨酶升高，严重黄疸
代谢	高血糖，胰岛素需要增加	高分解代谢	代酸，高血糖	骨骼肌萎缩，乳酸酸中毒
中枢神经系统	意识模糊	嗜睡	昏迷	昏迷
血液系统	正常或轻度异常	血小板降低，白细胞增多或减少	凝血功能异常	不能纠正的凝血障碍

每个阶段都有其典型的临床特征，且发展速度极快，患者可能死于MODS的任一阶段。

MODS患者处于高应激状态，大量促炎细胞因子具有强烈的促分解作用，导致蛋白质分解、脂肪分解和糖异生明显增加，但糖利用能力和外源性营养底物利用明显降低。机体出现以高分解代谢为特征的代谢紊乱，但同时并存能源利用障碍。高代谢令患者短期内大量蛋白质被消耗而陷入重度低蛋白性营养不良，组织器官和各种酶的结表12构和功能全面受损；而外源性营养利用障碍则延缓和阻碍器官和组织细胞的功能维护和组织修复，导致MODS的进展和病情恶化。

MODS发生功能障碍的器官往往是直接损伤器官的远隔器官。对于多发性创伤患者，多数患者经早期清创处理后基本稳定，而创伤早期发生的低血压或创伤后继发性感染，均可导致远隔器官发生不同程度的缺血再灌注损伤和炎症反应失控，从而产生远隔器官功能障碍或衰竭。由于原发疾病各异，个体差异明显，MODS各器官功能障碍的始发时间不一致，一般无固定发病顺序。但首先发生功能衰竭的以呼吸系统较为常见。而对于外科急诊手术后并发感染的患者发生MODS，器官功能障碍的顺序似乎有规律可循。通常术后首先发生呼吸系统功能障碍，出现全身性感染的时间几乎与此一致，于术后2.6 d出现。之后依次发生肝脏、胃肠道和肾脏功能障碍或衰竭。认识MODS发生器官损伤特点及器官损伤出现的时间有助于临床医师早期认识和预防可能发生的器官功能障碍。

三、MODS的治疗

所有MODS患者均应进入ICU，但MODS患者的监测和治疗应由专科医师和ICU专职医师共同完成。尽管MODS的病因复杂、涉及的器官和系统多、治疗中往往面临很多矛盾，但MODS的治疗中应遵循以下原则。

（一）控制原发病

控制原发疾病是MODS治疗的关键。治疗中应早期去除或控制诱发MODS的病因，避免机体遭受再次打击，对于存在严重感染的患者，必须积极的引流感染灶和应用有效抗生素。若为创伤患者，则应积极清创，并预防感染的发生。患者出现腹胀、不能进食或无石性胆囊炎时，应采用积极的措施，保持肠道通畅，恢复肠道屏障功能，避免肠源性感染。而对于休克患者，则应争分夺秒地进行休克复苏，尽可能地缩短休克时间，避免引起进一步的器官功能损害。

严重全身性感染是导致MODS的最主要原因之一。积极寻找并处理感染病灶、及时抗生素治疗是控制感染及MODS病情进展的根本措施。因此一旦明确诊断为严重全身性感染，应尽快查找感染部位，并在症状出现后6 h内确认。当感染灶来源明确，如腹腔内脓肿、胃肠穿孔、胆囊炎或小肠缺血已经明确为感染源，应该尽可能在液体复苏治疗开始的同时控制感染源。如果感染来自胰周坏死，应尽可能推迟手术。同时，明确诊断为严重全身性感染后，ICU应在1 h内采用广谱抗生素治疗，并积极寻找病原学证据。每天应对抗生素的使用效果进行评估。经验性的抗生素联合治疗应 < 3～5 d，然后根据细菌的敏感性行降阶梯治疗，并尽可能使用单一抗生素。抗生素常规治疗为7～10 d，但如果对治疗反应差、感染源未确定或合并粒细胞减少症，可适当延长用药。

（二）改善氧代谢，纠正组织缺氧

氧代谢障碍是MODS的特征之一，纠正组织缺氧是MODS重要的治疗目标。改善氧代谢障碍、纠正组织缺氧的主要手段包括增加全身氧输送、降低全身氧需、改善组织细胞利用氧的能力等。

1. 增加氧输送

提高氧输送是目前改善组织缺氧最可行的手段。氧输送是单位时间内心脏泵出的血液所携带的氧量，由心脏泵功能、动脉氧分压/血氧饱和度和血红蛋白浓度决定，因此，提高氧输送也就通过心脏、血液和肺交换功能3个方面来实现。

支持动脉氧合：提高动脉血氧分压或动脉血氧饱和度是提高全身氧输送的三个基本手段之一。氧疗、呼吸机辅助通气和控制通气是支持动脉氧合的常用手段。

至于支持动脉氧合的目标，不同类型的患者有不同的要求。对于非急性呼吸窘迫综合征或急性呼衰患者，支持动脉氧合的目标是将动脉血氧分压维持在80 mmHg以上或动脉血氧饱和度维持在94%以上。但对于急性呼吸窘迫综合征和急性呼衰患者，将动脉血氧分压维持在80 mmHg以上常常是困难的，往往需要提高呼吸机条件、增加呼气末正压水平或提高吸入氧浓度，有可能导致气压伤或引起循环干扰，因此，对于这类患者，支持动脉氧合的目标是将动脉血氧分压维持在高于55～60 mmHg水平以上或动脉血氧饱和度高于90%以上。之所以将动脉血氧分压维持在55～60 mmHg以上，与动脉血氧离曲线的S型特征有关，当动脉血氧分压高于55～60 mmHg水平时，动脉血氧饱和度达到90%，进一步提高动脉血氧分压，呼吸和循环的代价很大，但动脉血氧饱和度增加却并不明显，氧输送也就不会明显增加。

大量肺泡塌陷是急性呼吸窘迫综合征患者的病理生理特征，机械通气是促进和维持塌陷肺泡复张的重要手段，为防止呼吸机相关肺损伤，机械通气时应采用小潮气量通气，并限制气道平台压不高于30 cmH_2O。如果没有低灌注证据，应对患者采取限制液体输入的补液策略。

支持心输出量：增加心输出量也是提高全身氧输送的基本手段。保证适当的前负荷、应用正性肌力药物和降低心脏后负荷是支持心输出量的主要方法。

调整前负荷是支持心输出量首先需要考虑的问题，也是最容易处理的环节。若前负荷不足，则可导致心输出量明显降低。而前负荷过高，又可能导致肺水肿和心脏功能降低。因此，调整心脏前负荷具有重要的临床意义。当然，对于重症患者，由于血管张力的改变以及毛细血管通透性的明显增加，往往使患者的有效循环血量明显减少，也就是说，前负荷减少更为常见。监测中心静脉压或肺动脉嵌顿压，可指导前负荷的调整、液体负荷试验后或利尿后，观察肺动脉嵌顿压与心输出量的关系（心功能曲线）的动态变化，比单纯监测压力的绝对值更有价值。补充血容量，可选择晶体液和胶体液，考虑到重症患者毛细血管通透性明显增加，晶体液在血管内的保持时间较短，易转移到组织间隙，应适当提高胶体液的补充比例。

支持血液携带氧能力：维持适当的血红蛋白浓度是改善氧输送的重要手段之一。由于血红蛋白是氧气的载体，机体依赖血红蛋白将氧从肺毛细血管携带到组织毛细血管，维持适当的血红蛋白浓度实际上就是支持血液携带氧能力。但是，并非血红蛋白浓度越高，就对机体越有利。当血红蛋白浓度过高时（如高于140 g/L），血液黏滞度明显增加，不但增加心脏负荷，而且影响血液在毛细血管内的流动，最终影响组织氧合。一般认为，血红蛋白浓度的目标水平是80～100 g/L以上或血细胞比容维持在30%～35%。

改善组织灌注和氧代谢是MODS的重要治疗目标，对于严重全身性感染患者，应遵循早期目标指导治疗（EGDT）：经临床诊断，应尽快进行积极液体复苏，6 h内达到以下复苏目标：①中心静脉压（CVP）8～12 mmHg。②平均动脉压 ≥ 65 mmHg。③每小时尿量 ≥ 0.5 mL/kg。④$ScvO_2$或SvO_2 ≥ 70%。机械通气和腹高压可导致患者胸腔内压增高，使CVP升高，因此对于这类患者，可以将CVP 12～15 mmHg作为复苏目标。若液体复苏后 CVP 达到目标值，而 $ScvO_2$ 或 SvO_2 仍未达到 70%，需输注浓缩红细胞使血细胞比容达到 30% 以上。若 $ScvO_2$ 或 SvO_2 仍未达到 70%，应给予多巴酚丁胺 [最大剂量 20 μg/(kg·min)] 以达到复苏目标。

2. 降低氧需

降低氧需在 MODS 治疗中常常被忽视。由于组织缺氧是氧供和氧需失衡的结果，氧需增加也是导致组织缺氧和 MODS 的原因之一，降低氧需对 MODS 的防治具有重要意义。

导致重症患者氧需增加的因素很多，针对不同原因进行治疗，就成为防治 MODS 的重要手段。体温每增加 1℃，机体氧需增加 7%，氧耗可能增加 25%。因此，及时降温，对于发热的患者就很必要。可采用解热镇痛药物和物理降温等手段。物理降温时，要特别注意防止患者出现寒战。一旦发生寒战，机体氧需将增加 100%~400%，对机体的危害很大。疼痛和烦躁也是导致机体氧需增加的常见原因。有效的镇痛和镇静，使患者处于较为舒适的安静状态，对防止 MODS 有益。抽搐导致氧需增加也十分明显，及时止痉是必要的。正常情况下，呼吸肌的氧需占全身氧需的 1%~3%，若患者出现呼吸困难或呼吸窘迫，则呼吸肌的氧耗骤增，呼吸肌的氧需可能增加到占全身氧需的 20%~50%。呼吸氧需的明显增加，势必造成其他器官的缺氧。采取积极措施，如机械通气或提高机械通气条件，改善患者的呼吸困难，能明显降低患者呼吸肌氧需。

3. 改善内脏器官血流灌注

MODS 和休克可导致全身血流分布异常，肠道和肾脏等内脏器官常常处于缺血状态，持续的缺血缺氧，将导致急性肾衰竭和肠道功能衰竭，加重 MODS。改善内脏灌注是 MODS 治疗的重要方向。

在传统的血管活性药物应用中，关于药物对内脏器官灌注的影响认识十分模糊，甚至被忽视。我国临床医学中最常应用小剂量多巴胺，以提升血压，改善肾脏和肠道灌注。但多巴胺扩张肾脏血管和改善肠系膜灌注的作用缺乏实验和理论依据。最近十年的研究显示，多巴胺实际上加重肾脏和肠道缺血，而去甲肾上腺素曾被认为可以引起严重的血管痉挛，减少组织和内脏器官灌注，引起组织和内脏器官缺血缺氧。但越来越多研究证实，感染性休克的治疗中，去甲肾上腺素并不引起内脏组织的缺血，与多巴胺相比，反而有助于恢复组织的氧供需平衡。感染性休克患者外周血管阻力降低，应用去甲肾上腺素可明显提高血压，在保证心脏和脑等重要脏器血液灌注的同时，能改善内脏血流灌注。多巴酚丁胺是强烈的 β 受体激动剂，增加心输出量和全身氧输送的同时，同比例改善胃肠道血流灌注。因此，去甲肾上腺素是有效治疗感染性休克的血管活性药物，可提高血压、改善组织灌注。在合并心功能障碍时应联合应用多巴酚丁胺。

（三）代谢支持与调理

MODS 使患者处于高度应激状态，导致机体出现以高分解代谢为特征的代谢紊乱。机体分解代谢明显高于合成代谢，蛋白质分解、脂肪分解和糖异生明显增加，但糖的利用能力明显降低。Cerra 将之称为自噬现象。严重情况下，机体蛋白质分解代谢较正常增加 40%~50%，而骨骼肌的分解可增加 70%~110%，分解产生的氨基酸部分经糖异生作用后供能，部分供肝脏合成急性反应蛋白。器官及组织细胞的功能维护和组织修复有赖于细胞得到适当的营养底物，机体高分解代谢和外源性营养利用障碍，可导致或进一步加重器官功能障碍。因此，在 MODS 早期，代谢支持和调理的目标应当是试图减轻营养底物不足，防止细胞代谢紊乱，支持器官、组织的结构功能，参与调控免疫功能，减少器官功能障碍的产生。而在 MODS 的后期，代谢支持和调理的目标是进一步加速组织修复，促进患者康复。

1. 代谢支持

代谢支持（Metabolic support）是 Cerra 1988 年提出的，指为机体提供适当的营养底物，以维持细胞代谢的需要，而不是供给较多的营养底物以满足机体营养的需要。与营养支持的区别在于，代谢支持既防止因底物供应受限影响器官的代谢和功能，又避免因底物供给量过多而增加器官的负担，影响器官的代谢和功能。其具体实施方法：①非蛋白热卡 < 35 kcal/(kg·d)（1 kcal = 4.18 kJ）（注：下文同），一般为 25~30 kcal/(kg·d)，其中 40%~50% 的热卡由脂肪提供，以防止糖代谢紊乱，减少二氧化碳生成，降低肺的负荷。②提高氮的供应量 [0.25~0.35 g/(kg·d)]，以减少体内蛋白质的分解和供给急性反应

蛋白合成的需要。③非蛋白热卡与氮的比例降低到 100 kcal : 1 g。严格控制血糖是代谢支持的重要组成部分。研究证实，控制严重全身性感染或感染性休克患者血糖水平在 80～110 mg/dL（4.4～6.1 mmol/L）之间可改善预后；与较高水平相比，不超过 150 mg/dL（8.3 mmol/L）也可改善预后。后者可减少低血糖血症的发生。因此，对于严重全身性感染和感染性休克患者，应控制血糖 < 150 mg/dL，接受胰岛素控制血糖的患者应以葡萄糖作为能源，1～2 h 测量 1 次血糖，直到稳定后改为 4 h 1 次。

尽管代谢支持的应用，对改善 MODS 的代谢紊乱有一定的疗效，但并不能避免或逆转代谢紊乱。

2. 代谢调理

代谢调理是代谢支持的必要补充。由于 MODS 患者处于高分解代谢状态，虽根据代谢支持的要求给予营养，仍不能达到代谢支持的目的，机体继续处于高分解代谢状态，供给的营养底物不能维持机体代谢的需要。因此，1989 年 Shaw 提出从降低代谢率或促进蛋白质合成的角度着手，应用药物和生物制剂，以调理机体的代谢，称为代谢调理（Metabolic intervention）。

主要方法包括：①应用布洛芬、吲哚美辛等环氧化酶抑制剂，抑制前列腺素合成，降低分解代谢率，减少蛋白质分解。②应用重组的人类生长激素和生长因子，促进蛋白质合成，改善负氮平衡。

代谢调理的应用明显降低了机体分解代谢率，并改善负氮平衡，但代谢调理也不能从根本上逆转高分解代谢和负氮平衡。

根据 MODS 患者代谢特点，利用代谢支持和代谢调理对机体继续调控和治疗，可望进一步提高营养代谢支持的疗效，改善 MODS 患者的预后。

（四）抗凝治疗

MODS 易于合并凝血功能的紊乱，尤其对于严重全身性感染及由此导致 MODS 的患者。病程早期阶段的炎症反应表现为促凝活性，伴随高凝的发展，血小板、各种凝血因子和抗凝物质均被严重消耗。凝血功能紊乱推动 MODS 病情的进一步发展和恶化。因此抗凝治疗十分必要。人体活化蛋白 C（APC）是一种内源性抗凝物质，同时还具有抗炎特性。大规模、多中心、随机对照研究证实，thAPC 以 24 μg/(kg·h) 剂量连续静脉泵注，可以明显降低患者 28 d 死亡率。亚组分析显示，获益的主要是 APACHE Ⅱ ≥ 25 的高危患者。但 thAPC 具有诱发出血的较高风险，该研究显示，与对照组相比，应用 thAPC 患者严重出血发生率为 2.0% 到 3.5%（P = 0.06）其后另一项研究也获得与上述研究相似的疗效，但严重出血发生率达到 6.5%。因此，对于 APACHE Ⅱ ≥ 25 的严重全身性感染导致的 MODS 患者使用 thAPC，APACHE Ⅱ < 20 或单器官衰竭的患者不推荐应用 thAPC。

（五）免疫调节治疗

基于炎症反应失控是导致 MODS 的本质性原因这一认识，抑制 SIRS 有可能阻断炎症反应发展，最终可能降低 MODS 死亡率。免疫调控治疗实际上是 MODS 病因治疗的重要方面。当前，对机体炎症反应认识的深入，取得了阶段性的成果，但要对 MODS 治疗发挥指导性作用，尚有待时日。

1. 炎症反应失控的评估和 MODS 治疗策略

正确判断 MODS 患者 SIRS/CARS 失衡方向，是进行临床干预、恢复 SIRS 与 CARS 平衡的前提。虽然目前尚无快速、准确的指标应用于临床，但有关外周血单核细胞表面 HLA-DR 表达量及 T 辅助细胞 TH_1/TH_2 功能的研究，可判断 SIRS/CARS 的失衡方向，从而为指导免疫调控治疗带来曙光。

外周血单核细胞表面 HLA-DR 表达量是反映细胞免疫功能状态的客观指标之一。Bone 提出 HLA-DR 的表达量低于 30% 则可诊断 CARS。Kox 选择 10 例严重感染伴 MODS 的 CARS 患者，给予 IFNγ-1b，结果在 3 d 内全部患者的单核细胞 HLA-DR 的表达量显著增加，而且释放 TNFα 和 IL-1 的能力也明显恢复，提示 IFN-γ 可逆转 CARS。当然，HLA-DR 表达 > 30% 时是否反映机体以 SIRS 为主，尚难以确定。因此，HLA-DR 的表达量仅能粗略反映机体免疫功能状态，尚难以用于评价 SIRS/CNRS 失衡方向。

TH_1/TH_2 细胞功能改变也能够反映机体的免疫功能状态，TH_1/TH_2 漂移方向则有助于反映 SIRS/CARS 的失衡方向和程度。根据 TH 细胞所分泌的不同淋巴因子及其功能，将 TH 细胞分为 TH_1 和 TH_2 细胞两种类型，TH_1 细胞以产生 IL-2、IFNγ、TNFβ 等促炎介质为特征，增强炎性细胞毒性作用，介导细胞免疫应答。TH_2 细胞可产生 IL-4、IL-5、IL-10、IL-13 等细胞因子，以抗炎症反应为主，促进抗体生成，介导体液免疫应答。可见，TH$_1$和TH$_2$细胞实际上分别反映促炎和抗炎反应，两者的失衡则反映了SIRS和CARS是否失衡，是MODS免疫失衡的重要环节。

感染、创伤时TH$_1$向TH$_2$漂移，说明机体发生细胞免疫功能低下，CARS占优势。此时免疫调控的重点应放在通过促进TH$_0$向TH$_1$分化，同时对前列腺素（PGE2）-TH$_2$通道进行下调，重建细胞免疫功能，恢复SIRS和CARS的平衡。Mannick对烧伤动物的研究显示，外源性补充IL-12促进TH$_0$向TH$_1$细胞分化，增强动物的抗感染能力，结果动物死亡率显著降低到15%（对照组为85%）。Kox应用IFNγ-1b促进单核细胞分泌IL-6和TNFα，以对抗CARS，而且IFNγ通过抑制单核细胞释放IL-10，阻止PGE$_2$的释放，从而对PGE$_2$-TH$_2$通道进行下调。尽管IFNγ等能够有效促进TH$_2$向TH$_1$漂移，但是否能够恢复机体免疫功能，降低MODS患者的死亡率，尚有待进一步的临床观察。

感染、创伤时也存在TH$_1$未向TH$_2$漂移，以炎症反应占优势，免疫调控治疗的方向就应以抑制SIRS为主，如应用IFN-γ则可能是有害的。动物实验研究显示给予IL-10等抗炎介质可能是有益的。

当然，TH$_1$/TH$_2$的漂移并不能直接测定，需分别测定TH$_1$/TH$_2$表达或释放的细胞因子，以两者比例改变反映漂移方向。因此，临床上还难以迅速捕捉到SIRS/CARS失衡方向。寻找准确、快速的炎症反应失衡判断方法，仍然是当前临床研究的重要方向。

2. 炎症介质基因表达的多态性与MODS治疗策略

细胞因子的基因型不同，免疫炎症性反应不同。特别值得注意的是，基因表达的多态性对介质表达、感染易感性和重症患者预后具有明显不同的影响。可见，基因多态性与感染患者炎症反应的差异有关。极富挑战性的是，哪些炎症相关基因具有多态性的特征，目前尚不清楚。炎症相关基因多态性的研究日益受到重视，通过对MODS动物和患者炎症相关基因多态性的分析，试图寻找与感染及MODS的相关基因，弄清细胞因子基因多态性对炎症反应程度和患者预后的影响，并为进一步的基因调控治疗和个体化的免疫调控治疗奠定基础。

第二节 气性坏疽

一、概述

气性坏疽是由梭状芽孢杆菌所引起，病变主要是肌肉广泛坏死，通常发生于开放性骨折，深部肌肉挫裂伤、伤口内有异物存留，或因血管损伤致局部组织血液供应不良的患者。

气性坏疽致病菌常由产气荚膜杆菌（又称魏氏杆菌）、恶性水肿杆菌、腐败杆菌和溶组织杆菌等致病，且都有两种以上的感染，常混合其他的化脓性细菌。梭状芽孢杆菌类广泛存在于泥土和人、畜粪便中，但沾染伤口后并不一定致病，与伤口及人体抵抗力的情况有关，若伤口较深，有肌肉组织挫裂伤，或血管损伤，使用止血带时间过长等，加上血容量过少或休克，使沾染的致病菌进入缺氧环境，就容易发生气性坏疽。

本病的致病菌在局部伤口生长繁殖，分泌多种外毒素和酶。可以引起溶血，并可损害心肝和肾等器官。一部分酶有较强的分解糖和蛋白质的作用，糖类分解可产生气体，蛋白质分解可产生硫化氢。坏死组织和毒素的吸收，可引起严重的毒血症。

二、诊断

（一）临床表现

潜伏期可短至6 h，长至6 d，一般为1～4 d。

1. 局部表现

（1）伤部剧痛为最早的症状，呈特殊的"胀裂样"剧痛，用一般镇静药不能缓解。

（2）患部进行性肿胀：伤口周围皮肤水肿、紧张、苍白、发亮，继而变为紫红、紫黑，并可出现大小不等的水泡，含暗红色泡液。

（3）伤口内流出恶臭的血性或浆液性液体；伤口内肌肉坏死，呈暗红或土灰色，失去弹性，切开后不收缩，也不出血，犹如熟肉。

（4）轻压伤口周围皮肤有捻发音，或可见气泡从伤口边缘溢出。

（5）由于血管血栓形成及受压、淋巴回流受阻，肢体可发生水肿、变色、厥冷和坏死。

2. 全身表现

患者极度软弱，表情淡漠或烦躁不安，有时谵妄。体温可高达40℃以上。面色苍白，可出冷汗，脉搏加快，脉率 > 100 次 /min，呼吸急促，晚期血压下降，神志昏迷，还可出现黄疸、尿少等；严重者出现休克，甚至多器官功能衰竭。

（二）实验室检查

血常规示进行性贫血，红细胞计数迅速降到（$1.0 \sim 2.0$）$\times 10^{12}$/L，血红蛋白可明显下降。白细胞计数一般不超过 15.0×10^9/L。伤口渗液涂片检查可见革兰染色阳性粗大杆菌，厌氧培养可见荚膜芽孢杆菌。

（三）诊断注意事项

早期诊断和及时治疗是保存伤肢和挽救生命的关键。由于病变进展迅速，稍有耽误将会造成严重后果。诊断时注意以下几点有助于本病的诊断：

（1）创伤或手术后，伤口突然剧烈胀裂样痛，局部肿胀迅速，有明显的中毒症状。

（2）伤口周围触诊有捻发音。

（3）渗液细菌涂片有革兰染色阳性粗大杆菌。

（4）X线平片检查发现肌群内有积气。

三、治疗

（一）手术治疗

诊断一经确立，迅速及时的清创是抢救生命的关键。切除已失活的肌肉组织，清除异物，伤口用氧化剂冲洗。如果肢体损伤甚为严重，或全身中毒严重，为了挽救生命，应考虑截肢术，伤口全部开放，用氧化剂湿敷包扎。

1. 术前准备

术前静脉滴注青霉素 G 800 万 U，或注射头孢菌素，或克林霉素，并给予补液、输血 400 ~ 800 mL。手术应在全麻下进行。

2. 手术方式

应将病变区做广泛、多处纵向切开，直达正常健康的组织为止。对已发生坏死的肌肉，碎骨片及异物等，应彻底清除，敞开伤口，用3%过氧化氢或 1：5 000 高锰酸钾溶液反复冲洗和湿敷。若肢体损毁严重，动脉搏动已消失，并有严重的全身中毒症状，为挽救患者生命，应施行高位截肢术，残端创口敞开，用氧化剂冲洗和湿敷。

（二）抗生素治疗

术前、术中、术后均应给予静脉滴注大剂量青霉素 G，每天 1 000 万 U 和四环素 2.0 g，如青霉素过敏，则选用红霉素，每天 1.5 ~ 1.8 g。必要时可选用新一代头孢菌素，常可获得满意的效果。

（三）高压氧疗

患者在高压氧舱内吸入相当于3个大气压的纯氧，可抑制甚至杀灭厌氧菌，使其不能产生毒素。方法：第1天3次，第2天和第3天各2次，共7次，每次2 h，间隔6 ~ 8 h。清创在第一次高压氧治疗后进行。这种治疗目前已得到充分重视，可起到保留患肢的作用。

四、预防

彻底清创是预防创伤后气性坏疽的主要方法。对开放性创伤，特别是泥土较重和软组织挫伤严重者，都应及时进行彻底清创，清除异物和失活组织。污染严重的伤口可用3%过氧化氢液冲洗，并应开放引流。对疑有气性坏疽的伤口，立即拆除缝线，敞开伤口。

对气性坏疽患者要严格隔离，患者用过的一切衣物、敷料、器材等要单独收集，严格消毒，以防发生交叉感染。

第三节 风疹

风疹（rubella，German measles）是由风疹病毒引起的急性出疹性传染病，临床上以前驱期短、低热、皮疹、耳后和枕部淋巴结肿大为特征。一般病情较轻，病程短，预后良好。但孕妇感染风疹，将会导致胎儿严重损害，引起胎儿风疹综合征（congenital rubella syndrome，CRS）。

一、病原学

风疹病毒（rubella virus，RV）是单股正链RNA病毒，为披膜病毒科风疹病毒属中的唯一成员，与其他披膜病毒科成员不同，RV的唯一自然宿主是人，风疹病毒外形呈球形，直径为（58±7）nm。主要有外层囊膜和内层的核衣壳2部分构成，包含三种结构蛋白即E_1、E_2和C_0，E_1和E_2为包膜糖蛋白，以异二聚物的形式分布在外层囊膜上，核衣壳直径为（33±1）nm，由病毒的RNA和C蛋白组成。在E1蛋白上具有与RV的血凝活性（HA）、溶血活性（HL）和诱导中和抗体反应有关的抗原决定簇，并在RV免疫中起主要作用。

1962年，Parkman等利用猴肾细胞分离出RV。RV的抗原结构相当稳定，只有一种血清型。RV可在兔肾、乳田鼠肾、绿猴肾、兔角膜等细胞培养中生长，能凝集鸡、鸽、鹅和人"O"型红细胞。RV可在胎盘或胎儿体内以及出生后数月甚至数年生存增殖，产生长期、多系统的慢性进行性感染。病毒在体外生活力较弱，对紫外线、乙醚、氯仿、甲醛敏感，pH < 6.8 和 pH > 8.1 均不易生长，pH < 3 可将其灭活。RV不耐热，56℃ 30 min、37℃ 90 min均可将其杀灭。在 –60 ~ –70℃可保持活力3个月，干燥冰冻下可保存9个月。

二、流行病学

1. 传染源

患者是唯一的传染源，包括亚临床型和隐性感染者。在发病前5 ~ 7 d和病后3 ~ 5 d均有传染性，起病前一天和当日传染性最强。患者口、鼻、咽部分泌物以及血液、大小便等均可分离出病毒。

2. 传播途径

传播途径主要通过空气飞沫经呼吸道传播，人与人之间密切接触也可经接触传染。胎内被感染的新生儿，咽部可排病毒数周、数月甚至1年以上，因此通过污染的奶瓶、奶头、衣被、尿布及直接接触等感染家庭成员、医务人员或者引起婴儿室中传播。风疹病毒亦可通过胎盘传给胎儿，引起流产、死产、早产或有多种先天畸形的CRS。

3. 人群易感性

人群普遍易感，高发年龄在发达国家为5 ~ 9岁，在发展中国家为1 ~ 5岁，可在集体机构中流行。四季均可发病，冬春季高发。

在疫苗问世前，风疹呈世界性分布，周期性流行，一般间隔5 ~ 7年。这与人群的流动、免疫水平的升降和易感人群的增加有关。

英国在1978—1979年流行高峰时，孕妇流产最多，对此次流行中分娩婴儿追踪随访，发现可于生后2 ~ 3年才出现某些症状。日本1986—1988年风疹大流行之后发生CRS及致聋5例。

我国的发病情况尚缺乏全面的资料分析，但从目前所掌握的情况来看，风疹在我国的发病情况非常严重，不仅呈周期性流行，有时局部地区甚至发生大规模的暴发。风疹在中国列入丙类传染病，2004年全国报告风疹病例24 015例，死亡1例；2005年25 446例，死亡1例；2006年37 019例。1993—1994年北京和沈阳市都发生了风疹流行，流行年份发病率达100/10万，200/10万，1990—2006年上海市共报告风疹病例60 673例，报告发病率最低为0.15/10万，最高为451.57/10万。1993年上海市发生了风疹暴发,是风疹报告发病最高的年份,共报告风疹病例58 104例,较1992年同期增加143倍,平均发病率451.57/10万,风疹发病率最高年龄组是10～14岁组,为2 753.94/10万。在1995—2006年,风疹发病率最高的年龄组是0～4岁组,为4.56/10万,平均发病率0.64/10万,但是25～29、30～34岁年龄组1.12/10万和0.56/10万,均高于1990—1994年(除1993年)相同年龄组的发病率。这些数据进一步提示自开展疫苗接种后,近年来风疹发病成年人增加,年龄有后移趋势。

孕妇在孕早期感染RV,可引起CRS,胎儿致畸的危险与感染风疹的妊娠月份密切相关,即在怀孕的前3个月内感染风疹病毒,胎儿发生畸形的危险性最大。怀孕第1个月的发生率为80%～100%,第2个月的发生率为60%～80%,第3个月的发生率为40%～60%。我国1984年报道了我国首例CRS,1990年的研究报告:在北京、辽宁、陕西、河南、江苏以及内蒙古6省(市)的10 412份妊娠早期妇女血清中检出风疹IgM阳性48份,总阳性率为0.461%,其中9 126名门诊孕妇中29人阳性,阳性率为0.318%。20世纪90年代我国每年的新生儿出生数为2 500万左右,按怀孕早期风疹原发感染率为0.318%计算,每年有8万孕妇发生原发感染,按原发感染后50%胎儿发生畸形计算,每年将出生4万多名因风疹病毒宫内感染引起先天畸形的婴儿

三、发病机制和病理

患者感染风疹后,RV首先在上呼吸道黏膜及颈淋巴结生长增殖,然后进入血循环,播散至全身淋巴组织引起淋巴结肿大。病毒侵犯皮肤等组织后病毒血症很快消退,而鼻咽部在出疹后可持续排毒6d。孕妇原发感染RV后,无论有无症状,病毒都会在病毒血症期感染胎盘,进而侵及胎儿。先天性风疹的发病机制还不太清楚,可能是病毒:①直接导致特异性细胞坏死、凋亡。②抑制细胞有丝分裂并使染色体断裂致器官组织分化发育障碍。③引起血管内皮受损导致胎儿供血不足。④特异性免疫复合物和自身抗体形成导致自身免疫性损伤。⑤持续性感染引起迟发性疾病~。

本病病情较轻,病理发现不多。淋巴结可见水肿、滤泡细胞增生和结构特征消失;呼吸道见轻度炎症;皮疹处真皮上层毛细血管充血和轻微炎性渗出;并发脑炎时,可见弥漫性肿胀、非特异性变性、血管周围和脑膜单核细胞性渗出;并发关节炎时,滑膜可见散在脓性纤维蛋白渗出、滑膜细胞增生、淋巴细胞浸润和血管增生。先天性风疹患儿可发生脑、心血管、眼、耳、肺、肾、肝、脾、骨骼等脏器病理改变。

四、临床表现

风疹临床上可分为获得性风疹和CRS,前者最为常见。

1. 获得性风疹潜伏期平均18 d(14～21 d)。

(1)前驱期:1～2 d,婴幼儿患者前驱期症状常较轻微,或无前驱期症状;在青少年和成人患者则较显著,可持续5～6 d。表现有低热或中度发热、头痛、食欲减退、疲倦、乏力及咳嗽、打喷嚏、流涕、咽痛、结膜充血等轻微上呼吸道症状,偶有呕吐、腹泻、鼻出血、齿龈肿胀等。部分患者咽部及软腭可见玫瑰色或出血性斑疹,但无颊黏膜粗糙、充血及黏膜斑。

(2)出疹期:通常于发热1～2 d后出现皮疹,皮疹初见于面部,且迅速扩展至躯干四肢,1 d内布满全身,但手掌、足底大都无疹。皮疹为细点状淡红色斑疹、斑丘疹或丘疹,直径2～3 mm。四肢远端皮疹较稀疏,部分融合类似麻疹,躯干尤其背部皮疹密集,融合成片,又类似猩红热皮疹。皮疹一般持续3 d(1～4 d)消退,亦有人称为"三日麻疹"。面部有疹为风疹的特征。个别患者呈出血性皮疹,伴全身出血,主要由于血小板减少和毛细血管通透性增高所致。出疹期常有低热、轻度上呼吸道炎、脾肿大及全身浅表淋巴结肿大,尤以耳后、枕部、颈后淋巴结肿大最为明显。肿大淋巴结有轻度压痛,不融合,不化脓。有时风疹患者脾脏及淋巴结可在出疹前4～10 d已发生肿大,消退较慢,常持续3～4周。疹退不留色素,无脱屑。仅少数重症患者可有细小糠麸样脱屑,大块脱皮则极少见。疹退时体温下降,上呼吸道症状消退,肿大的淋巴结亦逐渐恢复,但完全恢复正常需数周以后。

2. CRS

母体在孕期前3个月感染RV可导致胎儿发生多系统的出生缺陷,即CRS,感染发生越早,对胎儿

损伤越严重。胎儿被感染后，重者可导致死胎、流产、早产；轻者可导致胎儿发育迟缓，甚至累及全身各系统，出现多种畸形。新生儿先天畸形中15%由先天性风疹所致。多数先天性风疹患者于出生时即具有临床症状，也可于生后数月至数年才出现进行性症状和新的畸形（表12-2）。

表12-2

组织器官	临床表现
眼	白内障，色素沉着，视网膜病变，小眼睛，青光眼，眼角膜浑浊，黄斑变性，虹膜发育不良，斜视
心血管	动脉导管未闭，肺动脉瓣狭窄，房（室）间隔缺损
耳	神经性耳聋
中枢神经系统	小脑畸形，脑膜脑炎，神经运动性障碍，肌张力减退
内脏	肝脾肿大，肝炎，黄疸
血液系统	紫癜，贫血
肺	间质性肺炎
免疫系统	慢性风疹皮疹，胸腺发育不全，丙种球蛋白异常血症，免疫复合物病
骨骼	长骨疏松，骨畸形
迟发性损害	糖尿病，类似亚急性硬化性全脑炎

（1）出生低体重：出生时体格小和营养不良，身材，头围，胸围等均成正比新生儿化，此差距至1岁时往往还没能纠正

（2）耳聋：常见双侧感觉神经耳聋或伴有传导继发性语言障碍，听力可在出生后第1年进行性变慢，也有突然发展为听力丧失，听觉脑干反应（ABR）、调节性定向反射（COR）听力检查异常。耳聋是耳蜗和corti器变性引起发育不良所致。

（3）眼损害：白内障发生率高达54.5%~66%，多为双侧，常与小眼球并发，晶体可呈球形，中心具有核样坏死，视网膜有灶性病变而影响视力。而先天性青光眼发生率较白内障少，表现为角膜增大和浑浊，前房增深，眼压增高，晚期可出现圆锥形角膜，角膜水肿。也有视网膜病，虹膜睫状体炎等。

（4）心血管畸形：在妊娠2个月患CRS的儿童中至少半数发生心脏损害，最常见为动脉导管未闭、房间隔缺损、肺动脉狭窄、法洛四联症等，也有高血压引起肾动脉和主动脉狭窄的晚期表现。

（5）中枢神经系统病变：CRS患儿和儿童可出现精神发育迟缓或孤僻症。严重的运动损害和典型的痉挛性双侧瘫痪均可见。风疹病毒于脑组织内持续存在达12年，常在10~30岁发病而引起进行性风疹全脑炎

（6）代谢和内分泌疾病：晚期CRS最常见是糖尿病，发病多在10~30岁，患者都有耳聋和其他缺损。其发病机制为可能由风疹病毒在胰腺细胞中降低其生长速度和缩短β细胞寿命所致。此外晚期CRS也有表现甲状腺功能减退或亢进和甲状腺炎，这可能与畸形或慢性甲状腺炎或自身免疫有关。偶见生长激素缺乏症，可能因慢性和进行性下丘脑功能紊乱所致。

（7）其他：中耳炎、间质性肺炎、巨细胞肝炎、肝大、脾大、肾小球硬化、淋巴结肿大、血小板减少性紫癜、溶血性贫血、再生障碍性贫血、脑炎、脑膜炎、小头畸形、智力障碍、骨损害等。

五、实验室检查

1. 外周血象

白细胞总数减少，淋巴细胞增多，并出现异型淋巴细胞和浆细胞。

2. 病毒分离

取患者鼻咽分泌物，胎儿风疹患者取尿、血液、骨髓等培养于RK-13、Vero或SIRC等传代细胞，可分离出风疹病毒，再用免疫荧光法或酶标法鉴定。

3. 血清抗体测定

如红细胞凝集试验、中和试验、补体结合试验和免疫荧光、双份血清抗体效价增高≥4倍为阳性。

血凝抑制试验最为适用，具有快速、简便、可靠的优点。可广泛应用，此抗体在出疹时即出现，1～2周后迅速上升，4～12个月后降至开始时水平，并可维持终身。双份血清（间隔1～2周采血）特异性IgG≥4倍升高有诊断意义。也可采用ELISA法检测血清及唾液的风疹特异性IgM抗体，于出疹后5～14 d阳性率可达100%，阳性者示近期感染，新生儿血清特异性IgM阳性，可诊断CRS。

4. 斑点杂交法检测风疹病毒RNA

检测RV-RNA，灵敏度达1～2 pg水平。但有少量假阳性。

5. 风疹病毒抗原检查

采用直接免疫荧光法查咽拭涂片剥脱细胞中风疹病毒抗原。但诊断价值尚待观察。

六、诊断和鉴别诊断

1. 诊断

典型风疹根据接触史、前驱期短、皮疹特点、枕后和耳后淋巴结肿大等表现易做出临床诊断，不典型病例常需借助病原学诊断手段。对CRS，若已知孕母妊娠期有明确风疹病史时诊断并不困难，根据国家技术监督局、卫健委颁布的风疹诊断标准及处理原则，诊断CRS的标准如下。

（1）临床表现：①新生儿白内障（青光眼），先天性心脏病，听力缺损，色素性视网膜病，唇裂、腭裂，小头畸形，X线骨质异常。②紫癜，脾肿大，黄疸，精神性弛缓，脑膜脑炎。实验室确诊患儿母亲在妊娠早期有风疹病毒感染史。

（2）实验室诊断：①婴儿血清风疹IgM抗体阳性。②婴儿风疹IgG抗体水平持续存在，并超过母体被动获得的抗体水平（≥4倍）。③婴儿咽拭子，血、尿、脑脊液或脏器活检标本分离到风疹病毒或检测到风疹病毒RNA。

病例分类：疑似病例具备临床表现①或②中任一条；临床诊断病例具备临床表现：①中任一条。②任一条，同时伴实验室确诊患儿母亲在妊娠早期有风疹病毒感染史；确诊病例具备临床诊断病例加实验室诊断中任一条。

2. 鉴别诊断

风疹患者的皮疹形态介于麻疹与猩红热之间，因此，应着重对此三种常见发热出疹性疾病进行鉴别诊断。此外，应与幼儿急疹、药物疹、传染性单核细胞增多症、肠道病毒感染相鉴别。先天性风疹综合征还需与宫内感染的弓形虫病、巨细胞病毒感染、单纯疱疹病毒感染相鉴别，此三种宫内感染与CRS有相似的症状。

七、并发症

风疹一般症状多轻，并发症少，仅少数患者可并发中耳炎、咽炎、支气管炎、肺炎、胰腺炎、肝炎、消化道出血、血小板减少性紫癜、溶血性贫血、肾病综合征、急慢性肾炎等。较重者有下述几种。

1. 脑炎

少见，发病率为1/6 000，主要见于小儿，学龄期儿童发病者症状重，可能与大龄儿童感染风疹时毒力高有关。发病常在出疹后1～7 d，有头痛、嗜睡、呕吐、复视、颈项强直、昏迷、惊厥、共济失调、肢体瘫痪等。脑脊液的改变与其他病毒性脑炎相似。病程较短，多于3～7 d后自愈，少数留有后遗症。也可有慢性进行性全脑炎。

2. 心肌炎

患者诉胸闷、心悸、头晕、微软，心电图及心肌酶谱均有改变，多于1周或2周内恢复，可与脑炎等其他并发症同时存在。

3. 关节炎

多见于成人，尤为妇女患者，在儿童患者中也可发生。关节炎的发生机制尚未完全明确。多系病毒直接侵袭关节腔或免疫反应所致。

4. 出血倾向

少见。因血小板减少和毛细血管通透性增高所致。常在出疹 3~4 d 后突然出血，皮肤黏膜出现瘀点、瘀斑、呕血、便血、血尿。多数在 1~2 周内自行缓解，少数患者颅内出血可引起死亡。有严重症状者给予相应处理：①有明显出血者可考虑静脉用免疫球蛋白，必要时输血。②肺炎、呼吸窘迫、黄疸、心脏畸形、视网膜病等处理原则同其他新生儿。③充血性心衰和青光眼者需积极处理，白内障治疗最好延至 1 岁以后。④早期和定期进行听觉脑干诱发电位检查，以早期诊断耳聋而及时干预。

八、预后

风疹预后良好。并发脑膜脑炎、血小板减少所致颅内出血可引起死亡，但仅属偶见。妊娠 3 个月内的孕妇患风疹，其胎儿可发生胎儿风疹，引起流产、死产、早产及各种先天畸形，预后严重，故必须重视孕妇的预防措施。

九、治疗

1. 一般对症治疗

风疹患者一般症状轻微，不需要特殊治疗，主要为对症治疗。症状较显著者，应卧床休息，流质或半流质饮食。对高热、头痛、咳嗽、结膜炎者给予对症处理。

2. 并发症治疗

有严重关节炎时，阿司匹林治疗可缓解症状。风疹脑炎治疗同其他病毒性脑炎。血小板减少性紫癜若有出血可静脉用丙种球蛋白。

3. 胎儿风疹

无症状感染者无须特别处理，但应随访观察，以期及时发现迟发性缺陷。有严重症状者给予相应处理。

十、预防

1. 隔离检疫

患者应隔离至出疹后 5 d。但本病症状轻微，隐性感染者多，故易被忽略，不易做到全部隔离。一般接触者可不进行检疫，但妊娠期，特别妊娠早期的孕妇在风疹流行期间应尽量避免接触风疹患者。

2. 主动免疫

接种风疹减毒活疫苗是目前预防风疹和 CRS 最有效的手段。风疹减毒活疫苗有单价和风疹-麻疹-腮腺炎三联疫苗 2 种。据 WHO 掌握的最新情况，截至 2000 年 4 月，214 个 WHO 国家或地区中已有 111 个（52%）将风疹疫苗纳入常规免疫，但不同地区使用风疹疫苗的国家所占比例不同：非洲区 2%，东南亚 20%，东地中海区 50%，西太平洋区 57%，欧洲区 68%，美洲区 89%；美国甚至将完成 2 剂风疹疫苗作为入学条件。在一些重视风疹免疫预防，疫苗覆盖率高的国家，风疹及 CRS 的流行已得到有效控制。美国从 1969 年开始使用风疹疫苗，20 年后风疹及 CRS 的发生数分别减少了 99% 和 97.4%。1992—1996 年平均每年只有 183 例风疹病例，而 CRS 从 1985—1996 年总共只有 122 例。疫苗接种后血清抗体阳转率一般在 95% 以上，已被不同的研究所证实。一般认为，初次免疫后所产生的抗体至少可持续 10 年以上。追踪一批国产疫苗初免成功者，10~11 年后抗体阳性率为 95.92%，几何平均滴度倒数为 82.35±4，在一次风疹的流行中，初免成功但抗体已转阴的个体没有 1 例发生风疹，疫苗的保护率为 100%。

我国已开始重视风疹免疫预防，但尚无统一接种方案。在免疫目标人群的选择上曾有两种方案：一种是针对女性的选择性免疫方案，如 20 世纪 70 年代英国采取的是对学龄期女孩免疫，澳大利亚采用的是学龄女孩和产后易感妇女接种方法。该方案直接保护风疹预防的重点人群，节约可行，但不能完全阻断风疹在全人群中的传播和流行。另一种是全人群的免疫方案，如美国对全部儿童和育龄妇女实行全面免疫。这种方案虽然花费较高，但如长期坚持，则有助于达到完全消灭风疹及 CRS 的目标。现越来越多的国家采用了后一种方案。不同的国家和地区处于风疹预防控制的不同阶段，可以根据具体情况采取不同方案，但为迅速减少 CRS 的发生，无论何种策略都应包括易感的育龄妇女。

欧美一些发达国家通过开展风疹疫苗接种，有效地控制了风疹及 CRS 的流行，这一成功的实践让我们看到了人类通过免疫预防最终消灭风疹的前景和希望。所以我们有理由相信风疹的免疫预防是人类消灭风疹的最有效手段。

第四节　血流感染

一、基本概念

　　败血症（septicemia）是由各种病原微生物（细菌或真菌）和毒素侵入血流所引起的血液感染，主要临床表现：骤发寒战、高热、心动过速、呼吸急促、皮疹、肝脾肿大以及精神、神志改变等，严重者可引起休克、弥散性血管内凝血（DIC）和多脏器功能障碍综合征（MODS）。菌血症（bacteremia）只是细菌一过性侵入血循环，不久即被机体防御功能抑制或清除，虽可获阳性血培养结果，却并没有相应的临床症状。目前把败血症和菌血症统称为血流感染（bloodstream infection）。近年来，随着广谱抗生素、激素的广泛应用以及创伤性诊疗技术的广泛开展，血流感染的发病率有逐年增高的趋势，同时随着静脉导管技术的广泛应用，导管相关性血流感染（CRBSI）的发病率也随之上升。

二、常见病因

1. 危险因素

①机体屏障功能的完整性受到破坏，如手术、创伤、动静脉置管、气管插管等。②引起机体免疫力下降的原因，如激素、化疗、免疫抑制剂等的使用，人类免疫缺陷病毒（HIV）感染。③昏迷、营养不良、高龄等也是血流感染的危险因素。

2. 病原学

血流感染的病原菌随着各种操作技术的开展及抗感染药物的应用而不断变化，近 20 年来，革兰阳性菌如凝固酶阴性葡萄球菌（CNS）、金黄色葡萄球菌（金葡菌）、肠球菌、真菌引起的血流感染发病率增加，而革兰阴性菌引起的血流感染相应减少。许多大宗的研究结果显示，位居血流感染前几位的病原菌为金葡菌、CNS、念珠菌属、大肠埃希菌、肺炎克雷伯菌、肠球菌属和肠杆菌属。念珠菌属占医院血流感染的第 4 位，与 20 世纪 80 年代相比，发病率增加了 2～5 倍。我国文献报道，血流感染中革兰阳性菌占 57.19%，革兰阴性菌占 35.96%。革兰阳性菌中以 CNS 分离率最高（40.75%），已成为医院血流感染的第 1～3 位病原菌，并认为 CNS 是 CRBSI 的重要病原菌。引起血流感染病原菌的耐药性亦逐渐增加，甲氧西林耐药的金黄色葡萄球菌（MRSA）、产 ESBLs 的革兰阴性菌以及其他耐药菌株不断出现。据报道，在血流感染中 MRSA 约占 30%，耐碳青霉烯类的铜绿假单胞菌约占 12%。

三、发病机制

各种病原微生物（细菌或真菌）侵入血流，然后大量繁殖、释放毒素及代谢产物，或毒素直接侵入血流，引起血流感染，出现一系列临床表现。

四、临床特征

血流感染并无特征性临床表现，主要有发热、寒战、皮疹、肝脾肿大、呼吸急促，或过度通气、意识障碍，外周血白细胞总数增加、核左移、血小板减少等。病情严重者可有脏器灌注不足的表现，如低氧血症、高乳酸血症、少尿、低血压，甚至休克、DIC、MODS。不同病原菌的血流感染临床表现各有特点，而不同群体，如老年人、婴幼儿、孕妇，以及烧伤、AIDS 患者等的血流感染也各有临床差异。

1. CNS 血流感染

CNS 为医院感染的首位，在 ICU 中最为多见。CNS 血流感染常为异物如人工瓣膜、人工关节、各种导管及起搏器等留置体内而致。中性粒细胞减少者尤易发生表皮葡萄球菌血流感染，常由静脉输液导管带入感染。通常 CNS 由于毒力较低，症状相对较轻，预后也较好。有时除发热外没有其他症状，诊断只能依赖血培养结果。但 CNS 又是血培养最可能污染的病原菌，故 CNS 血流感染的诊断应包括：①血培养至少有多次不同部位的阳性结果。②数次分离到的 CNS 的耐药菌应相同。③临床排除其他原因所致发热或病情恶化。

2. 金葡菌血流感染

社区获得性金葡菌血流感染多为青壮年和体力劳动者，原发病灶常为疖、痈、伤口感染；医院获得性金葡菌血流感染多为机体防御功能低下者，常通过口腔黏膜及呼吸道入侵所致。临床表现较典型：急性发病，寒战高热，皮疹可有瘀点、荨麻疹、猩红热样皮疹及脓疱疹等；关节症状较明显，大关节疼痛，有时红肿。金葡菌血流感染的另一特点是迁徙性损害，常见多发性肺部浸润，甚至形成脓肿；其次有肝脓肿、骨髓炎、关节炎、皮下脓肿等。

3. 肠球菌属血流感染

近年来肠球菌属血流感染日益增多，是医院感染常见的机会感染病原菌。引起血流感染的肠球菌属中 55.2% 为粪肠球菌，28% 为屎肠球菌。肠球菌属血流感染原发病灶以尿路感染居多，其次是褥疮、外科切口感染、腹腔感染、消化道肿瘤；但有 40% 的患者并无明显的原发病灶。肠球菌属血流感染继发于呼吸道感染者较少见。医院肠球菌属血流感染常为复数菌所致，多合并其他革兰阴性杆菌血流感染，常常症状较重，预后较差。

4. 革兰阴性菌血流感染

以铜绿假单胞菌、大肠埃希菌和肺炎克雷伯菌为多见。近年发现一些居于肠道内过去很少致病的不动杆菌、沙雷菌、产碱杆菌、肠杆菌亦可引起血流感染。革兰阴性菌血流感染以医院感染为多，起病多有发热，发热可能是唯一症状，缺乏感染定位症状。临床过程凶险，40% 左右的患者可发生脓毒性休克，有低蛋白血症者更易发生休克，严重者出现 MODS、DIC 等。铜绿假单胞菌血流感染占医院血流感染的 13.6%，是血流感染的第 4~7 位病原菌，常见于免疫功能低下人群。危险因素有血液系统恶性肿瘤、粒细胞减少、糖尿病、器官移植、严重烧伤、大面积皮肤破损、应用肾上腺皮质激素、AIDS、化疗、泌尿道溃疡、静脉导管、尿道装置或导尿管、手术及早产儿等；大肠埃希菌血流感染占医院血流感染的 10% 左右，常见的有创性检查治疗及原发病灶为静脉导管、气管插管、泌尿生殖道、胃肠道、胆道或呼吸道感染，以尿路感染，尤其是有尿路梗阻者最为常见。肺炎克雷伯菌血流感染占医院血流感染的 8% 左右，常见的有创性检查治疗及原发病灶为静脉导管、尿道、下呼吸道、胆道、手术创面和气管插管。

5. 厌氧菌血流感染

厌氧菌感染中，80%~90% 为脆弱类杆菌，其他有厌氧链球菌、产气荚膜梭菌等。厌氧菌血流感染常为复数菌感染，原发病灶以肠道最为多见，约占 50%，其次为女性生殖道、下呼吸道、头颈部以及皮肤软组织感染。厌氧菌血流感染临床特征有：①病变组织分泌物腐臭，可含有气体，并可有荚膜形成。②产生外毒素（如产气荚膜梭菌的 α 毒素）可导致溶血，脆弱类杆菌内毒素可直接作用于肝脏而造成肝损害和黄疸。黄疸发生率可高达 10%~40%。③厌氧菌所产生的肝素酶可使肝素降解，易引起脓毒性血栓性静脉炎；脓栓脱落而致迁徙性病灶。④产气荚膜梭菌血流感染患者可发生严重的溶血性贫血、黄疸和肾衰竭。⑤对血流感染一般常使用 β-内酰胺类和氨基糖苷类抗生素，但长期应用反而症状加重，因为需氧菌减少致厌氧菌感染加剧。

6. 念珠菌属血流感染

真菌血流感染病原菌以念珠菌属占绝大多数，念珠菌属血流感染中以白念珠菌最多，占 50% 左右，非白念珠菌主要有光滑念珠菌、克柔念珠菌、近平滑念珠菌和热带念珠菌。近年来念珠菌属血流感染发病率明显增多，已占血流感染的第 4 位，而且非白念珠菌血流感染逐渐多于白念珠菌血流感染，光滑念珠菌已成为引发成年人念珠菌感染的第二大病原体，仅次于白念珠菌。虽然光滑念珠菌的致病性与毒性均不及白念珠菌，但由于它对唑类抗真菌药物存在先天性或获得性耐药，因此其危害性不亚于白念珠菌感染。念珠菌属血流感染大多数病例都是免疫功能低下的患者（肿瘤、白血病、慢性肝或肾病、AIDS 等），且多数发生在医院内，如长期接受皮质激素或/和广谱抗生素治疗，静脉置管、透析疗法、肿瘤化疗、高能营养等。亦可伴有细菌性血流感染。一般发生在严重原发病的病程后期，病情进展缓慢，毒血症状可较轻，临床并无特征性表现，易被原发病和同时存在的细菌感染所掩盖。

五、辅助检查

1. 病原学检查

血流感染中血培养最为重要，宜在抗生素应用前及寒战、高热时采血，应在不同部位采血 2 次以上送检，每次间隔约 1 h。每次抽血量至少 5～10 mL，总血量需要 20～30 mL，增加采血量有助于提高血培养的阳性率。必要时可同时做需氧菌、厌氧菌和真菌培养，也可做 L 型（细菌胞壁缺陷型）培养。骨髓培养阳性率较高，还应以脓液、脑脊液、胸腹腔积液、瘀点（斑）做细菌培养，以增加检出病原菌的机会。

2. 血常规

外周血白细胞总数明显升高，中性粒细胞增高，出现核左移及细胞内中毒性颗粒，甚至有类白血病表现。机体免疫力差和少数革兰阴性菌血流感染的白细胞总数可降低，但中性粒细胞多数增高；部分血流感染患者可有血小板减少及凝血机制异常。

3. 内毒素

革兰阴性菌感染者，内毒素水平升高。细菌内毒素检测是诊断和监测细菌性感染的一个重要参数。

六、诊断思路

（一）诊断标准

1. 血流感染

（1）血流感染临床诊断：发热，体温超过 38℃或低热，体温低于 36℃，可伴有寒战，并合并下列情况之一：①有入侵门户或迁徙病灶。②有全身中毒症状而无明显感染灶。③有皮疹或出血点、肝脾肿大、外周血中性粒细胞增多伴核左移，而无其他原因可解释。④收缩压低于 90 mmHg，或较原收缩压下降超过 40 mmHg。

（2）血流感染病原学诊断：在临床诊断的基础上，符合下述两条之一即可诊断。①血培养分离出病原微生物。若为常见皮肤寄植菌，如类白喉棒状杆菌、肠杆菌、CNS、短棒菌苗等，需在不同时间采血两次或多次培养阳性。②血液中检测到病原体的抗原物质。

2. CRBSI

①有中心静脉置管史，插管超过 24 h 出现发热，体温超过 38.5℃，除外其他部位的感染，导管细菌培养阳性，拔管后体温恢复正常②导管和血或成对血培养（即分别从导管和其他外周血管采血）均培养出同种细菌。

（二）鉴别诊断

1. 成人斯蒂尔病

成人斯蒂尔病也称成人 still 病，属变态反应性疾病，临床可见发热、皮疹、关节痛和白细胞增多。病程较长，且有缓解期，无毒血症状，皮疹呈短暂反复出现，血培养阴性，抗生素治疗无效，应用肾上腺皮质激素及吲哚美辛等可使体温下降、临床症状缓解。

2. 恶性组织细胞增多症

多见于青壮年，起病急，有不规则发热伴畏寒、消瘦、贫血、进行性衰竭等。肝、脾淋巴结肿大较显著，有出血倾向，全血细胞减少。骨髓涂片及淋巴结活检可找到异常组织细胞，抗生素治疗无效。

七、救治方法

1. 抗菌药物应用

抗菌药物根据药代动力学（PK）和临床药效学（PD）分为浓度依赖性和时间依赖性抗菌药物：①浓度依赖性抗菌药物（如氨基糖苷类和氟喹诺酮类）要保证每次药量达到足够的血浓度，氨基糖苷类药物的血药浓度：峰值/MIC 值为 8～10，则有效率 > 90%；氟喹诺酮类药物的 AUC/MIC > 100 时疗效好。

②时间依赖性抗菌药物（如 β-内酰胺类）要注意药量与给药间隔时间，能让病原菌接触到超过 MIC 浓度的药物即可，但此药物必须维持足够长的时间才能取得临床疗效。应用 β-内酰胺类药物务必使其给药间隔时间的百分数（T-MIC%）达到 40% 以上，因为即使使用了敏感的 β-内酰胺类药物，如果 T-MIC% 不足 40%，那么临床就不会有效。

选择联合用药的理由：①扩大抗菌谱，覆盖各种可能的病原菌。②复数菌血流感染逐渐增多，联合用药可能获得最适当的抗菌范围。③单一抗菌药物较易诱导细菌产生耐药性，联合用药可获得"低诱导"和"低选择"的效果。

抗菌药物治疗后无迁徙性病灶，可在退热后 4~5 d 考虑停药，若病原菌在难以清除的病灶（心瓣膜、骨关节）中，抗生素使用期必需适当延长，至少 3 周以上；或在体温下降正常、临床症状基本消失后继续用药 7~10 d。

（1）CNS 血流感染：若血培养 CNS 阳性或怀疑为 CRBSI 时，应立即拔除静脉导管，并使用有效的抗感染药物。CNS 感染常为医院感染，因而甲氧西林耐药 CNS（MRCNS）约占 80%。治疗 MRCNS 所致血流感染，首选万古霉素或去甲万古霉素，并常需联合磷霉素或利福平，也可选用奎奴普丁、达福普汀等新抗生素。

（2）金葡菌血流感染：研究表明：社区获得性金葡菌血流感染中 MRSA 占 25%，医院获得性金葡菌血流感染中 MRSA 占 40%，在血液透析和腹膜透析患者中 MRSA 更为多见。金葡菌血流感染的治疗首选苯唑西林或氯唑西林，青霉素过敏的患者可选用头孢拉定、头孢唑林等第一代头孢菌素，若怀疑病原菌为 MRSA，则首选万古霉素、去甲万古霉素，亦可选用替考拉宁、利奈唑胺。

（3）肠球菌属血流感染：药敏结果显示：屎肠球菌比粪肠球菌更为耐药，粪肠球菌对氨苄西林和万古霉素耐药率分别为 27% 和 3.35%，而屎肠球菌对氨苄西林和万古霉素耐药率约为 81% 和 50.5%。肠球菌属血流感染可选用青霉素或氨苄西林联合庆大霉素；氨苄西林耐药肠球菌属可选用万古霉素或利奈唑胺，对万古霉素耐药肠球菌属目前尚无有效药物。体外敏感显示奎奴普丁、达福普汀对所有屎肠球菌敏感。

（4）革兰阴性菌血流感染：产 ESBLs 的革兰阴性菌主要是大肠埃希菌和肺炎克雷伯菌，约占 42.53%。第一、第二、第三代头孢菌素、庆大霉素、环丙沙星对大肠埃希菌均有良好的抗菌作用，但中国大肠埃希菌对喹诺酮类药物的耐药率高达 50% 以上。耐药率较高的大肠埃希菌引起的血流感染应选用 β-内酰胺/β-内酰胺酶抑制剂或头孢吡肟，若产 ESBLs 的菌株感染应选用碳青霉烯类如亚胺培南、美罗培南等。肺炎克雷伯菌血流感染的治疗应根据药敏结果选用第三代头孢菌素、氟喹诺酮类、氨基糖苷类或 β-内酰胺/β-内酰胺酶抑制剂。若产 ESBLs 的肺炎克雷伯菌引起的血流感染，可选用碳青霉烯类药物。铜绿假单胞菌常为泛耐药菌株，近年来耐药率呈上升趋势。铜绿假单胞菌引起的血流感染，可选用头孢他啶或头孢哌酮/舒巴坦、氨曲南联合阿米卡星，也可选用碳青霉烯类。

（5）厌氧菌血流感染：厌氧菌血流感染首选治疗药物为甲硝唑、替硝唑；厌氧球菌感染也可选用克林霉素、红霉素；革兰阴性菌及厌氧菌混合感染可选用哌拉西林/三唑巴坦、美罗培南或亚胺培南。

（6）念珠菌属血流感染：白念珠菌血流感染首选氟康唑，若无效或非白念珠菌血流感染可选用伊曲康唑、伏立康唑、两性霉素 B 或两性霉素 B 脂质体。光滑念珠菌在暴露于氟康唑 4 d 以后，对氟康唑、伊曲康唑、伏立康唑均产生稳定的耐药性。还有研究发现，如果仅针对光滑念珠菌感染，则只有 38% 的患者对伏立康唑有效。因此，根据目前的临床用药指南推荐，对于病情不稳定、先前接受过唑类抗真菌药治疗，尤其是对氟康唑耐药的念珠菌血流感染（如光滑念珠菌）的患者，最好选用除氟康唑、伏立康唑之外的其他药物进行治疗。

2. CRBSI 的处理

在决定 CRBSI 的治疗时，是否需要拔除导管是最重要的决策，先要根据病原菌的毒力（CNS 属低度毒力，而金葡菌及念珠菌属中、高度毒力）及并发症（如低血压、静脉脓毒性血栓及栓塞性疾病、心内膜炎、放置导管局部感染等）将 CRBSI 的危险性分为低、中、高 3 类，再来决定是否需要拔管。由低度毒力病原菌引起的无并发症的 CRBSI 常不引起深部感染，属低危险性，对抗菌药物治疗有效者暂可不拔除导管；由中、高度毒力病原菌引起的 CRBSI，且有严重基础疾病或免疫障碍者伴有导管相关并发症者都属高危患者，均应拔除导管，并且要及时使用敏感的抗菌药物治疗，病情需要时可在适当时候，在另一部位重新放置血管导管。

3. 肾上腺皮质激素应用

血流感染伴有明显的毒血症状，如重要器官心、脑、肺、肝、肾出现中毒性病变及脓毒性休克时，在有效抗生素治疗下，可静脉滴注地塞米松 5～10 mg/d 或氢化可的松 200～400 mg/d，治疗 2～3 d，毒血症状缓解或休克纠正后即可停用。

八、最新进展

（一）血培养假阴性、分离菌属非致病性

血培养假阴性原因包括：采血时机不合理，未能在寒战和发热初起时采血，采血前已经给予经验性抗菌治疗，或常规分离方法难以分离的少见病原菌侵入血流。CNS 是人类皮肤黏膜的正常菌群，血培养污染病例以 CNS 多见。据称，血培养结果中可能有 40% 是污染细菌，大多为血培养采集消毒不规范所致。因此，必须严格执行血培养标本采集和送检规范要求，避免出现因采血时机、方法和送检条件不当而出现的假阴性或污染菌等情况。当出现条件致病菌 CNS、肠球菌等时建议临床采用双侧双瓶血培养或增加培养次数以排除污染可能。此外，临床具有血流感染的症状、体征，而连续血培养结果阴性时，亦需考虑可能为常规方法难以分离的少见微生物感染，需采用特殊培养基或结合特殊染色镜检方法。此外，应用 PCR 和 DNA 探针荧光原位杂交（FISH）等检测技术可提高血流感染病原菌检出率。

（二）鲍曼不动杆菌血流感染

近年鲍曼不动杆菌的检出率呈增高趋势，一旦并发血流感染，则严重威胁患者生命。国外报道，鲍曼不动杆菌占血流感染病原体的 7.5%，仅次于 CNS、MRSA、铜绿假单胞菌和肠球菌；我国鲍曼不动杆菌占血流感染病原体的 3.4%，仅次于肺部感染。据报道，鲍曼不动杆菌血流感染的病死率为 11.3%～22.1%。现已发现的不动杆菌属基因型有 40 多个，与临床关系最为密切的基因型为鲍曼不动杆菌、不动杆菌基因型 3 和不动杆菌基因型 13TU，这三者生化表型十分接近，很难被传统的微生物实验室鉴别，所以将三者统称为"鲍曼不动杆菌群"。近年的研究显示，鲍曼不动杆菌群耐药率在逐步增高，其中鲍曼不动杆菌的耐药性最高，所引起的感染病死率也高，但是目前大多数抗菌药物对不动杆菌基因型 3 和不动杆菌基因型 13TU 仍有良好的作用，这也就解释了药敏结果提示全耐药，而临床治疗尚有效的矛盾。另外，相关鲍曼不动杆菌的基因学研究提示，鲍曼不动杆菌中存在特异性的碳青霉烯酶基因 OXA-51，而在不动杆菌属的其他种属中尚未检测到 OXA-51。Chuang 等研究显示：死亡组 1 天、2 天、3 天的 OXA-51 明显高于存活组，故早期 OXA-51 增高，提示患者死亡的风险增加。这给我们提供了一个新的、可能的临床思路，即在进行细菌药敏试验的同时，应该进行基因检测。

Jung 等研究了韩国一家医院 ICU 中 200 例多重耐药鲍曼不动杆菌感染患者的皮肤、黏膜、分泌物、伤口等不同部位定植情况，结果显示，108 例发生了多重耐药鲍曼不动杆菌的血流感染。因此，对高危患者，尤其是已经检出鲍曼不动杆菌定植者，应尽可能减少侵入性操作，已经有侵入性操作的患者应及早移除侵入物，将高度疑似或确诊为鲍曼不动杆菌定植的患者应安排在最后进行诊疗护理，持续引流气管插管气囊上液可以降低感染的机会。

第十三章 感染的预防与控制

第一节 院内感染

医院人员密集，病原体种类繁多，耐药性强，而且患者的免疫防御功能存在不同程度的下降或缺陷，因此增加了感染的机会。医院内感染（nosocomial infection）的发生严重影响着医护质量和患者的安危，所以应提高医务人员对医院内感染的认识，建立健全医院内感染管理的组织机构，以加强对医院内感染的预防与控制。

一、医院内感染的定义与分类

（一）医院内感染的定义

医院内感染又称医院获得性感染（hospital-acquired infection），是指在医院内活动的人群（住院患者、探视者、医院职工等）在医院内获得感染并出现症状。医院内感染的内涵包括：①感染获得或发生是在医院内，不包括入院时既有的或已潜伏的感染。②医院内感染包括一切在医院内活动的人群的感染，其主要对象是住院患者。

（二）医院内感染的分类

1. 内源性感染

内源性感染又称自身感染，是指患者自身携带的病原体引起的感染。寄居在人体内的正常菌群或条件致病菌，通常是不致病的，但当机体免疫功能低下，或正常菌群发生移位时就可引起感染，如肝硬化患者发生原发性腹膜炎。

2. 外源性感染

外源性感染又称交叉感染，是指病原体来自患者体外，通过直接或间接感染途径，病原体由一个人传播给另一个人而形成的感染。如患者与患者之间，患者与医院工作人员之间的直接感染，或通过空气、水、物品的间接感染。

二、医院内感染的形成

医院内感染的形成必须具备感染源、感染途径和易感宿主。

（一）感染源

感染源（source of infection）是指病原微生物自然生存、繁殖及排出的场所或宿主（人或动物）。在医院感染中，主要的感染源如下。

1. 已感染的患者和病原携带者

（1）已感染的患者是最重要的感染源，病原微生物从感染部位的分泌物中不断排出，它们往往具有耐药性，而且容易在另一易感宿主体内定居。

（2）病原携带者（包括携带病原体的患者、医务人员、探陪人员）是医院感染中另一重要感染源，临床意义重大，因为一方面病原微生物不断生长繁殖并经常排出体外，另一方面携带者无自觉症状而常常被忽视。

2. 患者自身

患者的肠道、上呼吸道、皮肤、泌尿生殖道及口腔黏膜上寄居有人体正常菌群，或来自环境并定居在这些部位的微生物，它们在一定条件下可引起自身感染。

3. 动物感染源

各种动物都有可能感染或携带病原微生物，其中以鼠类意义最大。鼠类在医院的密度高，不仅是沙门菌的重要宿主，而且是鼠疫、流行性出血热等传染病的感染源。

4. 环境

医院潮湿的环境或液体可成为某些微生物存活并繁殖的场所，铜绿假单胞菌、沙门菌等兼有腐生特征的革兰氏阴性杆菌可在这些场所存活达数月以上。

（二）传播途径

传播途径（route of transmission）是指病原体从感染源排出后侵入易感人群的途径和方式。在医院内感染中，内源性感染是通过病原体在患者体内的移位而实现的；外源性感染是通过以下途径而感染的。

1. 接触传播

接触传播是外源性感染的主要传播途径。

（1）直接接触：病原微生物的感染源直接传给接触者，没有外界环境的传媒参与，如母婴间的疱疹病毒、沙眼衣原体、柯萨奇病毒等的传播。

（2）间接接触：有传播媒介参与病原微生物的传播。医务人员的手是最主要的传播媒介。另外，水、食物、医疗设备及昆虫等均可作为传播媒介。

2. 空气传播

空气传播是以空气为媒介，以空气中带有病原微生物的微粒随气流流动而进行的传播方式，也称微生物气溶胶传播。其传播方式主要为经飞沫、飞沫核、菌尘传播。

3. 输液、输血传播

通过污染的药液、血液传播乙型和丙型肝炎、艾滋病、疟疾等。

4. 饮水、食物传播

除可以导致医院内细菌性食物中毒外，食品中常带有各种条件致病菌，可在患者肠道内定居，增加感染机会。

5. 生物媒介传播

生物媒介传播指动物或昆虫携带病原微生物作为人类疾病传播的中间宿主，如蚊子可传播疟疾、乙型脑炎等。

（三）易感宿主

易感宿主（susceptible host）是指对感染性疾病缺乏免疫力而易感染的人。如果将易感者作为一个总体，则称易感人群。医院是易感人群相对集中的地方，易发生感染和感染的流行。

三、医院内感染的主要因素

（一）主观因素

医务人员对医院内感染及其危害性认识不足，不能严格执行无菌技术和消毒隔离制度，医院规章制度不健全，无门诊、急诊预检分诊制度，住院部没有卫生处置制度，致使感染发生。此外，缺乏对消毒灭菌效果的检测，也会导致医院内感染的发生。

（二）客观因素

1. 抗生素的滥用

治疗过程中应用多种抗生素或使用大量抗生素，使患者体内菌群失调，耐药菌株增加，会使病程延长，感染机会增多。

2. 免疫抑制剂的使用

某些患者使用糖皮质激素或免疫抑制剂，接受放射治疗（简称放疗）、化疗，使自身免疫功能下降而成为易感者。

3. 侵入性诊治手段的增多

如各种导管、内窥镜、穿刺针的使用，可因器械的污染或皮肤黏膜的损伤而使感染的机会增多。

4. 环境污染严重

医院是各种病原微生物汇集的场所，医院内卫生设施不足或污染物处理不当，会增加感染的机会。

5. 易感人群的增加

随着医疗技术的进步，原来的某些不治之症，现已可以治愈或可延长患者的生存时间，住院人群中慢性病和恶性病患者的比例增加。

四、医院内感染的管理与控制

（一）建立三级监控体系

在医院感染管理委员会的领导下，建立医院感染管理科（300张床位以上的医院）或建立一支由专职医生、护士为主体的医院感染监控组织和层次分明的三级护理管理体系（一级管理——病区护士长和兼职监控护士；二级管理——专科护士长；三级管理——护理部主任），负责评估医院内感染发生的危险性，及时发现问题，及时上报，及时处理。

（二）健全各项制度，认真贯彻落实

根据中华人民共和国卫健委医院管理规范，应认真贯彻执行以下制度。

1. 管理制度

如患者入院、住院和出院三个阶段的随时、终末和预防性消毒隔离制度，清洁卫生制度，供应中心物品消毒管理制度，感染管理报告制度等。

2. 监测制度

监测制度包括对灭菌效果，消毒剂使用效果，一次性医疗器材及门诊、急诊常用器材的监测，对感染高发科室如手术室、供应中心、分娩室、母婴室、换药室、监护室、血液透析室等消毒卫生标准的监测。

3. 消毒质控标准

医院内的消毒应遵循中华人民共和国卫健委制定的消毒规范。医务人员的手、空气、物体表面、各种管道装置的消毒标准，应符合卫健委所颁布的医院消毒卫生标准。

4. 医院布局设施合理

医院建筑布局合理，设施有利于消毒隔离。凡与患者直接接触的科室均应设置物品处置室，将患者接触过的物品先消毒达到无害化后再进一步处理。

5. 人员控制

控制感染源和易感人群。医务人员应定期进行健康检查。

6. 加强医院内感染的教育

提高医务人员对医院内感染的认识，增强其预防和控制医院内感染的自觉性，在各个环节上把好关。

第二节　清洁、消毒、灭菌

一、定义

1. 清洁（cleaning）

清洁是用清洁剂和清水去除物体表面的污垢及部分微生物的方法。常用于地面、墙壁、家具、餐具等的处理或消毒、灭菌前的准备。

2. 消毒（disinfection）

消毒是用物理或化学的方法杀灭芽孢以外的病原微生物的方法。消毒的作用是有限的，它只能将有害微生物的数量减少到无害的程度。

3. 灭菌（sterilization）

灭菌是用物理或化学的方法杀灭所有微生物，包括芽孢的过程。经过灭菌处理后的物品称无菌物品。

二、清洁法

将物品用清水冲洗，再用肥皂水或洗洁精等刷洗，除去物品上的有机物，最后用清水冲净。物品上有碘酊污渍，可用乙醇擦拭；甲基紫污渍用乙醇或草酸擦拭；陈旧血渍用过氧化氢溶液擦拭后洗净；高锰酸钾污渍用维生素C溶液洗涤或用0.2%~0.5%过氧乙酸溶液浸泡后清洗。

三、物理消毒灭菌法

物理消毒灭菌是利用热力和辐射等物理作用，使微生物的蛋白质和酶变性或凝固，以达到消毒灭菌的目的。

（一）热力消毒灭菌法

利用热力使微生物的蛋白质凝固变性，细胞膜发生改变，酶失去活性，以达到消毒灭菌的目的。热力消毒灭菌法分干热法和湿热法，前者由空气导热，传热慢；后者由于空气和水蒸气的共同作用，导热快，穿透力强。同时蒸汽具有潜热，且蒸汽在凝结成水的过程中体积突然缩小多倍，使局部产生负压，大大增加其穿透力，使物品的深部也达到消毒灭菌所需的温度。所以，湿热消毒灭菌的效果比干热消毒灭菌的效果要好。

1. 干热法

（1）干烤法：将物品放进特制的烤箱内，通电后进行灭菌，其热力的传播与穿透主要靠空气对流和介质的传导，灭菌效果可靠。适用于耐高温（高温下不变质、不损坏、不蒸发）但不耐湿的物品。常用于玻璃、搪瓷、金属器械、油脂及各种粉剂等的灭菌。灭菌条件为160℃持续2 h；170℃持续1 h；180℃持续30 min。干烤灭菌的温度和时间也可根据不同的物品和箱型来定。

使用干烤法时应注意：①灭菌的物品干烤前应洗净，以防附着在表面的污物炭化。②玻璃器皿干烤前应洗净并完全干燥，灭菌时勿与烤箱底、壁直接接触。灭菌后温度降到40℃以下再开箱，以防止炸裂。③物品包装不可过大，安放的物品不能超过烤箱高度的2/3，物品间应留有空隙，粉剂和油脂的厚度不得超过1.3 cm。④温度高于170℃时，有机物会炭化。故有机物品灭菌时，温度不可过高。

（2）燃烧法：是一种简单、迅速、彻底的灭菌方法。

①焚烧法：直接在焚烧炉内焚毁，适用于污染的废弃物、病理标本、特殊感染的敷料、尸体等的灭菌。

②火焰烧灼法：实验室用的试管或烧瓶可用火焰烧灼法灭菌。当开启或关闭塞子时，须在火焰上烧灼试管（瓶）口和塞子，来回旋转2~3次，避免污染。

③乙醇燃烧法：搪瓷类物品和急用时的金属器械可用此法，如坐浴盆，先将盆洗净擦干，再倒入95%的乙醇，点燃后慢慢转动容器，使其内面全部被火焰烧到，烧至熄灭。使用燃烧法时应注意：①保证安全，须远离易燃易爆物品，如氧气等。②用乙醇燃烧时，不可在火焰未灭时添加乙醇，以免引起意外。③贵重器械或锐利刀剪禁用此法灭菌，以免锋刃变钝或器械被破坏。

2. 湿热法

（1）煮沸消毒法：是一种经济、方便的消毒灭菌法，效果也比较可靠。将水煮沸至100℃，保持5~10 min达到消毒效果，1~2 h达到灭菌目的。在水中加入1%~2%碳酸氢钠，沸点可达105℃，除增强杀菌作用外，还有去污防锈作用。水的沸点受气压影响，海拔高的地区气压低，水的沸点也低，应适当延长煮沸时间。海拔每增高300 m，应延长煮沸时间2 min。煮沸消毒适用于耐热、耐高温的物品，如金属、搪瓷、玻璃、橡胶类物品等。

①方法：将物品刷洗干净，全部浸没在水中，然后加热煮沸，消毒时间从水沸后算起，如中途加入物品，则在第二次水沸后重新计时。

②注意事项：a. 煮沸消毒前应将物品洗净后放入水中，水面应高出物品3 cm，煮锅应加盖。b. 玻璃类物品用纱布包好，应从冷水或温水放入，以免突然高热或碰撞而破损。c. 橡胶类物品用纱布包好，

待水沸后放入，消毒后及时取出，以免老化。d. 有管腔的器械先注水。有轴节的器械或有盖的容器应先打开。大小相同的碗、盆不能重叠，使物品的各面都与水接触。e. 较小的物品用纱布包好使其沉入水中。

（2）流通蒸汽消毒法：在常压下用100℃左右的蒸汽消毒，从产生蒸汽后开始计时，15～30 min即可达到消毒效果，常用于食具、便器的消毒。

（3）低温蒸汽消毒法：将蒸汽输入预先抽空的压力蒸汽灭菌器内，控制温度于73～80℃，持续10～15 min，用于不耐高热的器材，如内镜、塑料制品等的消毒，可杀灭大多数致病微生物。

（4）压力蒸汽灭菌法：是热力消毒灭菌中效果最为可靠、临床使用范围最广的一种灭菌方法。主要用于耐高温、耐高压、耐潮湿的医疗器械和物品的灭菌，如各类器械、敷料、搪瓷、橡胶、玻璃制品及溶液等。不能用于凡士林等油脂和粉剂的消毒。根据其排放冷空气的方式和程度不同，分为下排气式压力蒸汽灭菌器和真空压力蒸汽灭菌器。下排气式压力蒸汽灭菌器包括手提式高压蒸汽灭菌器和卧式高压蒸汽灭菌器。真空压力蒸汽灭菌器又根据一次或多次抽真空的不同，分为预真空和脉动真空两种，后者排除空气更彻底，效果更可靠。

①灭菌原理：下排气式压力蒸汽灭菌器是利用重力转换原理，使热蒸汽在灭菌器中从上而下，将冷空气由下排气孔排出，全部由饱和蒸汽取代，利用压力和蒸汽释放的潜热使物品灭菌。当压力达到102.97～137.30 kPa，温度达到121～126℃，经20～30 min后，可杀灭一切微生物，包括芽孢。预真空压力蒸汽灭菌器是利用机械抽真空的方法，使灭菌柜室内形成2.0～2.7 kPa的负压，蒸汽得以迅速穿透到物品内部进行灭菌，当压力达到205.8 kPa，温度达到132℃，经5～10 min可达到灭菌目的。

②使用方法：手提式压力蒸汽灭菌器（图13-1）：该灭菌器为一金属圆筒，分内、外两层，盖上有排气阀、安全阀和压力表。具有携带、使用方便，效果可靠等优点。使用方法：a. 在隔层内加入适量的清水，将彻底洗净、干燥并包好待灭菌的物品，连同盛装物品的消毒筒放入灭菌器。b. 将顶盖上的排气软管插入内壁的方管中，盖好并拧紧顶盖。c. 将灭菌器的热源打开，开启排气阀排完冷气后（在水沸后10～15 min）关闭排气阀。d. 压力升至所需数值，温度达到121℃时，维持到规定时间（根据物品性质及有关情况确定，一般20～30 min）。e. 停止供热。需要干燥的物品，打开排气阀，慢慢放气，待压力恢复到零位后开盖取物。如突然开盖，会使冷空气大量进入，蒸汽凝成水滴，使物品受潮。此外，玻璃物品骤然遇到大量冷空气易发生爆炸。

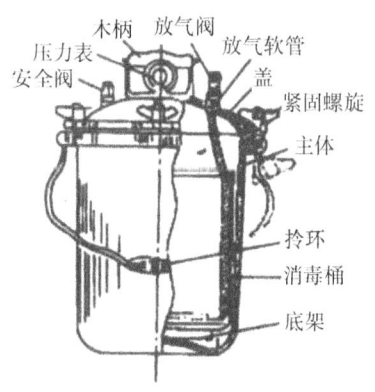

图13-1 手提式压力蒸汽灭菌器

卧式压力蒸汽灭菌器（图13-2）：卧式压力蒸汽灭菌器的原理同手提式压力蒸汽灭菌器，但由外面输入蒸汽作为热源。特点是灭菌柜室容量较大，可供医院批量物品的灭菌。使用方法：a. 将待灭菌物品放入灭菌柜内，关闭柜门并扣紧。b. 打开进气阀，将蒸汽通入夹层预热。c. 夹层压力达102.9 kPa时，调整控制阀到"消毒"位置，蒸汽通入灭菌室内，柜内冷空气和冷凝水经柜室阻气器自动排出。d. 当柜内压力及温度达到灭菌要求的范围时，使压力及温度保持恒定并维持规定时间。e. 将蒸汽控制阀旋至"排气"位置，排气完毕，待压力恢复到零位后开盖取物。

预真空压力蒸汽灭菌器：a. 将待灭菌的物品放入灭菌柜内，关好柜门。b. 将蒸汽通入夹层，使压力达到107.8 kPa，预热4 min。c. 启动真空泵，抽除柜内空气使压力达2.0～2.7 kPa（能排除柜内98%

左右的空气）。d. 停止抽气，向柜内输入饱和蒸汽，使柜内压力达205.8 kPa，温度达132℃，维持灭菌时间4 min。e. 停止输入蒸汽，再次抽气使压力达8.0 kPa，使灭菌物品迅速干燥。f. 通入过滤后的洁净干燥空气，使灭菌室压力回复为零，温度降至60℃以下，即可开门取物。

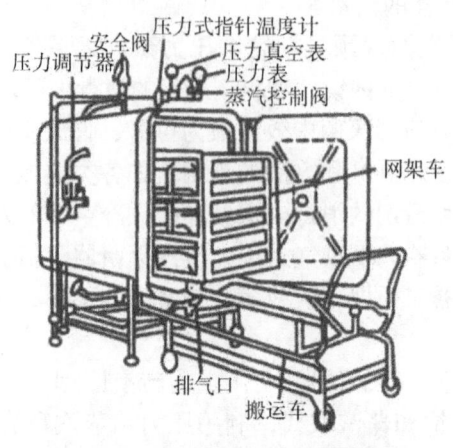

图13-2　卧式压力蒸汽灭菌器

③灭菌效果监测：a. 物理监测：用150℃或者200℃留点温度计，在灭菌前将温度计甩至50℃以下，放入大物品包的中央，灭菌后检视其是否达到灭菌温度。b. 化学监测法：利用化学试剂在热作用下的反应测试灭菌效果。将化学指示管（卡）放入每一待灭菌的物品中，经灭菌后，根据指示管（卡）颜色和性状的改变，判断是否达到灭菌效果。或将化学指示胶带（图13-3）粘贴于每一待灭菌的包外，经灭菌后，观察其颜色改变，可立即判断其是否达到灭菌效果。c. 生物监测法：是最可靠的监测方法。使用对热耐受性较强的非致病性嗜热脂肪杆菌芽孢作为监测菌株，制成菌纸片或芽孢指示管后封入纸袋，放于包内，灭菌后取出，放入培养基中，置55～60℃温箱中培养，观察培养基颜色变化；如果保持原色泽不变，则灭菌合格，反之为灭菌不合格。

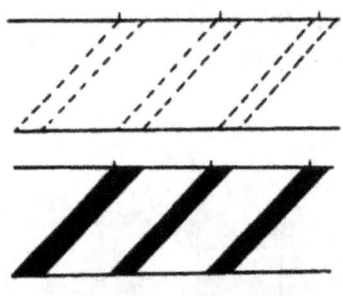

图13-3　化学指示胶带

④注意事项：a. 灭菌包装和容器合适：下排气式压力蒸汽灭菌器的物品包，体积不得超过30 cm×30 cm×25 cm；预真空压力蒸汽灭菌器的物品包，体积不得超过30 cm×30 cm×50 cm。待灭菌的物品，应用带气孔的器具装放。b. 灭菌物品装填合理：下排气式压力蒸汽灭菌器装填量不得超过柜内容量的80%。真空压力蒸汽灭菌器装填量不得超过柜内容量的90%，同时，预真空和脉动真空压力蒸汽灭菌器的装填量又分别不得少于柜内容积的10%和5%，以防止"小装量效应"，残留空气影响灭菌效果。物品装放时，将难于灭菌的大包放在上层，较易灭菌的小包放在下层；金属物品放下层，织物放上层，物品装放不得贴靠柜壁。c. 防止蒸汽过热：卧式压力蒸汽灭菌器输入蒸汽的压力不宜过高，夹层的温度不能高于灭菌室的温度，以防出现超热蒸汽（一定压力下，蒸汽温度比饱和状态下应达到的温度高2℃以上），超热蒸汽不能释放潜热，穿透能力减弱，影响灭菌效果。d. 注意安全：灭菌设备应每天检查使之处于良好状态；操作过程中注意在压力未降至零时不能打开柜门，以防发生意外。e. 重视监测灭菌效果：化学监测每包进行，生物监测每月进行。

（二）光照消毒法

光照消毒法又称辐射消毒法，主要利用紫外线的杀菌作用，使菌体蛋白光解、变性而导致细菌死亡。

紫外线对杆菌的杀菌力强，对球菌较弱，真菌更弱；对生长期细菌敏感，对芽孢敏感性差。

1. 日光暴晒法

日光由于其有热、干燥和紫外线的作用，有一定的杀菌力。日光暴晒法常用于床垫、毛毯、衣服、书籍等物品的消毒。将物品放在阳光下暴晒 6h，并定时翻动，使物品各面均受到日光照射。

2. 紫外线灯管消毒法

紫外线灯管是人工制造的低压汞石英灯管，将汞装入石英灯管内，通电后，汞气化放电而成紫外线。经 5～7 min 后，受紫外线照射的氧气电离产生臭氧，增强了杀菌效果。紫外线根据波长可分为 A 波、B 波、C 波和真空紫外线。消毒使用的是 C 波紫外线，其波长范围是 200～275 nm，杀菌作用最强的波段是 250～270 nm。

（1）作用机制：①破坏菌体蛋白质使其光解变性。②使 DNA 失去转化能力。③降低菌体内氧化酶的活性。④使空气中的氧电离产生极强杀菌作用的臭氧。

（2）使用方法：①空气消毒首选紫外线空气消毒器，不仅消毒效果可靠，而且可在室内有人时使用；也可用紫外线灯管消毒法，每 10 m² 安装 30 W 紫外线灯管 1 支，有效距离不超过 2 m，消毒时间为 30～60 min。②用于物品表面消毒，有效距离为 25～60 cm，消毒时间为 20～30 min。③液体消毒可采用水内照射或水外照射法，水层厚度应小于 2 cm，并根据紫外线的照射强度确定水流速度。

（3）注意事项：①使用过程中应保持紫外线灯管的清洁，一般每 2 周用乙醇棉球清洁 1 次，发现灯管表面有灰尘、油污时，应随时擦拭。②紫外线对人的眼睛和皮肤均有损伤作用，使用时不得直接照射人的眼睛或皮肤。照射时人应离开房间，必要时戴防护镜，肢体用被单遮盖。③由于紫外线的穿透力差，消毒物品时应将物品摊开或挂起，并定时翻动。④消毒时间须从灯亮 5～7 min 后开始计时。关灯后，待灯管冷却 3～4 min 再开灯或移动灯管，防止损坏。⑤消毒室内空气时，室内应保持清洁干燥，减少尘埃和水雾，温度低于 20℃或高于 40℃，或相对湿度 > 60% 时均应延长消毒时间。⑥为保证消毒效果，应每隔 3～6 个月检测灯管照射强度，灯管强度低于 70 μW/cm² 时，应予以更换。也可建立使用时间登记卡，使用时间超过 1 000 h，应予以更换。⑦定期进行空气培养，以检测消毒效果。

3. 臭氧灭菌灯消毒法

灭菌灯内装有臭氧发生管，在电场作用下，将空气中的氧气转换成高纯臭氧。臭氧以其强大的氧化作用杀菌。臭氧灭菌灯主要用于空气、医院污水、诊疗用水、物品表面等的消毒。臭氧对人体有害，消毒结束后 30 min 人员方可进入。

（三）电离辐射灭菌法

电离辐射灭菌是应用 γ 射线或电子加速器产生的高能电子束进行辐射灭菌。由于此法在常温下进行，又称冷灭菌。该法灭菌彻底，无污染、无残毒，适用于不耐热的生物制品、塑料制品的消毒；并且穿透力强，不受任何包装材料的限制，适用于大批量连续生产线使用，节约能源，成本低。但灭菌需要 48～72 h，对物品有一定损害；并且设备要求高，要有经过专门训练的人员操作。

在使用过程中应注意：①氧气与金属离子对 γ 射线杀菌有促进作用，故消毒不宜在无氧条件下进行。②射线对人体有伤害，物品必须使用机械传送。③湿度越高，杀菌效果越好，故消毒环境应保持一定湿度。

（四）微波消毒灭菌法

微波是频率高，波长短的电磁波。在电磁波的高频交流电场中，物品中的极性分子发生极化，高速运动，并且频繁改变方向，互相摩擦，使温度迅速升高，达到消毒灭菌作用。常用于食品及餐具的处理、药品及耐热非金属材料器械的消毒灭菌。

（五）过滤除菌

通过三级空气滤过器，选用合理的气流方式，除掉空气中 0.5～5 μm 的尘埃，达到洁净空气的目的。

四、化学消毒灭菌法

化学消毒灭菌利用化学药物渗入细菌体内，使菌体蛋白凝固、变性，干扰细菌酶的活性，抑制细菌代谢和生长或破坏细胞膜的结构，改变其渗透性，干扰其生理功能等，从而达到消毒灭菌的作用。

（一）化学消毒灭菌剂的使用原则

（1）根据物品的性能及病原体的特性，选择合适的消毒剂。

（2）严格掌握消毒剂的有效浓度、消毒时间和使用方法。消毒剂应定期监测、调整浓度，易挥发的应加盖。

（3）被消毒物品要洗净擦干，浸没在消毒液中，打开轴节和套盖。

（4）浸泡消毒后的物品，使用前用0.9%氯化钠溶液冲净；气体消毒后的物品，应待气体散发后再使用，以免药物刺激人体组织。

（二）化学消毒剂的分类

1. 高效消毒剂

高效消毒剂能杀灭各种细菌（包括芽孢）、真菌、病毒，达到无菌要求的消毒剂，又称灭菌剂，如戊二醛、环氧乙烷、过氧乙酸、甲醛。

2. 中效消毒剂

中效消毒剂能杀灭细菌芽孢以外各种微生物的消毒剂，如含氯制剂、碘等。

3. 低效消毒剂

低效消毒剂只能杀死细菌繁殖体的消毒剂，如苯扎溴铵。

（三）化学消毒灭菌方法

1. 浸泡法

浸泡法是将物品浸没于消毒溶液中，在标准的浓度与时间内达到消毒灭菌作用的方法。浸泡法常用于耐湿而不耐热的物品、器械的消毒灭菌，如锐利器械、内窥镜的消毒。

2. 喷雾法

喷雾法是用喷雾器将化学消毒剂均匀喷洒于空气或物体表面进行消毒的方法，常用于地面、墙壁等的消毒。

3. 擦拭法

擦拭法是用消毒剂擦拭物品表面或进行皮肤消毒的方法，如用含氯消毒剂擦拭桌、椅、墙壁，用2%碘酊和70%乙醇进行皮肤消毒等。宜选用易溶于水、渗透性强、无显著刺激性的消毒剂。

4. 熏蒸法

熏蒸法是利用消毒剂所产生的气体进行消毒的方法，常用于室内物品、空气，以及不耐湿、不耐高温的物品（精密仪器：各种票证）的消毒。

（1）空气消毒：计算好消毒剂的用量，密闭门窗，将消毒剂加热或加氧化剂熏蒸，按规定时间开门窗通风换气。常用消毒剂及方法见表20-1。

表20-1 空气熏蒸消毒常用消毒剂及方法

消毒剂名称	用量	消毒方法
纯乳酸	0.12mL/m³	加等量水，加热熏蒸，密闭30～120 min
过氧乙酸	1 g/m³	稀释成3%～5%的水溶液，加热熏蒸，密闭2 h
食醋	5～10 mL/m³	加热水1～2倍，加热熏蒸，密闭30～120min，用于流行性感冒、流行性脑脊髓膜炎病房的消毒

（2）物品消毒：常用甲醛熏蒸柜。将被消毒物品分开摊放或挂起，调节消毒柜内温湿度，使温度达54±2℃，相对湿度达70%～90%，消毒按100 mg/L，灭菌500 mg/L计算甲醛用量，加热使其产生甲醛气体（或加等量高锰酸钾氧化），密闭消毒柜，作用3h以上，消毒完毕，可蒸发25%氨水去除甲醛气味。

5. 环氧乙烷气体密闭消毒

其是利用气体灭菌剂，在密闭容器内进行灭菌的方法。环氧乙烷气体杀菌力强，杀菌谱广，可杀灭各种微生物，属灭菌剂。环氧乙烷在低温下为无色液体，沸点10.8℃，在常温常压下为无色气体，易燃易爆，在空气中浓度超过3%即有爆炸危险。气体穿透力强，可穿透玻璃、聚乙烯或聚氯乙烯薄膜。大多数不宜用一般方法灭菌的物品均可用环氧乙烷气体消毒和灭菌，如电子仪器、光学仪器、医疗器械、书籍、文件、皮毛、化纤、木制品、橡胶制品、内窥镜、透析器和一次性使用的诊疗用品。

五、医院清洁、消毒、灭菌工作

医院清洁、消毒、灭菌工作是指根据一定的规范、原则对医院环境、各类用品、患者分泌物及排泄物等进行消毒处理的过程，其目的是尽最大可能地减少医院内感染的发生。

（一）医院用品的危险性分类

医院用品的危险性是指物品污染后对人体造成危害的程度。通常根据其危害程度和与人体接触部位的不同分为三类。

1. 高度危险性物品

这类物品是穿过皮肤、黏膜而进入无菌的组织或器官内部的器械，或与破损的组织、皮肤黏膜密切接触的器材和用品，如手术器械、注射器、血液和血液制品、透析器、脏器移植物等。

2. 中度危险性物品

物品仅和皮肤、黏膜接触，不进入无菌组织内，如温度计、压舌板、呼吸机管道、喉镜等。

3. 低度危险性物品

这类物品不进入人体组织、不接触黏膜，仅直接或间接地和健康无损的皮肤接触。如果没有足够数量的病原微生物污染，一般并无危害，如口罩、衣被、毛巾、血压计袖带等。

（二）消毒、灭菌的方法

1. 灭菌法

灭菌法可以杀灭一切微生物以达到绝对无菌的方法。属于此类的有：热力消毒灭菌法、电离辐射灭菌法、微波消毒灭菌法、等离子体灭菌法等物理灭菌法，以及用甲醛、戊二醛、环氧乙烷、过氧乙酸等高效灭菌剂进行灭菌的方法。

2. 高效消毒法

高效消毒法能杀灭一切细菌繁殖体（包括结核分枝杆菌）、病毒、真菌及其芽孢和绝大多数细菌芽孢的消毒方法。属于此类的方法有：热力消毒灭菌法、微波消毒灭菌法、光照消毒法，以及含氯消毒剂、过氧乙酸、过氧化氢等进行灭菌的方法。

3. 中效消毒法

中效消毒法可以杀灭和清除细菌芽孢以外的各种病原微生物的消毒方法，包括碘附、乙醇和季铵类消毒剂等进行消毒的方法。

4. 低效消毒法

低效消毒法只能杀灭细菌繁殖体（结核分枝杆菌除外）和亲脂病毒，包括通风换气、冲洗等除菌法和中草药、氯己定、金属离子消毒剂等化学消毒方法。

（三）医院选择消毒、灭菌方法的原则

医院清洁、消毒、灭菌工作应严格遵守消毒程序。凡是接触患者的器械和物品均应先预消毒，再清洗，然后按以下方法进行合理的消毒或灭菌。

1. 根据医院用品的危险性选择消毒、灭菌的方法

（1）高度危险性物品，必须选用灭菌法以杀灭一切微生物。

（2）中度危险性物品，一般情况下达到消毒即可，可选择中效消毒法或高效消毒法。

（3）低度危险性物品，一般可用低效消毒法或只做清洁处理。存在病原微生物污染时，必须针对所污染的病原微生物的种类选择有效的消毒方法。

2. 根据污染微生物的种类、危险性选择消毒、灭菌的方法

（1）对受到芽孢和抵抗力强、危险程度大的病毒污染的物品，选用灭菌法或高效消毒法。

（2）对受到致病性细菌、真菌、亲水性病毒、螺旋体、支原体、衣原体污染的物品，选用中效以上

的消毒法。

（3）对受到一般细菌和亲脂性病毒污染的物品，可选用中效或低效消毒法。

（4）消毒物品存在较多有机物或微生物污染特别严重时，应加大消毒剂的剂量并延长消毒时间。

3. 根据消毒物品的性质选择消毒、灭菌的方法

既要保护消毒物品不被破坏，又要使消毒方法易于发挥作用。

（1）耐热、耐湿物品和器材：应首选压力蒸汽灭菌法；耐高温的玻璃器材、油脂和粉剂可选用干热灭菌法。

（2）怕热、忌湿和贵重物品：可选择甲醛或环氧乙烷气体消毒、灭菌。

（3）金属器械的浸泡灭菌：应选择腐蚀性小的灭菌剂。

（4）物品表面消毒：应考虑表面性质。光滑表面可选择紫外线消毒或化学消毒剂擦拭，多扎材料表面可选择喷雾消毒法。

（四）医院日常的清洁、消毒、灭菌

1. 医院环境消毒

医院环境常被患者、隐性感染者或带菌者排出的病原微生物污染成为感染的媒介。因此，医院环境的清洁与消毒是控制医院感染的基础。医院环境要清洁，应消灭低洼积水、蚊蝇滋生地，清除垃圾，做到无灰尘、无蛛网、无蚊蝇、窗明几净，环境和物品表面的消毒符合规范。

（1）环境空气消毒：①Ⅰ类环境包括层流洁净手术室和层流洁净病房，采用层流通风法使空气净化。②Ⅱ类环境包括普通手术室、产房、婴儿室、早产儿室、普通保护性隔离室、供应中心无菌区、烧伤病房、监护室等，采用循环风紫外线空气消毒器或静电吸附式空气消毒器进行空气消毒。③Ⅲ类环境包括儿科病房、妇产科检查室、注射室、换药室、供应中心清洁区、急诊室、化验室、各类普通病房和诊疗室等，除可采用Ⅱ类环境中的空气消毒方法外，还可应用臭氧、紫外线灯管消毒法，以及化学消毒剂熏蒸或喷雾、中草药空气消毒剂喷雾等空气消毒方法。④Ⅳ类环境包括传染病病房，可采用Ⅱ类和Ⅲ类环境中的空气消毒方法。

（2）环境表面消毒。①地面：如无明显污染，可用湿式清扫以清除地面的污秽和部分微生物；如被病原微生物污染，应用消毒液湿拖洗或喷洒地面。②墙面：通常不需要常规消毒；如被病原微生物污染，可用化学消毒剂喷洒或擦拭。③各类物品表面：如病床、床头柜、桌子、凳子、病历夹、门把手、水龙头、门窗、便池等一般用清洁湿抹布或蘸取消毒液的抹布进行常规擦拭；如被病原微生物污染，可用化学消毒剂喷洒或擦拭，还可用紫外线灯管照射消毒。

2. 预防性和疫源性消毒

（1）预防性消毒：在未发现明显感染源的情况下，为预防感染的发生对可能被病原微生物污染的环境、物品等进行消毒及对粪便和污染物的无害化处理。

（2）疫源性消毒：在有感染源或曾经存在病原微生物污染的情况下，为预防感染传播和扩散而进行的消毒，包括随时消毒和终末消毒。①随时消毒。直接在患者或带菌者周围进行。随时杀灭或清除由感染源排出的病原微生物，应根据病情做到"三分开""六消毒"：分居室、分饮食、分生活用具；消毒分泌物或排泄物、消毒生活用具、消毒双手、消毒衣服和床单、消毒患者居室、消毒生活用水和污物；陪护人员应加强防护。②终末消毒。指感染源已离开疫源地，杀灭其遗留下来的病原微生物。应根据消毒对象及其污染情况选择适宜的消毒方法。消毒人员应做好充分的准备工作并加强自我防护。

3. 被服类消毒

各科患者用过的被服可集中送到被服室经环氧乙烷灭菌后，再送洗衣房清洗、备用。如无条件成立环氧乙烷灭菌间，可根据不同的物品采用不同的消毒方法。①棉织品如患者的床单、病员服等，一般洗涤后高温消毒。②毯子、棉胎、枕芯、床垫可用日光暴晒或紫外线消毒。③感染患者的被服应与普通患者的被服分开清洗和消毒。④工作人员的工作服及值班室被服应与患者的被服分开清洗和消毒。另外，还应注意加强工作人员的防护，以及衣被的收集袋、接送车、洗衣机、洗衣房、被服室等的消毒。

4. 皮肤和黏膜的消毒

皮肤和黏膜是人体的防御屏障，其表面有一定数量的微生物。其中有一些是致病性微生物或条件致病菌。对皮肤和黏膜进行消毒时应注意：①医务人员应加强手的清洗、消毒，以有效避免交叉感染。②患者皮肤、黏膜的消毒应根据不同的部位、病原微生物污染的情况选择相应的消毒剂。一般皮肤消毒用2%碘酊涂擦，待干后用75%乙醇脱碘，或用0.5%碘附涂擦。

5. 器械物品的清洁、消毒、灭菌

医疗器械及其他物品是导致医院感染的重要途径之一。必须根据医院不同种类危险性用品的消毒、灭菌原则进行妥善的清洁、消毒和灭菌。

6. 医院污物、污水的处理

根据WHO的规定，医院废弃物主要分为：生活废弃物、病理性废弃物、放射性废弃物、化学性废弃物、各种感染性废弃物、创伤性废弃物、药剂废弃物、爆炸性废弃物。为防止医院感染的发生，医院废弃物应严格管理，根据废弃物的种类实施不同的收集处理办法，感染性废弃物应遵守密闭灭菌方法和消毒一清洗一消毒灭菌的程序。

医院污水可能含有各种病原微生物和有害物质，如不加强管理，将会造成环境污染和社会公害。医院污水包括医疗污水、生活污水和地面雨水，医院应建立集中污水处理系统并遵照相关规定按污水种类分开排放。

第三节 无菌技术

一、定义

1. 无菌技术（aseptic technique）

无菌技术是指在执行医疗护理操作过程中，防止一切微生物侵入人体和防止无菌物品、无菌区被污染的操作技术。

2. 无菌区（aseptic area）

无菌区指经过灭菌处理未被污染的区域。

3. 非无菌区（non-aseptic area）

非无菌区指未经过灭菌处理，或虽经过灭菌处理但又被污染的区域。

4. 无菌物品（aseptic supply）

无菌物品指经过物理或化学方法灭菌后保持无菌状态的物品。

二、操作原则

1. 环境清洁

进行无菌技术操作前30 min，停止清扫工作，减少走动，防止尘埃飞扬。

2. 工作人员要求

修剪指甲、洗手，戴好口罩、帽子。必要时穿无菌衣，戴无菌手套。

3. 物品保管

无菌物品和非无菌物品应分别放置，并有明显标志。无菌物品必须存放在无菌容器或无菌包内，不可暴露在空气中，无菌包或无菌容器外要注明物品名称、灭菌日期，物品按有效期先后顺序摆放。

4. 操作时要求

工作人员面向无菌区，用无菌持物钳取无菌物品，手臂须保持在腰部水平或治疗台以上，注意不可跨越无菌区。操作时不可面向无菌区讲话、咳嗽、打喷嚏。无菌物品疑被污染时，应予以更换。

5. 一物一人

一份无菌物品，仅供一位患者使用，防止交叉感染。

三、无菌技术基本操作法

（一）目的
保持无菌物品及无菌区不被污染，防止病原微生物侵入或传播给他人。

（二）评估
1. 操作项目及目的

进行护理操作及各种诊疗技术等。

2. 操作环境

操作区域是否整洁、宽敞、安全；操作台是否清洁、干燥、平坦。

3. 无菌物品

无菌物品存放是否合理，无菌包或容器外标签是否清楚、有无过期。

（三）计划
1. 无菌持物钳

常用的无菌持物钳有三叉钳、卵圆钳、长镊子、短镊子四种。无菌持物钳浸泡在大口有盖容器内，容器深度与钳长度比例合适，消毒液面浸没轴节以上 2～3 cm 或镊子长度的 1/2，每个容器只能放置一把无菌持物钳（见图 13-4）。

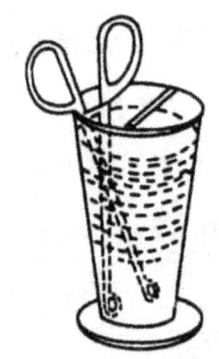

图 13-4 无菌持物钳浸泡法

2. 无菌容器

常用的无菌容器有无菌盒、罐、盘及贮槽等。无菌容器内盛治疗碗、棉球、纱布等。

3. 无菌包

无菌包内包无菌治疗巾、敷料、器械等。

4. 其他

无菌溶液、启瓶器、弯盘、无菌橡胶手套、治疗盘、签字笔。

（四）实施
1. 无菌持物钳的使用

无菌持物钳用于取用和传递无菌物品。

（1）操作方法：①洗手，戴口罩，备齐用物。打开浸泡无菌持物钳的容器盖，操作者手固定在持物钳的上 1/3 部分，使钳端闭合，垂直取出。在容器上方滴尽消毒液（见图 13-5）。②使用无菌持物钳时，始终保持钳端向下，且持物钳只能在操作者的胸、腹部水平移动，不可过高或过低。③使用后，应闭合钳端垂直放入容器内，然后打开钳端浸泡消毒备用。

第十三章 感染的预防与控制

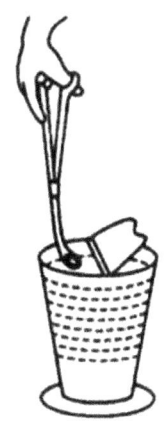

图 13-5 无菌持物钳使用法

（2）注意事项：①无菌持物钳只能用于夹取无菌物品，不能用于夹取油纱布或换药。②使用无菌持物钳时，钳端不可高举，手不可触及无菌持物钳的浸泡部分。③无菌持物钳使用后应立即放回容器内，不得在空气中暴露过久。④如到远处夹取物品，应将持物钳放入容器内一同搬移。⑤无菌持物钳一经污染或疑有污染时，不得再放回容器内，应重新消毒。⑥无菌持物钳和存放容器要定期消毒。浸泡保存时，一般病房可 7 d 更换 1 次浸泡液，使用频率高的要缩短更换周期，甚至每天 1 次。另有干燥法保存，4～8 h 更换 1 次。

2. 无菌容器的使用

无菌容器是指用于盛放无菌物品并保持其无菌状态的容器。

（1）操作方法：①护士着装整洁，洗手，戴口罩，备齐用物。查对无菌物品名称及灭菌有效期。②取物时，打开无菌容器盖，平移离开容器，内面向上置于稳妥处或拿在手中（见图 13-6）。用无菌持物钳从容器中取出无菌物品。取毕立即将容器盖严。

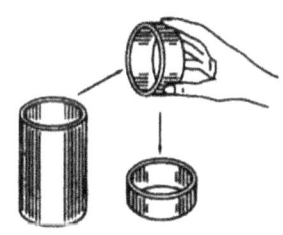

图 13-6 打开无菌容器

（2）注意事项：①夹取无菌容器内的物品时，无菌持物钳及无菌物品不可触及容器的边缘。②取出无菌物品后应立即将容器盖盖严，避免容器内物品在空气中暴露过久，造成污染。③手持或移动无菌容器（如治疗碗）时，应托住底部，手不可触及无菌容器内边缘（见图 13-7）。④从无菌容器内取出的无菌物品，虽未使用，也不得再放回无菌容器内。

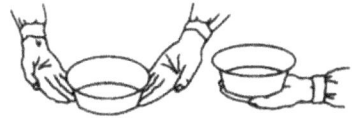

图 13-7 手持无菌容器

3. 无菌包的使用

无菌包是指用无菌包布包裹无菌物品，使无菌物品保持无菌状态。

（1）操作方法：①护士着装整洁，洗手，戴口罩，备齐用物。②包无菌包：将清洁、干燥物品放于包布中央，用包布一角盖住物品，左右两角先后盖上并将角尖向外翻折，盖上最后一角后以"十"字形扎妥，或用化学指示胶带贴妥（见图13-8）。玻璃物品应先用棉垫包裹再包扎。消毒后成为无菌包。③开无菌包：检查无菌包的名称、灭菌有效期及无菌指示胶带；查看无菌包有无破损及潮湿等不能使用的情况。将无菌包放在清洁、干燥、平坦处，解开系带，先打开无菌包外角，再揭开左右两角，最后打开内角。用无菌持物钳取出所需物品，放在事先准备的无菌区内。如果包内用物一次用不完，则按原折痕包起扎好，并注明开包日期及时间。如需要一次将包内物品全部取出，可将无菌包托在手上打开，另一只手抓住包布四角，稳妥地将包内物品放入事先准备的无菌区内，将包布折叠放妥（见图13-9）。

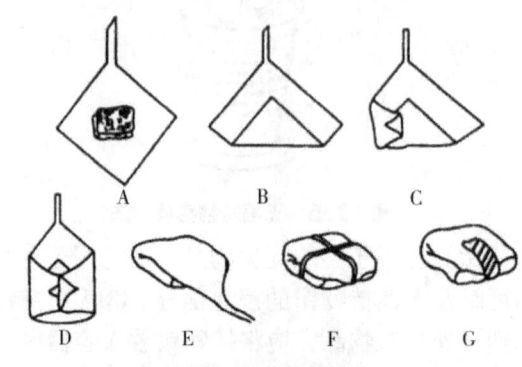

图13-8 无菌包包扎法

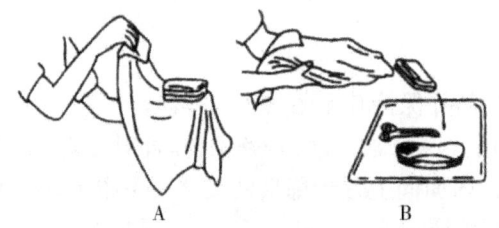

图13-9 无菌物品放入无菌区内

（2）注意事项：①无菌包包布通常选择质厚、致密、未脱脂的棉布制成。②无菌包的有效期为7 d，过期或受潮应重新灭菌。③开无菌包时应选择清洁、干燥处。④无菌包若横向包扎表示此包已开过，所剩物品未受潮湿、未被污染的情况下有效期为24 h。

4. 无菌溶液取用法

操作方法：①护士着装整洁，洗手，戴口罩，备齐用物。②取无菌溶液瓶，擦净瓶身外灰尘，检查无菌溶液的名称及有效期，瓶盖有无松动，瓶体及瓶底有无裂痕，查看无菌溶液有无沉淀、混浊、絮状物、变色等不能使用的情况。③用启瓶器撬开瓶盖，使瓶签朝向掌心，倒出少量无菌溶液冲洗瓶口后，再由原处倒出无菌溶液至无菌容器中（见图13-10）。④倒毕，消毒并盖好瓶塞，在瓶签上注明开瓶日期及时间。

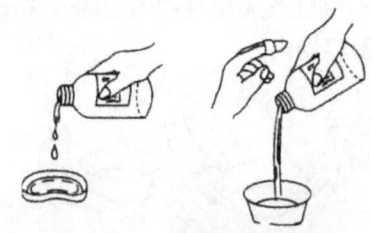

图13-10 取用无菌溶液法

5. 铺无菌盘

通过铺无菌治疗巾，形成一无菌区，放置无菌物品，供治疗、护理用。

（1）操作方法。

①护士着装整洁，洗手，戴口罩，备齐用物。

②取出无菌治疗巾包，检查无菌包名称、包装是否完整及灭菌有效期。包内治疗巾的折叠分纵折法和横折法。a. 纵折法：治疗巾纵折两次，再横折两次，开口边向外（见图13-11）。b. 横折法：治疗巾横折后纵折，再重复一次（见图13-12）。

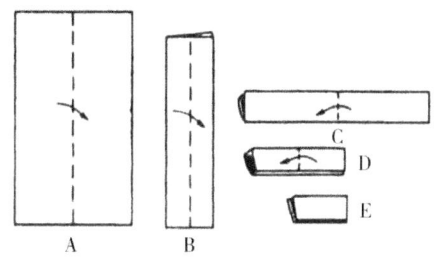

图13-11 治疗巾纵折法

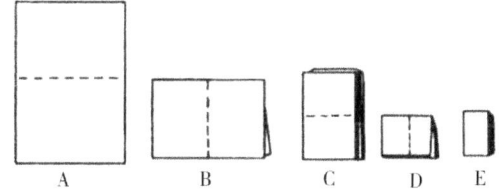

图13-12 治疗巾横折法

③铺无菌盘：a. 单层底铺法：双手捏住上层外面两角将其双折平铺于治疗盘上，将上层扇形折叠至对侧，开口向外（见图13-13）。放入无菌物品后，上层盖上，上下层边缘对齐。开口处向上翻折2次，两侧边缘分别向下折1次，露出治疗盘边缘。b. 双层底铺法：双手捏住治疗巾一边外面两角，轻轻抖开，从远到近三折成双层底。上面呈扇形折叠，开口向外（见图13-14）。放入无菌物品后，拉平扇形折叠层，盖于物品上。边缘对齐。

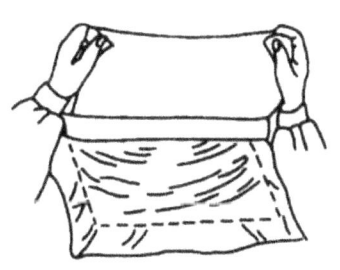

图13-13 单层底铺盘法

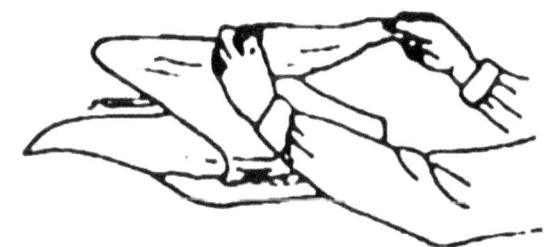

图13-14 双层底铺盘法

（2）注意事项：a. 操作时，非无菌物品和身体应与无菌盘保持适当的距离，身体部位不可跨越无菌区。b. 铺治疗盘时手不可触及治疗巾的内面。c. 无菌盘应保持干燥，避免潮湿污染。d. 已铺好的无菌盘应尽早使用，保留时间不得超过4 h。

6. 无菌手套的使用

在有些医疗护理操作时为确保无菌，操作者须戴无菌手套。另外。在接触患者的体液和血液时应戴手套，以加强自我保护。

（1）操作方法：①护士着装整洁，洗手，剪指甲，备齐操作用物。②核对手套号码、灭菌有效日期及包装是否完整。手套袋平放于清洁、干燥的桌面上打开。③戴手套：有分次提取法和一次提取法。分次提取法（见图13-15）：一手掀开手套袋开口处，另一只手捏住手套反折部分（手套内面）取出手套，对准五指戴上；未戴手套的手掀起另一只袋口，再以带好手套的手指插入另一只手套的反折内面（手套外面），取出手套，同法戴好。一次性提取法：两手同时掀开手套袋开口处，分别捏住两只手套的反折部分，取出手套；将两手套五指对准，先戴一只手，再以戴好手套的手指插入另一只手套的反折内面，同法戴好。④双手调整手套位置，将手套的翻边扣套在工作服衣袖的外面。⑤操作毕，一手捏住另一手套的腕部外面，翻转脱下；再以脱下手套的手伸入另一只手套内口将其往下翻转脱下。⑥将用过的手套放入医用垃圾袋内处理。

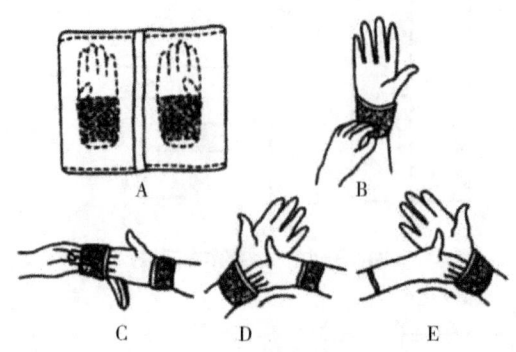

图13-15　分次提取法戴手套

（2）注意事项：①未戴手套的手不可接触无菌手套的外面，已戴手套的手不可触及未戴手套的手及手套内面。②戴手套后，手臂不可下垂，应保持在腰以上、肩以下范围内活动。③如发现手套破损或不慎被污染，应立即更换。

（五）评价

（1）取用无菌持物钳时钳端闭合，未触及溶液面以上部分及容器口边缘。使用过程中保持钳端向下，未触及非无菌区。使用完毕立即放回容器内，并将钳端打开。

（2）用无菌持物钳取物时，钳及物品未触及容器口边缘，手未触及无菌容器盖的内面及边缘。

（3）打开无菌包时系带妥善处理，未到处拖扫；关包时系带横向缠绕。开包、关包时手未触及包布内面，核准灭菌日期，注明开包日期和时间。

（4）取用无菌溶液时手未触及瓶口及瓶内面。倾倒溶液时，瓶签未浸湿，液体未溅到桌面。

（5）铺无菌盘时，无菌巾位置恰当，放入无菌物品后，上下两层边缘能对齐，所用物品取出方便。夹取、放置无菌物品时，手臂未跨越无菌区，无菌巾内面未受到污染。

（6）戴无菌手套后，在操作过程中无菌物品和无菌区未被污染。操作始终在腰部以上、视线以内进行。

第四节　隔离技术

隔离（isolation）是将传染病患者、高度易感者安置在指定的地点和特殊环境中，暂时避免和周围人群接触。对前者采取传染病隔离，防止传染病病原体向外传播；对后者采取保护性隔离，保护高度易感人群免受感染。

一、隔离区域的设置和划分

（一）隔离区域的设置

传染病隔离区域与市区或普通病区应保持一定的距离（相邻病房大楼相距30 m，侧面防护距离为10 m），远离食堂、水源、学校等公共场所。隔离区域入口处应有工作人员更衣、换鞋的过渡区，并备有足够的隔离衣、口罩、帽子、手套、洗手设备等。还应有单独的接诊室、观察室、卫生处置室、化验室、消毒和污物处置等设施。

隔离单位的设置有两种。一种是以患者为单位进行隔离，每位患者有独立的环境和用具，与其他患者及不同病种间进行隔离。另一种是以病房为单位进行隔离，同一疾病患者安置在同一病房内。但病原体不同者，应分房收治。凡未能确诊或发生混合感染及烈性传染病者，应住单间隔离室。

（二）隔离区域的划分

整个传染病区按患者所接触的环境分为清洁区、半污染区和污染区，以便执行隔离技术。

1. 清洁区

凡未和患者直接接触、未被病原微生物污染的区域为清洁区，如更衣室、配餐室、库房、值班室等工作人员使用的场所。

2. 半污染区

凡有可能被病原微生物污染的地方为半污染区，如消毒室、病区的内走廊和化验室等。

3. 污染区

凡和患者接触、被病原微生物污染的地方为污染区，如病房、厕所、浴室。

二、隔离原则

（一）一般消毒隔离

（1）根据隔离种类，在每个隔离单位前挂隔离标志。门口设置消毒擦鞋垫，洗手、消毒手的设备，隔离衣悬挂架等。

（2）工作人员进入隔离单位须戴口罩、帽子，穿隔离衣。穿隔离衣前，备齐所用物品，不易消毒的物品放入塑料袋内避污。穿隔离衣后，只能在规定范围活动。一切操作严格按照隔离规程。医务人员每接触一位患者或污染物品后必须消毒双手。

（3）患者接触过的物品或落地的物品应视为污染，消毒后方可给他人使用；患者的衣物、稿件、钱币等经熏蒸消毒后才能交给家人带回；患者的排泄物、分泌物、呕吐物须经消毒后方可排放；需要送出病区处理的物品，放置于污物袋内，袋外应有明显标记。

（4）病房每天进行空气消毒，可用紫外线照射或用消毒液喷雾消毒；每天晨间护理后，用消毒液擦拭床旁桌、椅等物品。

（5）严格执行陪伴和探视制度。必须陪伴和探视时，应向患者及探视者做健康教育及解释工作，使他们遵守隔离要求和制度。

（6）了解患者的心理情况，满足患者的心理需要，尽力解除患者因隔离而产生的孤独、自卑等心理反应。

（7）经医生开出医嘱后，方可解除隔离。

（二）终末消毒处理

终末消毒处理是对转科、出院或死亡患者及其所住病房、所用用物和医疗器械等进行的消毒处理。

1. 患者的终末处理

患者转科或出院前应洗澡，换清洁衣服。个人用物须消毒后方能带出。若患者死亡，用消毒液擦拭尸体，必要时用消毒棉球填塞口、鼻、耳、肛门等孔道，伤口处更换敷料，然后用一次性尸单包裹尸体，送太平间。

2. 隔离单位的终末处理

关闭门窗，打开床旁桌，摊开棉被，竖起床垫，用消毒液熏蒸或用紫外线照射；然后打开门窗，用消毒液擦拭家具、地面；体温计用消毒液浸泡，血压计及听诊器放熏箱消毒；被服类放入标有"隔离"字样的污物袋，消毒处理后再清洗。床垫、棉胎和枕芯还可用日光暴晒处理。

三、隔离技术基本操作法

（一）目的

保护患者和工作人员，避免互相传播，减少感染和交叉感染的发生。

（二）评估

（1）患者病情、临床表现、治疗及护理情况。

（2）患者目前采取的隔离种类、隔离措施。

（3）患者心理状况及合作程度，如患者接受隔离措施后是否惧怕或感到自卑，能否遵照隔离原则并与护士合作。

（4）患者及其家属对所患疾病的防治知识、消毒隔离知识的了解程度及掌握情况。

（三）计划

（1）治疗盘：内盛已消毒的手刷，10%肥皂液，清洁干燥小毛巾，避污纸，盛放用过的刷子、小毛巾、避污纸的容器。无洗手设备时，另备消毒液和清水各1盆。

（2）隔离衣1件。

（四）实施

1. 口罩、帽子的使用

口罩保护患者和工作人员，避免互相传染，并防止飞沫污染无菌物品或清洁食物；帽子防止工作人员的头发被污染或头发、头屑散落。

（1）操作方法：①洗净双手，戴帽子，将头发全部塞入帽子中。②取出清洁口罩，戴好，使口罩罩住口鼻，③口罩不用时应及时取下并将污染面向内折叠，放入胸前小口袋或小塑料袋内。一次性口罩取下后弃于污物桶内。

（2）注意事项：①帽子、口罩应勤换洗，保持清洁。②戴上口罩后不可用污染的手触摸口罩。③口罩潮湿或每次接触严密隔离患者后应立即更换口罩；一次性口罩使用时间不应超过4 h。

2. 手的清洁与消毒

医务人员在执行各种操作前，应用肥皂液流动水冲洗双手；在进行各种操作后，应进行手的卫生消毒。以避免感染和交叉感染，避免污染清洁或无菌物品。

（1）手的清洁操作方法：①取下手表，卷袖过肘。湿润双手后，取肥皂液或洗手液涂抹在手上。②按"七步洗手法"洗手：掌心相对，手指并拢相互摩擦；手心对手背沿指缝相互搓擦，交换进行；掌心相对，双手交叉沿指缝相互摩擦；一手握另一手大拇指旋转搓擦，交替进行；弯曲各手指关节，在另一手掌心旋转搓擦，交替进行；指尖在掌心中转动搓洗，交替进行；揉搓手腕，双手交换进行。③流动水冲净，用纸巾擦干或用干手机吹干双手。

（2）手的清洁注意事项：①洗手时避免用手接触水龙头。②洗手时避免将衣服溅湿或碰触水池。

（3）手的消毒操作方法：①涂擦消毒法：用消毒剂依次涂擦双手，方法为：手掌对手掌、手背对手掌、指尖对手掌、两手指缝相对互擦，每一步骤来回3次。然后用小毛巾自上而下擦干双手或用干手机吹干。②刷手法：卷袖过肘，调节合适水流及水温，浸湿双手。用刷子蘸肥皂水，按前臂、腕部、手背、手掌、手指、指缝、指甲顺序彻底刷洗。刷30 min，用流水冲净，使污水从前臂流向指尖；换刷另一只手，反复2次（共刷2 min）。用小毛巾自上而下擦干双手，或用干手机吹干。将双手浸泡于消毒液中，用小毛巾或手刷反复擦洗2 min，再用清水冲洗，毛巾擦干。

（4）手的消毒注意事项：①涂擦消毒法选用消毒剂的要求：作用快、不损伤皮肤、不引起过敏反应。②手刷应每天消毒。③刷手的范围应超过被污染的范围，流水洗手时，腕部要低于肘部，使污水从前臂流向指尖。勿使水流入衣袖内。④操作中应保持水龙头清洁，刷手时勿近水池，以免隔离衣污染水池或水溅到身上。⑤浸泡消毒时消毒液要浸没肘部及以下，擦洗时间一定要足够。

3. 避污纸的使用

避污纸即清洁纸片。在病房内准备避污纸及污物桶，用避污纸垫着拿取物品或做简单操作，保持双手或物品不被污染，以省略消毒手续。例如，可以用清洁的手拿污染的物品、开关电灯等；或用污染的手拿取清洁的物品。取避污纸要从页面抓取，不可掀页撕取（见图13-16），以保持清洁。避污纸用后弃在污物桶内，定时焚烧。

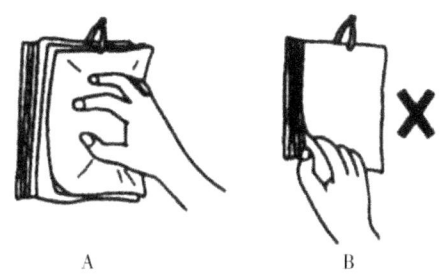

图 13-16　取避污纸法

4. 穿、脱隔离衣

保护工作人员和患者，防止交叉感染。

（1）穿、脱隔离衣操作方法（见图 13-17、图 13-18）。①工作人员衣、帽穿戴整齐，取下手表，卷袖过肘。②手持衣领取下隔离衣，将隔离衣污染面向外，露出肩袖内口，使清洁面朝向自己。③一手持衣领，另一手伸入袖内，举起手臂，将衣袖穿上，换手持衣领，同法穿好另一袖。④两手持衣领，由前向后理顺领边，扣上领扣。再扣好袖口或系袖带。⑤从腰部自一侧衣缝向下约 5 cm 处将隔离衣后身向前拉，见到衣边则捏住，再依法将另一边捏住。两手在背后将边缘对齐，向一侧折叠，按住折叠处，将腰带在背后交叉，至前面打结。⑥必要时戴手套。⑦脱隔离衣时，先解开腰带，在前面打一活结。⑧解开袖口，在肘部将部分衣袖塞入工作衣袖内。⑨按手的清洁和消毒法刷洗双手。⑩解开领口。⑪脱下衣袖：一手伸入另一侧袖口内，拉下衣袖过手（遮住手），再用衣袖遮住的手在外面拉下另一衣袖，两手在袖内使袖子对齐。双臂逐渐退出。⑫双手持衣领，将隔离衣两边对齐，挂在衣钩上；不再穿的隔离衣，脱下后清洁面向外，卷好投入污物袋中。

（2）注意事项：①隔离衣的长短要合适，须全部遮盖工作服；如有破损，应补好后再穿。隔离衣应每天更换，若潮湿或严重污染应立即更换。②手不能触及隔离衣的污染面，系领子时污染的袖口不可触及衣领、面部和帽子。③穿好隔离衣后，双臂保持在腰部以上，视线范围内。不得进入清洁区，避免接触清洁物品。④隔离衣挂在半污染区，清洁面向外；挂在污染区则污染面向外。

（五）评价

（1）戴口罩、帽子方法正确。口罩不戴时未悬挂在胸前。保持口罩、帽子的清洁和干燥并定时更换。

（2）刷手时未污染干净的刷子、水龙头、洗手液；刷洗有序、全面，隔离衣未溅湿，也未污染水池。

（3）所穿隔离衣长短合适。扣领扣时衣袖未污染面、颈部。后侧边缘对齐，折叠处不松散，衣领始终未被污染。

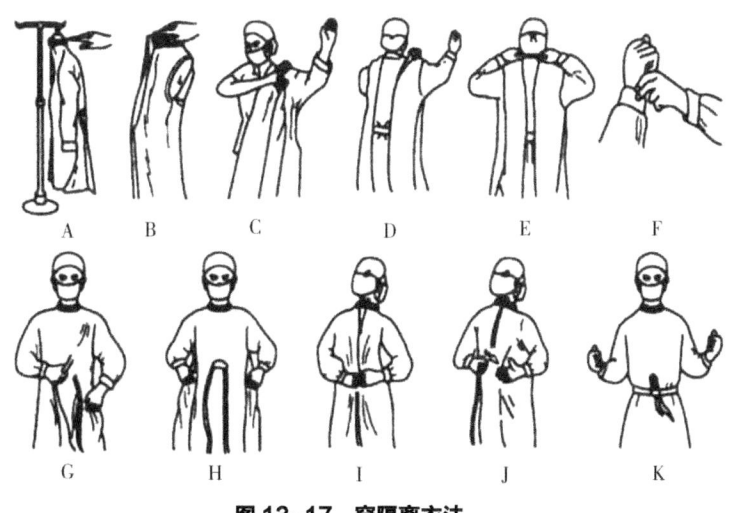

图 13-17　穿隔离衣法

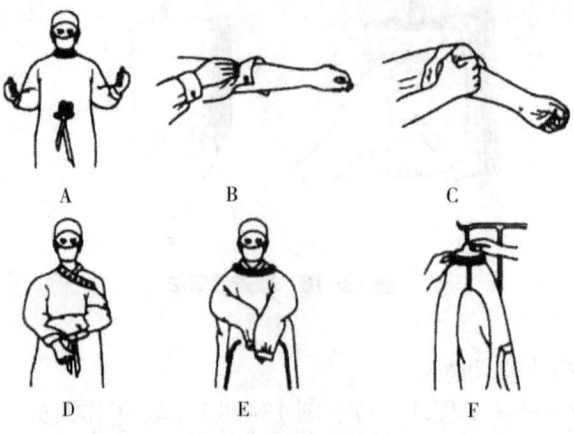

图13-18 脱隔离衣法

参考文献

［1］卢洪州，张永信，张志勇. 临床感染疾病治疗学. ［M］. 上海：上海交通大学出版社，2011.
［2］陈新谦，金有豫，汤光. 新编药物学：第7版［M］. 北京：人民卫生出版社，2013.
［3］孙贵范. 预防医学：第2版［M］. 北京：人民军医出版社，2014.
［4］顾伟程，陈刚，马振友. 传染性皮肤病学：第1版［M］. 北京：中医古籍出版社，2014.
［5］朱学骏，顾有守，沈丽玉. 实用皮肤病性病治疗学：第3版［M］. 北京：北京大学医学出版社，2012.
［6］傅华. 预防医学（第6版）［M］. 北京：人民卫生出版社，2014.
［7］顾军，王砚宁. 临床常见皮肤性病诊疗手册. ［M］. 北京：学苑出版社，2012.
［8］吴艳玲，丛黎明. 手足口病新进展. ［M］. 北京：人民军医出版社，2015.
［9］玉爱琴，张娜，王刚，刘伟. 临床皮肤性病学. ［M］. 北京：科学技术文献出版社，2014.
［10］吴志华. 现代皮肤性病学：第1版［M］. 北京：人民军医出版社，2011.
［11］马亦林，李兰娟. 传染病学：第5版［M］. 上海：上海科学科技出版社，2011.
［12］廖秦平. 女性生殖道感染性疾病［M］. 北京：人民卫生出版社，2010.
［13］王爱霞. 感染内科临床病例分析［M］. 北京：中国协和医科大学出版社，2011.
［14］曹田梅. 尿路感染［M］. 北京：中国医药科技出版社，2010.
［15］王红，田瑛. 实用感染科查房医嘱手册［M］. 北京：北京大学医学出版社，2012.
［16］姜远英. 真菌感染性疾病的药物治疗［M］. 北京：人民卫生出版社，2010.
［17］刘长庭. 呼吸系统感染性疾病治疗对策［M］. 北京：科学出版社，2010.
［18］刘建社. 泌尿系感染循证治疗学［M］. 武汉：武汉大学出版社，2010.
［19］魏来，胡大一. 感染性疾病［M］. 北京：北京科学技术出版社，2011.
［20］熊长明. 感染性心内膜炎［M］. 北京：人民卫生出版社，2010.
［21］殷凯生. 实用抗感染药物治疗学［M］. 北京：人民卫生出版社，2011.
［22］迮文远. 感染性疾病的免疫预防［M］. 北京：人民卫生出版社，2010.
［23］赵彩彦. 感染性疾病首诊指南［M］. 北京：人民军医出版社，2010.